U0308140

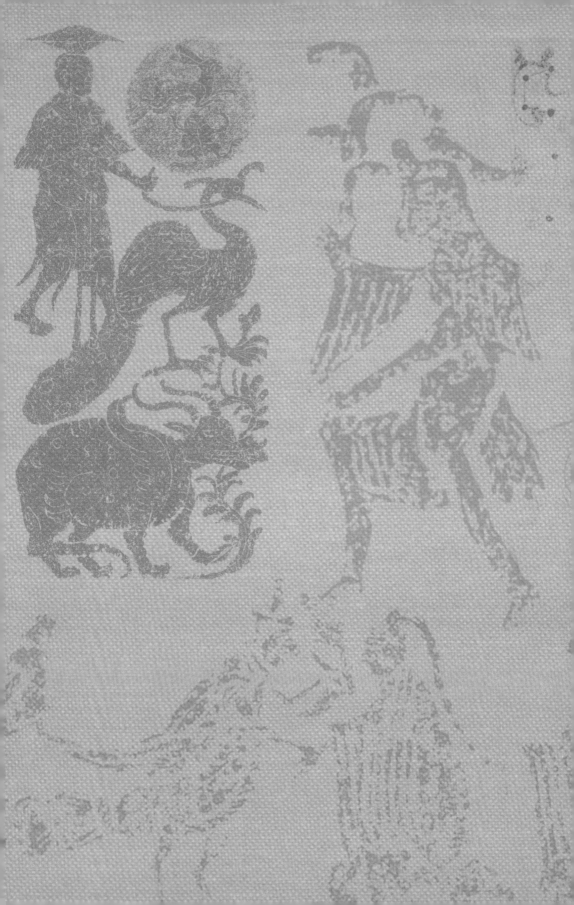

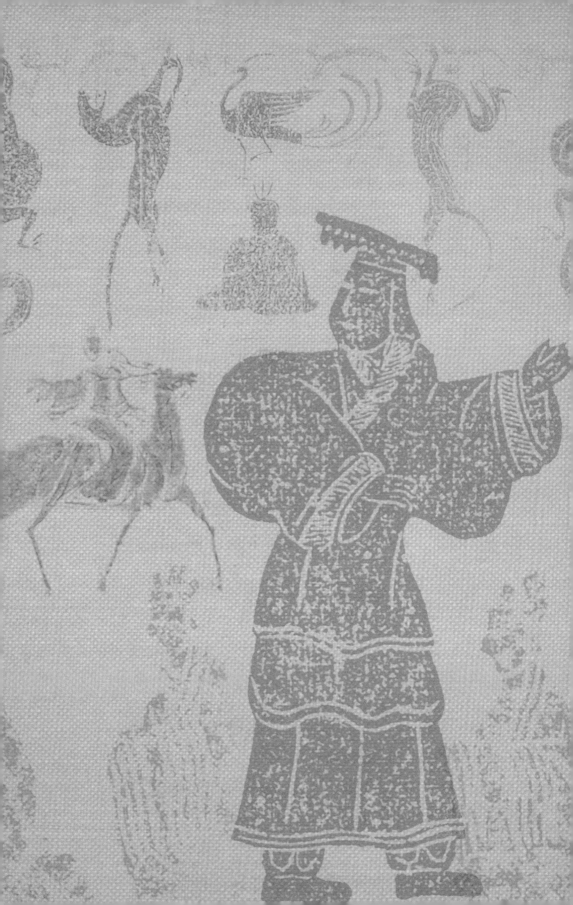

中国古医籍整理丛书

弄 丸 心 法

清·杨凤庭 著

鲍晓东 校注

中国中医药出版社

·北 京·

图书在版编目（CIP）数据

弄丸心法/（清）杨凤庭著；鲍晓东校注 . —北京：中国中医
药出版社，2015.1（2021.1重印）
（中国古医籍整理丛书）
ISBN 978 - 7 - 5132 - 2225 - 9

Ⅰ.①弄…　Ⅱ.①杨…　②鲍…　Ⅲ.①中国医药学 – 中国 –
清代　Ⅳ.①R2 - 52

中国版本图书馆 CIP 数据核字（2014）第 293110 号

中 国 中 医 药 出 版 社 出 版
北京经济技术开发区科创十三街 31 号院二区 8 号楼
邮政编码　100176
传真　010 64405721
廊坊市祥丰印刷有限公司印刷
各地新华书店经销

＊

开本 710 × 1000　1/16　印张 24.5　字数 183 千字
2015 年 1 月第 1 版　2021 年 1 月第 2 次印刷
书　号　ISBN 978 - 7 - 5132 - 2225 - 9

＊

定价　68.00 元
网址　www.cptcm.com

国家中医药管理局
中医药古籍保护与利用能力建设项目
组织工作委员会

主 任 委 员 王国强

副 主 任 委 员 王志勇　李大宁

执 行 主 任 委 员 曹洪欣　苏钢强　王国辰　欧阳兵

执行副主任委员 李　昱　武　东　李秀明　张成博

委　　　　　员

各省市项目组分管领导和主要专家

（山东省）武继彪　欧阳兵　张成博　贾青顺

（江苏省）吴勉华　周仲瑛　段金廒　胡　烈

（上海市）张怀琼　季　光　严世芸　段逸山

（福建省）阮诗玮　陈立典　李灿东　纪立金

（浙江省）徐伟伟　范永升　柴可群　盛增秀

（陕西省）黄立勋　呼　燕　魏少阳　苏荣彪

（河南省）夏祖昌　刘文第　韩新峰　许敬生

（辽宁省）杨关林　康廷国　石　岩　李德新

（四川省）杨殿兴　梁繁荣　余曙光　张　毅

各项目组负责人

王振国（山东省）　　王旭东（江苏省）　　张如青（上海市）

李灿东（福建省）　　陈勇毅（浙江省）　　焦振廉（陕西省）

蔡永敏（河南省）　　鞠宝兆（辽宁省）　　和中浚（四川省）

前　言

　　中医药古籍是传承中华优秀文化的重要载体，也是中医学传承数千年的知识宝库，凝聚着中华民族特有的精神价值、思维方法、生命理论和医疗经验，不仅对于传承中医学术具有重要的历史价值，更是现代中医药科技创新和学术进步的源头和根基。保护和利用好中医药古籍，是弘扬中国优秀传统文化、传承中医学术的必由之路，事关中医药事业发展全局。

　　1949 年以来，在政府的大力支持和推动下，开展了系统的中医药古籍整理研究。1958 年，国务院科学规划委员会古籍整理出版规划小组在北京成立，负责指导全国的古籍整理出版工作。1982 年，国务院古籍整理出版规划小组召开全国古籍整理出版规划会议，制定了《古籍整理出版规划（1982—1990）》，卫生部先后下达了两批 200 余种中医古籍整理任务，掀起了中医古籍整理研究的新高潮，对中医文化与学术的弘扬、传承和发展，发挥了极其重要的作用，产生了不可估量的深远影响。

　　2007 年《国务院办公厅关于进一步加强古籍保护工作的意见》明确提出进一步加强古籍整理、出版和研究利用，以及

"保护为主、抢救第一、合理利用、加强管理"的方针。2009年《国务院关于扶持和促进中医药事业发展的若干意见》指出，要"开展中医药古籍普查登记，建立综合信息数据库和珍贵古籍名录，加强整理、出版、研究和利用"。《中医药创新发展规划纲要（2006—2020)》强调继承与创新并重，推动中医药传承与创新发展。

2003~2010年，国家财政多次立项支持中国中医科学院开展针对性中医药古籍抢救保护工作，在中国中医科学院图书馆设立全国唯一的行业古籍保护中心，影印抢救濒危珍本、孤本中医古籍1640余种；整理发布《中国中医古籍总目》；遴选351种孤本收入《中医古籍孤本大全》影印出版；开展了海外中医古籍目录调研和孤本回归工作，收集了11个国家和2个地区137个图书馆的240余种书目，基本摸清流失海外的中医古籍现状，确定国内失传的中医药古籍共有220种，复制出版海外所藏中医药古籍133种。2010年，国家财政部、国家中医药管理局设立"中医药古籍保护与利用能力建设项目"，资助整理400余种中医药古籍，并着眼于加强中医药古籍保护和研究机构建设，培养中医古籍整理研究的后备人才，全面提高中医药古籍保护与利用能力。

在此，国家中医药管理局成立了中医药古籍保护和利用专家组和项目办公室，专家组负责项目指导、咨询、质量把关，项目办公室负责实施过程的统筹协调。专家组成员对古籍整理研究具有丰富的经验，有的专家从事古籍整理研究长达70余年，深知中医药古籍整理研究的重要性、艰巨性与复杂性，履行职责认真务实。专家组从书目确定、版本选择、点校、注释等各方面，为项目实施提供了强有力的专业指导。老一辈专家的学术水平和智慧，是项目成功的重要保证。项目承担单位山东中医药大学、南京中医药大学、上海中医药大学、福建中医药大学、浙江省中医药研究院、陕西省中医药研究院、河南省中医药研究院、辽宁中医药大学、成都中医药大学及所在省市中医药管理部门精心组织，充分发挥区域间互补协作的优势，并得到承担项目出版工作的中国中医药出版社大力配合，全面推进中医药古籍保护与利用网络体系的构建和人才队伍建设，使一批有志于中医学术传承与古籍整理工作的人才凝聚在一起，研究队伍日益壮大，研究水平不断提高。

本着"抢救、保护、发掘、利用"的理念，该项目重点选择近60年未曾出版的重要古医籍，综合考虑所选古籍的保护价值、学术价值和实用价值。400余种中医药古籍涵盖了医经、基础理论、诊法、伤寒金匮、温病、本草、方书、内科、外科、女科、儿科、伤科、眼科、咽喉口齿、针灸推拿、养生、医案医话医论、医史、临证综合等门类，跨越唐、宋、金元、明以迄清末。全部古籍均按照项目办公室组织完成的行业标准《中医古籍整理规范》及《中医药古籍整理细则》进行整理校注，绝大多数中医药古籍是第一次校注出版，一批孤本、稿本、抄本更是首次整理面世。对一些重要学术问题的研究成果，则集中收录于各书的"校注说明"或"校注后记"中。

"既出书又出人"是本项目追求的目标。近年来，中医药古籍整理工作形势严峻，老一辈逐渐退出，新一代普遍存在整理研究古籍的经验不足、专业思想不坚定等问题，使中医古籍整理面临人才流失严重、青黄不接的局面。通过本项目实施，搭建平台，完善机制，培养队伍，提升能力，经过近5年的建设，锻炼了一批优秀人才，老中青三代齐聚一堂，有效地稳定了研究队伍，为中医药古籍整理工作的开展和中医文化与学术的传承提供必备的知识和人才储备。

本项目的实施与《中国古医籍整理丛书》的出版，对于加强中医药古籍文献研究队伍建设、建立古籍研究平台，提高古籍整理水平均具有积极的推动作用，对弘扬我国优秀传统文化，推进中医药继承创新，进一步发挥中医药服务民众的养生保健与防病治病作用将产生深远影响。

第九届、第十届全国人大常委会副委员长许嘉璐先生，国家卫生计生委副主任、国家中医药管理局局长、中华中医药学会会长王国强先生，我国著名医史文献专家、中国中医科学院马继兴先生在百忙之中为丛书作序，我们深表敬意和感谢。

由于参与校注整理工作的人员较多，水平不一，诸多方面尚未臻完善，希望专家、读者不吝赐教。

国家中医药管理局中医药古籍保护与利用能力建设项目办公室

二〇一四年十二月

许 序

　　"中医"之名立，迄今不逾百年，所以冠以"中"字者，以别于"洋"与"西"也。慎思之，明辨之，斯名之出，无奈耳，或亦时人不甘泯没而特标其犹在之举也。

　　前此，祖传医术（今世方称为"学"）绵延数千载，救民无数；华夏屡遭时疫，皆仰之以度困厄。中华民族之未如印第安遭染殖民者所携疾病而族灭者，中医之功也。

　　医兴则国兴，国强则医强。百年运衰，岂但国土肢解，五千年文明亦不得全，非遭泯灭，即蒙冤扭曲。西方医学以其捷便速效，始则为传教之利器，继则以"科学"之冕畅行于中华。中医虽为内外所夹击，斥之为蒙昧，为伪医，然四亿同胞衣食不保，得获西医之益者甚寡，中医犹为人民之所赖。虽然，中国医学日益陵替，乃不可免，势使之然也。呜呼！覆巢之下安有完卵？

　　嗣后，国家新生，中医旋即得以重振，与西医并举，探寻结合之路。今也，中华诸多文化，自民俗、礼仪、工艺、戏曲、历史、文学，以至伦理、信仰，皆渐复起，中国医学之兴乃属必然。

迄今中医犹为国家医疗系统之辅，城市尤甚。何哉？盖一则西医赖声、光、电技术而于20世纪发展极速，中医则难见其进。二则国人惊羡西医之"立竿见影"，遂以为其事事胜于中医。然西医已自觉将入绝境：其若干医法正负效应相若，甚或负远逾于正；研究医理者，渐知人乃一整体，心、身非如中世纪所认定为二对立物，且人体亦非宇宙之中心，仅为其一小单位，与宇宙万象万物息息相关。认识至此，其已向中国医学之理念"靠拢"矣，虽彼未必知中国医学何如也。唯其不知中国医理何如，纯由其实践而有所悟，益以证中国之认识人体不为伪，亦不为玄虚。然国人知此趋向者，几人？

国医欲再现宋明清高峰，成国中主流医学，则一须继承，一须创新。继承则必深研原典，激清汰浊，复吸纳西医及我藏、蒙、维、回、苗、彝诸民族医术之精华；创新之道，在于今之科技，既用其器，亦参照其道，反思己之医理，审问之，笃行之，深化之，普及之，于普及中认知人体及环境古今之异，以建成当代国医理论。欲达于斯境，或需百年欤？予恐西医既已醒悟，若加力吸收中医精粹，促中医西医深度结合，形成21世纪之新医学，届时"制高点"将在何方？国人于此转折之机，能不忧虑而奋力乎？

予所谓深研之原典，非指一二习见之书、千古权威之作；就医界整体言之，所传所承自应为医籍之全部。盖后世名医所著，乃其秉诸前人所述，总结终生行医用药经验所得，自当已成今世、后世之要籍。

盛世修典，信然。盖典籍得修，方可言传言承。虽前此50余载已启医籍整理、出版之役，惜旋即中辍。阅20载再兴整理、出版之潮，世所罕见之要籍千余部陆续问世，洋洋大观。

今复有"中医药古籍保护与利用能力建设"之工程，集九省市专家，历经五载，董理出版自唐迄清医籍，都 400 余种，凡中医之基础医理、伤寒、温病及各科诊治、医案医话、推拿本草，俱涵盖之。

噫！璐既知此，能不胜其悦乎？汇集刻印医籍，自古有之，然孰与今世之盛且精也！自今而后，中国医家及患者，得览斯典，当于前人益敬而畏之矣。中华民族之屡经灾难而益蕃，乃至未来之永续，端赖之也，自今以往岂可不后出转精乎？典籍既蜂出矣，余则有望于来者。

谨序。

第九届、十届全国人大常委会副委员长

许嘉璐

二〇一四年冬

王 序

　　中医学是中华民族在长期生产生活实践中，在与疾病作斗争中逐步形成并不断丰富发展的医学科学，是中国古代科学的瑰宝，为中华民族的繁衍昌盛作出了巨大贡献，对世界文明进步产生了积极影响。时至今日，中医学作为我国医学的特色和重要医药卫生资源，与西医学相互补充、相互促进、协调发展，共同担负着维护和促进人民健康的任务，已成为我国医药卫生事业的重要特征和显著优势。

　　中医药古籍在存世的中华古籍中占有相当重要的比重，不仅是中医学术传承数千年最为重要的知识载体，也是中医为中华民族繁衍昌盛发挥重要作用的历史见证。中医药典籍不仅承载着中医的学术经验，而且蕴含着中华民族优秀的思想文化，凝聚着中华民族的聪明智慧，是祖先留给我们的宝贵物质财富和精神财富。加强对中医药古籍的保护与利用，既是中医学发展的需要，也是传承中华文化的迫切要求，更是历史赋予我们的责任。

　　2010 年，国家中医药管理局启动了中医药古籍保护与利用能力建设项目。这既是传承中医药的重要工程，也是弘扬优秀民族文化的重要举措，不仅能够全面推进中医药的有效继承和创新发展，为维护人民健康做出贡献，也能够彰显中华民族的璀璨文化，为实现中华民族伟大复兴的中国梦作出贡献。

相信这项工作一定能造福当今，嘉惠后世，福泽绵长。

国家卫生和计划生育委员会副主任

国家中医药管理局局长

中华中医药学会会长

王国强

二〇一四年十二月

马 序

　　新中国成立以来，党和国家高度重视中医药事业发展，重视古籍的保护、整理和研究工作。自 1958 年始，国务院先后成立了三届古籍整理出版规划小组，分别由齐燕铭、李一氓、匡亚明担任组长，主持制订了《整理和出版古籍十年规划（1962—1972）》《古籍整理出版规划（1982—1990）》《中国古籍整理出版十年规划和"八五"计划（1991—2000）》等，而第三次规划中医药古籍整理即纳入其中。1982 年 9 月，卫生部下发《1982—1990 年中医古籍整理出版规划》，1983 年 1 月，中医古籍整理出版办公室正式成立，保证了中医古籍整理出版规划的实施。2002 年 2 月，《国家古籍整理出版"十五"（2001—2005）重点规划》经新闻出版署和全国古籍整理出版规划领导小组批准，颁布实施。其后，又陆续制定了国家古籍整理出版"十一五"和"十二五"重点规划。国家财政多次立项支持中国中医科学院开展针对性中医药古籍抢救保护工作，文化部在中国中医科学院图书馆专门设立全国唯一的行业古籍保护中心，国家先后投入中医药古籍保护专项经费超过 3000 万元，影印抢救濒危珍、善、孤本中医古籍 1640 余种，开展了海外中医古籍目录调研和孤本回归工作。2010 年，国家财政部、国家中医药管理局安排国家公共卫生专项资金，设立了"中医药古籍保护与利用能力建设项目"，这是继 1982~1986 年第一批、第二批重要中医药古籍整理之后的又一次大规模古籍整理工程，重点整理新中国成立后未曾出版的重要古籍，目标是形成并普及规范的通行本、传世本。

为保证项目的顺利实施，项目组特别成立了专家组，承担咨询和技术指导，以及古籍出版之前的审定工作。专家组中的许多成员虽逾古稀之年，但老骥伏枥，孜孜不倦，不仅对项目进行宏观指导和质量把关，更重要的是通过古籍整理，以老带新，言传身教，培养一批中医药古籍整理研究的后备人才，促进了中医药古籍保护和研究机构建设，全面提升了我国中医药古籍保护与利用能力。

作为项目组顾问之一，我深感中医药古籍保护、抢救与整理工作的重要性和紧迫性，也深知传承中医药古籍整理经验任重而道远。令人欣慰的是，在项目实施过程中，我看到了老中青三代的紧密衔接，看到了大家的坚持和努力，看到了年轻一代的成长。相信中医药古籍整理工作的将来会越来越好，中医药学的发展会越来越好。

欣喜之余，以是为序。

中国中医科学院研究员

马继兴

二〇一四年十二月

校注说明

杨凤庭，清代医家（约1711—1785），字瑞虞，号西山，今四川新都县人。初习儒，天资聪颖，过目成诵，天文、地理、医技、农圃无不精通。为人疗病，应手辄愈，活人甚众。一生笔耕不辍，著作宏富。著有《脉理入门》《失血大法》《医门切要》《修真秘旨》《杨西山先生医集》《弄丸心法》等行世。另有《女科枢》《分门辨证》及《脾胃总论》等，未见行世。可谓悬壶济世，泽被大众。

《弄丸心法》八卷，撰于清乾隆二十四年（1759）。熊辅周于《弄丸心法·序》中云："而及门弟子，类若各具一体以竞雄。故于先生之书，彼得一节焉，或扃之以为秘珍；此得一节焉，或藏之以为鸿宝。"可见该书写成后并未刊行，而被其门人弟子奉为至宝而私密之。一百余年之后，于宣统三年（1911）由其再传弟子张兴龙捐资雕版，此书方才公之于众，是为初刻本。

关于该书的书名，仅杨氏后世弟子所撰该书"凡例"中称《弄丸心法全集》，且全书仅此一见，不足为据。其他凡称呼其书处皆谓《弄丸心法》。

本次校注以杨西山之再传弟子张兴龙于1911年之初刻本为底本。关于校注的方法：

1. 鉴于《弄丸心法》仅有初刻的情况，故校勘以他校为据，辅以本校、理校。

2. 对生僻字注明读音。一般采取拼音和直音相结合的方法标明。

3. 通假字出注并引书证；古今字出注并加以注明。

4. 对费解的字和词、成语、典故等，予以注释，用浅显的文句解释其含义。仅出注首见，重出者不注。成语、典故注明出处。

5. 繁体字、异体字、俗字直接改为通行简化字，不再出注。

6. 原书引用他人论述，尤其是引用古代文献，多有节略改动，若文不害义，则不与校改，若校改均予说明。

7. 原书常以"—"为标记置于段首，今一律删除。

8. 全书添加现行标点符号。文中涉及书名简称，如《内》《难》等一律添加书名号；若仅见篇名，如《上古天真论》，亦加书名号；若书名与篇名同见，则用书名号的同时，以间隔号将两者隔开，如《素问·上古天真论》。由于引文多为意引，故引文前仅用冒号，不用引号。

9. 原书为竖排版，今一律改为横排。原指前后文顺序，如"右""左"等，皆改为"上""下"。

10. 原书目录过于简略，仅见篇卷之名，今添加细目及页码，予以重编。

11. 原文段落不清，今据文义适当划分，不出校记说明。

12. 原书每卷卷首的"新都张兴龙校刊"、卷尾的"某卷终"今径予删去。

序 一

宣统御极①之三年辛亥仲夏，友人张福堂先生出示《弄丸心法》书稿本八卷云：此吾师杨西山先生所撰也，余得力于此书最多，行将付之剞劂②，公诸同好，乞为弁言③。余袖归搁案上，翌日，不速之客来，获睹是书，翻阅良久，起立而询曰：仆尝读《古今注》矣，蟪螂，一名弄丸。是书也，何取于蟪螂之名乎？余辴然④而咍⑤曰：公知其一，未知其二也。《庄子》云：宜僚弄丸，而两家之难解⑥。注以宜僚为楚之勇士，善弄丸。盖丸形如球，故以手弄之，圆转自如，云"善弄"，则厥技之精，直造圆神之地位。医书以此取名，盖示后之读此书者，运用书中药方，当如弄丸之圆神，不可泥古就今，强方就症也。

良以古方有宜于今者，即有不宜于今者；有宜于北方之人者，即有不宜于南方之人者。盖人禀赋判强弱，天时分燥湿，脉又有阴症似阳，阳症似阴之不同，用方时讵可拘泥成法以误人哉？夫方，一定者也，症则无一定。以有定之方，治无定之症，非能变而通之，如弄丸之圆神，则差之毫厘，失之千里，庸医杀人，正坐此弊。

推而言之，《晋书·天文志》云：天体圆如弹丸。《礼记·

---

① 御极：登基。
② 剞劂（jījué 几决）：刻印。
③ 弁言：序文。
④ 辴（chǎn 产）然：笑貌。
⑤ 咍（hāi 海）：讥笑。
⑥ 宜僚弄丸，而两家之难解：引自《庄子·徐无鬼》。

月令》疏：日似弹丸。西人又谓地形圆如球。皆取圆转不息之义。区区医方，拟以天、地与日之形，本非其论。然天能行四时，而医者审症用方，亦必因四时；天能生百物，而医者用方，亦必采百草以培养百骸。日圆转不息，故东西地球，各成昼夜，寒暑赖以分，动植赖以成，而医者审症，亦必分昼夜之阴阳，察寒暑之轻重。至于用方，又必支配动植物以调和荣卫，吐吸新故，是又确然不易之理。

矧①人身一小天地，一昼一夜，呼吸不息，血轮流转，鼎新革故，亦无一息之停。用方者自宜如弄丸者之圆而神，随时变化，方无误人之弊。至其书之精妙，熊序已详言之，可勿赘。客逡巡避席曰：敬闻命矣。客退，余撮问答之言，即以为序。俾后之读是书者，识"弄丸"二字妙用，临症用方，自不致胶柱鼓瑟，千变万化，运以寸心，将先生之方，普行于世，触处洞然，头头是道，庶不负福堂镌是篇之意也夫。

诰授通奉大夫花翎三品衔候选郎中补缺后以道员用

光绪乙酉科选拔举人成都陈观浔序

---

① 矧（shěn 沈）：何况。

序 二

物有经兵燹①烽火，几历沧桑而终必传者，精神所到，鬼神为之阿护②，故其光愈闭愈厚，而一发即不可灭。证之西山先生《弄丸心法》一书，益信。

先生乾隆间人，隶籍新都，姓杨氏，名凤庭，西山其字也。幼聪颖，及冠，通经史，博极群书，于岐黄家尤多心得。当时议者咸以公辅③期之。惜领乡荐④后，屡举进士不第，先生遂绝意功名。盖谓不为良相，当为良医。乃专治于《内》《难》二经及仲景《伤寒》《金匮》，下迄有唐《千金》《外台》，宋元诸名家等书。

呜呼！先生之心苦矣。而医之一道，亦由苦生愤，由愤生专，专以极而熟。于是察天地之变，审阴阳之情，考运会之迁流，究风气之趋向，一一合之于七情六淫。然后望其色，闻其声，问其因，乃归宿于切脉，以辨症立方用药。如石之投水，如矢之赴的，下无不入也，发无不中也。而其医于是大成而即医，以所著之书，亦于是可久。然则先生之书，胡不传于及身，何以必俟二百年后始传乎？曰：是即所谓可久者也。盖天下事有传于彼，不传于此者；有传于后，不传于先者，适为之也。

先生当遁世负名之日，其道固已大光。而及门弟子，类若

---

① 兵燹（xiǎn 显）：因战乱而遭受的焚烧破坏等灾害。燹，野火。
② 阿护：庇护。
③ 公辅：古代三公、四辅，皆为天子之佐，此指宰相一类的大臣。
④ 领乡荐：明清时称乡试中式为领乡荐。

各具一体以竞雄。故于先生之书，彼得一节焉，或扃①之以为秘珍；此得一节焉，或藏之以为鸿宝。吁！此重先生而不知所以重先生也。流传既久，零落就萎。有心人起而收拾之，又苦才力不逮，强为牵合，有移彼就此，及取他人之书，与杂以己意，而补缀其中者。今全书具在，一披阅之，而后知其然也，然终不以此为先生病也。

先生有独到之处，决不使作伪乱真，更不使强客②夺主，耿耿③元精。能读先生书者，终能为先生辨之。至其文义语气，间有复杂，不贯诸病，知为修集者所误，更能为先生谅焉。今有先生再传门人张福堂诸君有鉴于此，以是书不刻，恐再逾若干年，其紊乱又不知凡几，因以此意索序于余。余闻之喜曰：先生传矣！得此而庐山真面终存于烟云障翳中而翘然千古。后之继斯而有志者，苟能去其芜秽，载其精华，俾先生书为完善书，则福堂今日之举，又未必非后之嚆矢④也哉！

宣统三年孟春月南江熊辅周传南谨撰

① 扃（jiǒng 炯）：锁。
② 客：病邪。
③ 耿耿：鲜明貌。
④ 嚆（hāo 蒿）矢：响箭。因射出后声先而箭后，故常喻事物的开端。

叙 言

　　良医何以与良相并重？盖皆能济世也。医岂易言乎哉？苟非学问精纯，心思灵敏，揣摩极熟，历练已深，何能洞彻脏腑，视病如神也？

　　余同邑有杨西山夫子者，乃乾隆间孝廉也，名医也。余先祖紫垣亦素精岐黄，尝言西山之脉诀、杂论、杂症、妇科、儿科，固属尽美而尽善。至于虚劳、失血，尤独具只眼①，以金针度人②也。余但闻其说，惜未见其书。

　　今同乡有张福堂以西山之《弄丸心法》草稿嘱余校字，镌刻广布。余三复之下，不禁喟然③曰：先祖称西山之神于虚劳、失血，真非阿④其所好也。福堂将此书捐资付梓，流传于世，不但医人，抑且医医矣。呜呼！西山有福堂，而西山可谓不死；世人有福堂，而世人可以回生，其功伟矣。

　　　　　　　宣统三年岁次辛亥孟春月同邑后学汤勋绩成谨叙

---

　　①　独具只眼：言具备独到的眼光和见解。只眼，大自在天神的顶门眼，竖于双眉之上，功能卓异。语本《景德传灯录·普愿禅师》。

　　②　金针度人：言将治疗虚证和失血证的高超医技传授他人。语本金代元好问《论诗》诗之三。

　　③　喟（kuì 愧）然：感叹貌。

　　④　阿（ē 婀）：迎合。

杨凤庭小传①

　　杨凤庭，字瑞虞，号西山。幼负奇姿，读书过目不忘，六岁就塾，瑞谨如成人。爱玩周子②《太极图说》，于阴阳化生万物之旨，一一如夙悟。乾隆丙辰举于乡，丁巳会试不第，奋志研稽，并究天文地理、医卜星相、奇门遁甲诸书，为之穷源溯委，以晰其阃奥③。精岐黄术，与人治病，应手辄④愈。黄庭桂任川督时，极相推重，拟列荐刬⑤，力辞乃止。晚年习静喜谈玄，著有《易经解》、《道德经注》、医学诸书。卜地⑥青城山中，年七十余卒。学者每称西山先生，事载邑志⑦。

----

　　① 杨凤庭小传：本篇题原无，系校注者所加。

　　② 周子：即周敦颐（1017—1073），北宋哲学家，字茂叔，人称濂溪先生，为理学创始人，著有《太极图说》《通书》等。

　　③ 阃（kǔn 捆）奥：言深奥的学问或道理。

　　④ 辄：就。

　　⑤ 荐刬（shàn 扇）：指推荐者的推荐信。刬，浙江嵊县刬溪之水制纸最佳，故将其作为"纸"之代称。

　　⑥ 卜地：谓选择居住地。

　　⑦ 邑志：清·张奉书《新都县志》。

凡 例

是书全部之妙，尽在首卷二论之中，使人开卷视之，一目了然，然后好用功进取也。

是书通部皆圈句读。以其人学习此道，智愚不一，智者过之，愚者不及也，岂不错误。

是书内有连圈者，何也？以其有至切至要之处，连圈之，使人触目而注意也。

是书用瓜圈者，此是提纲挈要之文，当熟记也。

是书之妙，妙在一熟，熟则生巧，而术自神矣。

是书采集外篇，只有数则，其余皆出杨氏。

是书为杨氏真书，非沽名钓誉之文。因其神应，后人见而秘之，故延二百余年而始刻也。

是书之好处是从事根本而来，故用药神应。以视记问之学，不啻天渊之别乎？后人若是从根本中深究其理，不难升堂入室矣。

是书贵在熟读，不徒强记，强记必失，则终不得经脉、药性、脏腑、阴阳，以及天地四时八节之运气。只以看过而强记之，自以为足，则欲问世而取利，诚恐道之不行，利之不得，而反增一大罪矣。

蜀新都杨凤庭西山《弄丸心法全集》共八卷。

再传门人彭先春、张玉轩、金典书、杨克三、夏赓虞、韦启泰、黄元吉、张福堂、傅子华、汤绩成同校。

目　录

---

① 材：原作"才"，据文义改。下同。

卷 三

卷　一

孙知微医学论[①]

动乘天风，静合云光，左龙右虎，金笥玉囊。书录《千金》，药传奇方，救济心切，以神留唐。医道何难，有若康庄[②]。午间说丹，丹以求仙，今则谈医，医以永传。盖医乃济人之术，古仙尝藉以立功，而凡学道者，未有不通医也。通医则一身阴阳、气血、脏腑、脉隧皆明，而后知此身安危理乱。且一究心于此，便时时起活人之心，是曰仁术，可不讲乎。

今既云心切救人，而每病医疗少术。夫医学不在多歧，但精探其要，可得一以御万矣。夫一者，神也。人之生死平病，皆惟神是系。《内经》云：得神者昌，失神者亡。又云：神转不回，回则不转。大气一转，邪将自散。可知神为气本，气为生母。救生拔病，惟人之神是护；辨死别生，惟人之神是审。

神首征于色脉，次发于声音行度。色以黄润为神。黄者，土色；而润者，水基也。水土相融，其神存矣。脉在纯视乎有胃。胃者，冲和土气。杨子前曰：辨戊己五土者是也。戊者，水府之阳机，其象缓而长。己者，离宫之阴信，其象和而敦。和则不疾，敦则不空，缓则不急，长则不短。今之病者，天真

---

① 孙知微医学论：据本书卷一"孙知微之《千金备急》"之句，可见本书作者杨凤庭将孙知微与唐·孙思邈混同。但从本篇内容及篇中"东垣百病重治脾胃"来看，显非唐朝孙思邈所撰，似属托名之作，有待进一步考证。下篇"孙真人脉论"同。

② 康庄：四通八达的道路。

之水早浇①，脉多劲疾躁数浮张矣。土中阳和不固，脉又细短涩止弦动矣。以此水涸土崩，形脏先坏，神机滞而不转。以故渐至孤阳不生，寡阴不守，病成不救。此日之医不亦难乎！而况药又不得其真，调摄保护，饮食起居，全无法度。专望草木以回既脱之气，实无所济。言念及此，深可哀也。焉得家喻而人告之，况加以不学之徒，苟借医名，以图锱株②微利，杀人众多，干犯天和，抑又甚矣。

尔等凡临一症，先清静厥心，使己意毫无滞着，然后可生灵慧。必望色察神，聆音辨气。神色先征乎心肝之阳光，声音次察乎肺肾之阴精。然后平心定息，细诊其脉，专以胃气戊己五土为主，分厥四时，审其六部。为阴之偏，则急扶阳土以救之；为阳之过，则急培阴土以救之。如春弦及肝，弦而少胃者，木神之魂先伤也。夏洪及心，洪而少胃者，火神之血先伤也。秋毛及肺，毛而少胃者，金神之魄先伤也。冬石及肾，石而少胃者，水神之精先伤也。四季不缓，长而少胃者，土神之戊己解纽③也。

脉中阴象最忌者短涩，而细则次之。短则气消，涩则水枯，细则阳和不充，而血府空虚也。阳象最忌者数动，而弦则次也。数则离经，动则胃薄，而弦乃气减邪强，胃土败坏也。《内经》云：六腑五脏内虚者，宜调以甘药。又曰：劳者温之，损者温之。温谓温和，使水不寒，而火不燥也。仲景于伤寒邪甚而正衰者，先建其中，以甘温建强其中气也。东垣百病重治脾胃，

---

① 浇：薄。

② 锱株：当为"锱铢"。喻细微、极少。旧制锱为一两的四分之一，铢为一两的二十四分之一。

③ 解纽：谓纲纪废弛。

首发升阳，以奉生气之旨，而制补中益气之方。加减变化，升降浮沉，寒热温凉，随而消息其法度。而甘温补中，升举阳气则其专重。此诚《内经》之秘旨，得仲景之心传，而为医者之正宗。至今日尤为切要切要者也。

余为尔等略示一径：凡土气薄者，不厌纯甘。甘可以缓急。以甘寒泻火，则火易清；以甘温除寒，则寒立去；甘以缓肝，则木不张强，而风木可定；甘以泻心，则火不炎上，而心阴可凝；甘以益气，则肺受母气，而喘燥可安；甘以镇水，则谷气生精，而寒邪不入。至于救败扶倾，贵用于早。若待临危，胃气不运，则五味皆无所化，而甘反滞痰矣，又若之何哉！脉浮弦而少胃者，以甘草白芍药汤先缓敛之；脉浮空而滑数者，以甘草熟地麦门冬汤先静镇之；脉细而中虚软者，以甘草黄芪当归汤先补血以缓充之；脉短细而不过指者，以甘草人参当归汤调补益气以鼓动之；脉沉细而迟滞者，以甘草干姜肉桂汤温中以健运之。此即分五土以救四旁，持中权以理清浊之义也。此等法看之平平，用之救急，颇有神效。但不能挽其形气俱败，色脉并失者耳。尔等以此意扩而充之，神而明之，细别阴阳，早防其孤绝，密固中气，以防阻碍，则遇病而中有主，用药而法不乱，将理日进于明，而救人不患无术矣。其各精心以图焉。医理幽微，非一旦可讲，今发其凡，以告尔等知要。果能勤学，不分厥志，将来以次指示，必广其传焉。

孙真人脉论

尔辈虽久在余门，然于医之为道，执文牵义而未契①其妙

---

① 契：合。

解。故于用药之际，守此恋彼而不能变通。岂知药以性全，方难杂合，通乎草木金石之理，乃可达夫阴阳升降之机。夫阳失其纲者，阴之所以僭①也。阴僭则阳战，于是乎先阴而后阳。阴失其统者，阳之所以为凌也。阳凌则阴孤，于是乎先阳而后阴。阴阳有相乘之机，即有进退之道。犹日之有长短，而寒暑之气随之矣。夫药以对症而施，而调其偏阴偏阳者也。乃未达夫药之沉浮，又未审其所乘之先后，而徒言补泻。尔所谓补，未必能补；尔所谓泻，又何尝能泻哉！宜先以《内经》细究玄机，后于《金匮》再寻认症辨脉之的对，而以吾方参考，深求其分合、取舍、多寡、寒热之处。人第见吾方寒热互用，攻补夹投而不敢用。岂知寒热有宾主，补泻合经宜，岂世俗之庞杂而乱者哉！尔辈双眸未炯，故不识耳。虽然，教尔辈以博，不如教尔辈以约也。尔辈多则或差，故不能不教尔辈以少耳。试思少之岂约也哉！

夫病有杂合之邪，即以杂合之方投之，解其分也；病有专一之气，即以专一之方救之，挫其锐也。夫神客在门，莫不由玄府而入，而性情精气，皆能为人移变者，以气为质，而神在窍脉腠腑之间故也。尔等未知开窍所以出邪，而塞空方能拒客，有颠倒之用焉。何言之？开其门则正伸矣，塞其空则邪阻矣。此之谓解神益精，通魂达魄，而安中攘外也。岂一概参苓为补，而以芩连即泻乎哉？嗟乎！仲景《伤寒》一论为后人晦蚀②，而吾之《千金》等，若浮沉空寄，皆由执方论药而不肯深求道源之故也。夫医道寄人生死，能救一人者，即延寿一纪，能救

---

① 僭（jiàn见）：超越。
② 晦蚀：谓暗淡而亏缺。喻《伤寒论》遭后人曲解而降低了价值。

三百六十人者，即证位仙真矣。何可不深自反求，而漫言已知已试乎哉！今欲为尔发明之，无非本乎道秘，通乎物类，而达乎神情，尽乎人谋，而默夺鬼谋，而后可以谓知医道也。

医之习气，多由执承家技，不肯博采群经，而其弊总以道源无本，利骨薰侵，借圣圣贤贤授受之途，为邀名计货之资。而未知苍天生意于己，徒多减损，则身世交病，魔难频生。噫！可哀也，吾为尔等略示门户。尔等须先明经隧窍脉，再辨脏腑神精。盖内脏保秘，神精无形，而输布精华，流通气液，皆在关窍。关窍为认病之所，有形可观，有象可识，而又得之于微，易先施治。舍此而不急治，及至病邪深入，然后诊疗，而孰知神移精槀①，已不能挽救。况神脏一损，反覆互形，如太虚之上一团精气已被搅乱，则五星错度，日月失明，斯时竟不知从何认起，安能治乎哉！夫人之窍脉，通乎天光，天之风雨寒暑，皆由是而感召。何哉？谓以神感心动，莫七窍若也。至于发毛启肌，风微善入，贼风伤人，玄府先召，则神一动而受其缚，于是营卫改度矣。夫营与卫也，犹日月之行于二十八舍也，昼夜循环，未尝一刻相悖也。

然而有主有客，有司有迁，故昼未尝营不附卫，然而卫专其职矣；夜未尝卫不统营，然而营专其功矣。营卫之于时也，有昼夜之殊，而行于身也，有浮沉之界。夫所谓浮沉者，亦未尝另分区宇也。然而各有攸分，主其道则专其用，辅其间者若听命焉而逊避②也。嗟乎，此其故甚微，而乾坤天地之所以为运，亦如是焉已尔。故营卫于不可分中分，而阴阳则不可乱中

---

① 槀：通"槁"，枯槁。刘向《说苑·建本》："父以子为本，自一父为本，弃其本者，荣华槀矣。"一本作"槁"。下同。

② 逊避：退让。犹言从属。

乱。于是乎阳有失统，阴有失守，恒为蒸、为否①、为崩、为竭，而大苛②乃生矣。

夫营卫之隶也，有十二次焉。十二次者，三阴三阳，六经之兼手足是也。而左右分途，金木又各异界，于是乎为二十四配，以任督跻维则为二十八舍，营卫之所周历也。此十二经、二十八舍，总以三阴三阳之六经。故仲景以六经范围病情，而手足并统，夫岂有遗漏于手经也。世人不知手足虽殊，而阴阳之气则一，足自沉而手自浮，阴渐深而阳渐浅，遂谓伤寒不及手经，不知长沙之妙论哉！

余之所秘，不惟六经与十二经，贵先别定其高下、浅深、表里，而十二经中有经气，有经水，则又当先分者也。十二经气，犹天之有云雾精彩，阳神之所司也，而统于一卫，卫至是而更现其神。十二经水，犹地之有江河雨露，阴精之所存也，而约于一营，营至是而更觉清润。于十二经中左右前后浮沉经水，而先别其条序，不可一毫紊乱，然后观其流于九窍，合于皮毛，神精所存之常数，以定其阳舒阴惨，暑燥寒凝之病气，则营卫不乱，而阴阳表里治法之提纲得矣。至其现证，古人于经中有先是动，后所生病之说。夫是动者，神感而精应之谓也，外物来而主应酬之象也。所生者，精酿③而神随之谓也，内患生而波及于门户之说也。彼其病之有形也既异，则其治之法也，岂可得而混同哉！故余之脏腑中所类诸症，率皆阴敛而降而守者归脏，阳舒而发而伸者归腑，由五舍之皮毛、肌肉、血脉、筋骨、髓脑，以及于精神、魂魄、气血，各有分位，无非以其

① 否（pǐ匹）：阻塞；停滞。
② 大苛：大病。
③ 酿：言病变逐渐形成。

外从营卫初起一点分起，而即进至一舍藏精之所。然来源既殊，造化各别，则孰非此道阴阳清浊之自然，而扶衰救弊之有确哉。于是乎再看兼邪，盖阴阳无孤立之理，即病属偏阴偏阳，久而成形，亦由生人物之阴阳之交纽①也。

夫阴阳之正交也，天地生精萃之人物；而阴阳之乱交也，山川出奇变之怪兽能禽。谁谓一阴一阳必从中定，而遂谓无偏失、无偏胜之患乎哉！既知阴阳有交揉，斯知营卫有交战；既知营卫有交战，斯知经脉有偏乘偏纽；既知经脉有偏乘偏纽，斯知脉法有互伏互藏，时变时化；既知脉法有互伏互藏变化，斯知药有补泻互用，寒热分投，客主佐辅，而不可一概执曰：若是者精专，若是者奇怪也。吾见世人用药，其偶尔得效者，则执为己能；而终年无功者，卒归于命否②。嗟夫！嗟夫！殊不知皆由补泻未真确，而妄谓虚不受补，实不受泻，及补不能疗其虚，而泻不能已其实，有是理哉！夫自谓之补在经、脏，则失其性情，乌足谓之补乎？亦何怪乎不能疗其虚乎？自谓之泻在经、脏，又益其骄凌，何足谓之泻乎，亦何怪其不能已其实乎？若是者，总由不识病症。不识病症者，由于不约六经。未知营卫在脉之阴阳，未能知其传变，而在药之补泻与脏气相违，徒执方书按药而论定之。岂知药性未易尽识，而脏气又极精微，非洞晓阴阳，深达造化，秘叩玄机，深观本始者不能得也。岂是一得之士，所可语于斯道哉！

---

① 交纽：谓相互作用。交，相。纽，结。
② 命否（pǐ 匹）：谓命运不好。否，穷尽。

李濒湖脉法二十七部

浮脉

浮脉惟从肉上行，如循榆荚似毛轻，三秋得令知无恙，久病逢之却可惊。

浮如脉在水中浮，浮大中空乃是芤，拍拍而浮是洪脉，来时虽盛去悠悠。

浮脉轻平似捻葱，虚来迟大豁然空，浮细而柔方是濡，散似杨花无定踪。

浮脉为阳表病居，迟风数热紧寒拘，浮而有力多风热，无力而浮是血虚。

寸浮头痛眩生风，或有风痰聚在胸，关上土衰兼木旺，尺中溲便不流通。

沉脉

水曰润下脉来沉，筋骨之间软滑匀，女子寸分男子尺，四时如此号为平。

沉附筋骨自调匀，伏则推筋着骨寻，沉细如绵真弱脉，弦长实大是牢形。

沉潜水蓄阴经病，数热迟寒滑有痰，无力而沉虚少气，沉而有力积病寒。

寸沉痰郁水停胸，关主中寒痛不通，尺部浊遗并泄痢，肾虚腰痛下元痌①。

迟脉

迟来一息至为三，阳不胜阴气血寒，但把浮沉分表里，消

---

① 痌（tōng 通）：痛。

阴须益火之原。

脉来三至号为迟，少快于迟作缓时，迟细而艰知是涩，浮而迟大以虚推。

迟司脏病本多痰，沉痼癥瘕仔细看，有力而迟为冷痛，迟而无力定虚寒。

寸迟必是上焦寒，关主中寒痛不堪，尺是肾虚腰脚重，溲便不禁疝牵丸。

数脉

数脉息间常六至，阴微阳盛必狂烦，浮沉表里分虚实，惟有儿童作吉看。

数比平人多一至，紧来如数似弹绳，数而时止名为促，数见关中动脉形。

数脉为阳热可知，只将君相火来医，实宜凉泻虚宜补，肺病秋深却畏之。

寸数咽喉口舌疮，吐红咳嗽肺生疡，当关胃火并肝火，尺属滋阴降火汤。

滑脉

滑脉如珠累累然，往来流利却还前，若将滑数为同类，数脉惟看至数间。

滑脉为阳元气衰，痰生百病食生灾，上为呕吐下蓄血，女脉调时定有胎。

寸滑膈痰主呕吐，吞酸舌强或咳嗽，当关宿食肝脾热，泻痢癫淋看尺部。

涩脉

细迟短涩往来艰，散布依稀应指间，如雨沾沙容易散，病蚕食桑慢而艰。

参伍不调名曰涩,轻刀刮竹短而艰,微似秒芒微软甚,浮沉不别有无间。

涩原血少或伤精,反胃亡阳汗雨淋,寒湿入营为血痹,女人非孕即无经。

寸涩心虚痛彻胸,胃虚胁胀察关中,尺为精血俱伤候,肠结泄淋或下红。

虚脉

举之迟大按之松,脉状无涯类谷空,莫把芤虚为一例,芤乃浮大似捻葱。

脉虚身热为伤暑,自汗怔忡惊悸多,发热阴虚须早治,养荣益气莫踌躇。

血不荣心寸口虚,关中腹胀食难舒,骨蒸痹痿伤精血,却在神门两部居。

实脉

浮沉皆得大而长,应指无虚幅幅强,热蕴三焦成壮火,通肠发汗始安康。

实脉浮沉有力强,紧如弹索转无常,须知牢脉附筋骨,实火微弦更带长。

实脉为阳火郁成,发狂谵语吐频频,或为阳毒或伤食,大便不通或气疼。

寸实应知面热红,咽痛舌强气填胸,当关脾热中宫满,尺实腰肠痛不通。

长脉

过于本位脉名长,弦则非然但满张,弦脉与长争较远,良工尺度自能量。

长脉迢迢大小匀，反常为①病似牵绳，若非阳毒癫痫病，即是阳明热势深。

短脉

两头缩缩名为短，涩短迟迟细且难，短涩而浮秋见喜，三春为贼有邪干。

短脉惟于尺寸寻，短而滑数酒伤神，浮而血涩沉为痞，寸主头痛尺腹疼。

洪脉

洪脉来时拍拍然，去衰来盛似波澜，欲知实脉参差处，举按弦长幅幅坚。

脉来洪盛去还衰，满指滔滔应夏时，若在春秋冬月分，升阳散火莫狐疑。

微脉

微脉轻微瞥瞥②乎，按之欲绝有如无，微为阳弱细阴弱，细比微兮略较粗。

气血微兮脉亦微，恶寒发热汗淋漓，男子劳极诸虚候，女作崩中带下医。

寸微气促或心惊，关脉微时胀满形，尺部见之精血弱，恶寒湿痹痛呻吟。

紧脉

举如转索切如绳，脉象因之得紧名，总是寒邪来作寇，内

---

① 为：原作"无"，据《濒湖脉诀》改。
② 瞥瞥：飘忽貌。

为腹痛外身疼。

紧为诸痛主于寒，喘咳风痫吐冷痰，浮紧表寒须发越，沉紧温散自安然。

寸紧人迎气口分，当关心腹痛沉沉，尺中有紧为阴冷，定是奔豚与疝疼。

缓脉

缓脉阿阿四至通，柳梢袅袅飐①轻风，欲从脉里求神气，只在从容和缓中。

缓脉营衰卫有余，或风或湿或脾虚，上为项强下痿痹，分别浮沉大小区。

寸缓风邪项背拘，关为风眩胃家虚，神门濡泄或风秘，或是蹒跚足力迂。

芤脉

芤形浮大如捻葱，按之旁有中间空，火犯阳经血上溢，热侵阴络下流红。

中空旁实乃为芤，浮大而迟虚脉呼，芤更带弦名曰革，赤淋红痢漏崩中。

弦脉

弦脉迢迢端直长，肝经木旺土应伤，怒气满胸常欲叫，翳蒙瞳子泪汪洋。

弦来端直似系弦，紧则如绳左右弹，紧言其力弦言象，牢脉弦长沉伏间。

弦应东方肝胆经，饮痰寒热疟缠身，浮沉迟数须分别，大

---

① 飐（zhǎn 展）：因风飘摇貌。

小单双有重轻。

寸弦头痛膈多痰，寒热癥瘕察左关，关右胃寒心腹痛，尺中阴疝脚拘挛。

革脉

革脉形如按鼓皮，芤弦相合脉寒虚，女人半产并崩漏，男子营虚或梦遗。

牢脉

弦长实大似牢坚，牢脉常居沉伏间，革脉芤弦自浮起，革虚牢实要详看。

按则牢坚里有余，腹心寒痛木乘脾，疝癫癥瘕何愁也，失血阴虚却忌之。

濡脉

濡形浮细按须轻，水面浮绵力不禁，病后产中犹有药，平人若见似无根。

浮而柔细知为濡，沉细而柔作弱持，微则浮微如欲绝，细来沉细近于微。

濡为亡血阴虚病，髓海丹田暗已亏，汗雨夜来蒸入骨，血山崩倒湿侵脾。

寸濡阳微自汗多，关中其奈气虚何，尺伤精血虚寒甚，温补真阴可起疴。

弱脉

弱来无力按之柔，柔细而沉不见浮，阳陷入阴精血弱，白头犹可少年愁。

弱脉阴虚阳气衰，恶寒发热骨筋痿，多惊多汗精神减，益气调营急早医。

寸弱阳虚病可知，关为胃弱与脾衰，欲求阳陷阴虚病，须把神门两部推。

散脉

散似杨花散漫飞，去来无定至难齐，产为生兆胎为堕，久病逢之不必医。

散脉无拘散漫然，濡来浮细水中绵，浮而迟大为虚脉，芤则中空有两边。

左寸怔忡右寸汗，溢饮左关应软散，右关软散胕胕肿，散居两尺魂应断。

细脉

细来累累细如丝，应指沉沉无绝期，春夏少年俱不利，秋冬老弱却相宜。

细脉萦萦血气衰，诸虚劳损七情乖，若非湿气侵腰肾，即是伤精汗泄来。

寸细应知呕吐频，入关腹胀胃虚形，尺逢定是丹田冷，泄利遗精号脱阴。

伏脉

伏脉推筋着骨寻，指间才动隐然深，伤寒欲汗阳将解，厥逆脐痛症属阴。

伏为霍乱吐频频，腹痛多原宿食停，蓄饮老痰成积聚，散寒温里莫因循。

饮郁胸中双寸伏，欲吐不吐常兀兀①，当关腹痛阴沉沉，关后疝痛还破腹。

---

① 兀（wù务）兀：干呕声。

动脉

动脉摇摇数在关，无头无尾豆形圆，其原本是阴阳搏，虚者摇兮胜者安。

动脉专司痛与惊，汗因阳动热因阴，或为泄痢拘挛病，男子亡精女子崩。

促脉

促脉数而时一止，此为阳极欲亡阴，三焦郁火炎炎盛，进必无生退可生。

促脉惟将火病医，其因有五细推之，时时喘嗽皆痰积，或发狂斑与毒疽。

结脉

结脉缓而时一止，独阴偏盛欲亡阳，浮为气滞沉为积，汗下分明在主张。

结脉皆因气血凝，老痰结滞苦沉吟，内为积聚外痈肿，疝瘕为殃病属阴。

代脉

动而中止不能还，复动因而作代看，病者得之犹可疗，平人却与寿相关。

数而时止名为促，缓止须将结脉呼，止不能回方是代，结生代死自殊途。

代脉原因脏气衰，腹痛泄痢下元亏，或为吐泻中宫病，女子怀胎三月兮。

李士材脉法二十八部

浮脉 阳

浮在皮毛，如水漂木，举之有余，按之不足。

浮脉为阳，其病在表。寸浮伤风，头痛鼻塞。左关浮者，风在中焦；右关浮者，风痰在膈。尺部得之，下焦风热，小便不利，大便秘涩。无力表虚，有力表实。浮紧伤寒，浮迟中风，浮数风热，浮缓风湿，浮芤失血，浮短气病，浮洪虚热，浮虚暑惫，浮涩血伤，浮濡气败。

按：浮之为义，如木之浮于水面也。浮脉法天，轻清在上之象，在卦为乾，在时为秋，在人为肺，须知浮而盛大为洪，浮而软大为虚，浮而柔细为濡，浮而无根为散；浮而弦芤为革，浮而中空为芤。毫厘疑似之间，相去便以千里。可不细心体认哉！

沉脉 阴

沉行筋骨，如石投水①，按之有余，举之不足。

沉脉为阴，其病在里。寸沉短气，胸痛引胁，或为痰饮，或水与血。关主中寒，因而痛结，或为满闷，吞酸筋急。尺主背痛，亦主腰膝，阴下湿痒，淋浊痢泻。无力里虚，有力里实。沉迟痼冷，沉数内热；沉滑痰饮，沉涩血结；沉弱虚衰，沉牢坚积；沉紧冷痛，沉缓寒湿。

按：沉之为义，如石之沉于水底也，沉脉法地，重浊在下之象，在卦为坎，在时为冬，在人为肾。沉而细软，为弱脉。

---

① 如石投水：原作"如水投石"，据文义改。

沉而弦劲，为牢脉，沉而着骨，为伏脉，刚柔浅深之间，宜熟玩而深思也。

迟脉 _阴

迟脉属阴，象为不及，往来迟慢，三至一息。

迟脉主脏，其病为寒。寸迟上寒，心痛停凝；关迟中寒，癥结挛筋；尺迟火衰，溲便不禁，或病腰足，疝痛牵阴。有力积冷，无力虚寒。浮迟表冷，沉迟里寒；迟涩血少，迟缓湿寒；迟滑胀满，迟微难安。

按：迟之为义，迟滞而不能中和也。迟而不流利，则为涩脉；迟而有歇止，则为结脉；迟而浮大且软，则为虚脉。至于缓脉绝不相类。夫缓以脉行之宽缓得名，迟以至数之不及为义，故缓脉四至，宽缓和平；迟则三至，迟滞不前，然则二脉迥别，又安足混哉！

数脉 _阳

数脉属阳，象为太过，一息六至，往来越度。

数脉主腑，其病为热，寸数喘咳，口疮肺痈，关数胃热，邪火上攻，尺数相火，遗浊淋癃。有力实火，无力虚火。浮数表热，沉数里热。阳数君火，阴数相火。右数火亢，左数阴戕。

按：数之为义，躁急而不能中和也。数而弦急，则为紧脉；数而流利，则为滑脉；数而有止，则为促脉；数而过极，则为疾脉；数如豆粒，则为动脉。古人云：脉书不厌千道读，熟读深思理自知。

滑脉 _阳

滑形累累，往来流利，盘珠之形，荷露之义。

滑脉为阳，多主痰液。寸滑咳嗽，胸满吐逆；关滑胃热，壅气伤食；尺滑疝淋，或为痢疾，男子溺血，妇人经郁。浮滑风痰，沉滑痰食。滑数痰火，滑短气塞。滑而浮大，尿则阴痛；滑而浮散，中风瘫痪；滑而中和，娠孕可决。

按：滑之为义，往来流利而不涩滞也。滑脉为阳中之阴，以其形兼数也，故为阳；以其形如水也，故为阳中之阴。大抵兼浮者毗于阳，兼沉者毗于阴，是以或热或寒，古无定称也。衡之以浮沉，辨之以尺寸，庶无误耳！

涩脉 阴

涩脉蹇滞，如刀刮竹，沉细而短，三象俱足。

涩为血少，亦主精伤。寸涩心痛，或为怔忡；关涩阴虚，因而中热，右关土虚，左关胁胀。尺涩遗淋，血痢可决，孕为胎病，无孕血竭。涩而坚大，为有实热；涩而虚软，虚火炎灼。

按：涩者不流利、不爽快之义也。须知极软似有若无为微脉，沉而且细且软为涩脉，浮而且细且软为弱脉。

虚脉 阴

虚合四形，浮大迟软，及手寻按，几不可见。

虚主血虚，又主伤暑。左寸心亏，惊悸怔忡；右寸肺亏，自汗气怯。左关肝伤，血不营筋；右关脾寒，食不消化。左尺水衰，腰膝痿痹；右尺火衰，寒症蜂起。

按：虚之为义，中空不足之象也。夫虚脉按之虚软犹可见也。散脉按之绝无可见也。虚之异于濡者，虚则迟大而无力，濡则细小而无力也。虚之异于芤者，虚则愈按而愈软，芤则重按而仍见也。

实脉 阳

实脉有力，长大而坚，应指幅幅①，三候皆然。

血实脉实，火热壅结。左寸心劳，舌强气涌；右寸肺病，吐逆咽痛。左关见实，肝火胁痛；右关见实，中满气痛。左尺见实，便闭腹痛；右尺见实，相火亢逆。实而且紧，寒积稽留；实而且滑，痰凝为祟。

按：实之为义，邪气盛满，坚劲有余之象也。夫紧脉之与实脉虽相类，而实相悬。但紧脉弦急如切绳，而左右弹人手。实脉则且大且长，三候皆有力也。紧脉者，热为寒束，故其象绷急而不宽舒；实脉者，邪为火迫，故其象坚而不柔和②。以症合之，以理察之，便昭然于心目之间，而不混淆矣。

长脉 阳

长脉迢迢，首尾俱端，直上直下，如循长竿。

长主有余，气逆火盛。左寸见长，君火为病；右寸见长，满逆为定；左关见长，木实之殃；右关见长，土郁胀闷；左尺见长，奔豚冲克；右尺见长，相火专令。

按：长之为义，首尾相称，往来端直，在时为春，在卦为震，在人为肝，肝主春生之令，天地之气，至此而发舒，脉相应之，故得长也。惟其状如长竿，则直上直下，首尾相应，非若他脉之上下相参差，首尾不匀者也。凡实牢弦紧，皆兼长脉，故古人称长主有余之疾，非无本之说也。

短脉 阴

短脉涩小，首尾俱俯，中间突起，不能满部。

---

① 幅（bī 逼）幅：盛满貌。
② 和：原作："合"，据文义改。

短主不及，为气虚症；短居左寸，神心不定；短居右寸，肺虚头痛；短在左关，肝气有伤；短在右关，膈间为殃；左尺见短，少腹必痛；右尺见短，真火不盛。

按：短之为象，两头沉下，而中间独浮也。在时为秋，在人为肺，肺应秋金，天地之气，至是而收敛。人身一小天地，故退缩之象相应，而短脉见也。

洪脉 阳

洪脉极大，壮如洪水，来盛去衰，滔滔满指。

洪为盛满，气壅火亢。左寸洪大，心烦舌破；右寸洪大，胸满气逆；左关见洪，肝木太过；右关见洪，脾土胀热；左尺洪大，水枯便难；右尺洪大，龙火燔灼。

按：洪脉即大脉也。如尧时洪水之洪，喻其盛满之象，在卦为离，在时为夏，在人为心。大抵洪脉皆是根脚阔大，却非坚硬，若使大而坚硬，则为实脉，而非洪脉矣。

微脉 阴

微脉极薄，而又极软，似有若无，欲绝非绝。

微脉模糊，气血大衰。左寸惊怯，右寸气促；左关寒挛，右关胃冷；左尺得微，髓绝精枯；右尺得微，阳衰命绝。

按：微之为义，若有若无也。其象极薄极软。微主久虚血弱之病，阳微则恶寒，阴微则发热。自非峻补，难可回春。

细脉 阴

细直而软，累累萦萦，状如丝绵，较显于微。

细主气衰，诸虚劳损。细居左寸，怔忡不寐；细居右寸，呕吐气怯；细入左关，肝血枯竭；细入右关，胃虚胀满；左尺若细，泄痢遗精；右尺若细，下元冷惫。

按：细之为义，小也，细也，状如丝也。微脉则模糊而难见，细脉则显明而易见，故细比于微，稍稍较大也。

濡脉阴

濡脉而软，见于浮分，举之乃见，按之即空。

濡主阴虚，髓绝精伤。左寸见濡，健忘惊悸；右寸见濡，膝虚自汗；左关逢之，血不营筋；右关逢之，脾虚湿侵；左尺得濡，精血枯损；右尺得濡，火败命乖。

按：濡之为义，即软之义也。濡脉之浮软，与虚脉相类，但虚脉形大，而濡脉形小也。濡脉之细小与弱脉相类，但弱脉在沉分，而濡在浮分也。濡脉之无根与散脉相类，但散脉从浮大渐至于沉绝，濡脉从浮小渐至于不见也。从大而至无者，为全凶之象，从小而至无者，为吉凶相半也。

弱脉阴

弱脉细小，见于沉分，举之则无，按之乃得。

弱为阳陷，真气衰弱。左寸心虚，惊悸健忘；右寸肺虚，自汗短气；左关木枯，必苦挛急，右关土寒，水谷之疴；左尺弱形，涸流可征；右尺弱见，阳陷可验。

按：弱之为义，沉而细小之候也。

紧脉阴

紧脉有力，左右弹人，如绞转索，如切紧绳。

紧主寒邪，亦主诸痛。左寸逢紧，心满急痛；右寸逢紧，伤寒喘嗽；左关人迎，浮紧伤寒；右关气口，沉紧伤食；左尺见之，脐下痛极；右尺见之，奔豚疝疾。浮紧伤寒，沉紧伤食。急而紧者，是为循尸，数而紧者，当主鬼祟。

按：紧者，绷急而兼绞转之形也。譬如以二股、三股纠合为绳，必旋转而绞，乃紧而成绳耳。可见紧之为义，不独纵有挺急，抑且横有转侧也。

缓脉阴

缓脉四至，往来和匀，微风轻飐，初春杨柳。

缓为胃气，不主于病，取其兼见，方可断症。浮缓风寒，沉缓寒湿，缓大风虚，缓细湿痹，缓涩脾薄，缓弱风虚。右寸浮缓，风邪所居；左寸涩缓，少阴血虚；左关浮缓，肝风内鼓，右关沉缓，土弱湿侵；左尺缓涩，精宫不及；右尺缓细，真阳衰极。

按：缓脉以宽舒和缓为义，故曰缓而和匀，不浮不沉，不大不小，不疾不徐，意气欣欣，悠悠扬扬，难以名状。此真胃气脉也。故缓脉不主病，惟考其兼见之脉，乃可断其为病耳。

弦脉阳

弦如琴弹，轻虚而滑，端直以长，指下挺然。

弦为肝风，主痛、主疟、主痰、主饮。弦在左寸，心中必痛；弦在右寸，胸及头痛；左关弦见，痰疟癥瘕；右关弦见，胃寒膈痛；左尺逢弦，饮在下焦；右尺逢弦，足挛疝痛，浮弦支饮，沉弦悬饮。弦数多热，弦迟多寒，弦大主虚，弦细拘急。阳弦头痛，阴弦腹痛，单弦饮澼，双弦寒痼。

按：弦之为义，如琴弦之挺直，而略带长也。在卦为震，在五行为水，在时为春，在人为肝。

动脉阳

动无头尾，其动如豆，厥厥动摇，必兼滑数。

动脉主痛，亦主于惊。左寸得动，惊悸可断；右寸得动，自汗无疑。左关若动，惊悸拘挛；右关若动，心脾疼痛。左尺见动，亡精为病；右尺见动，龙火奋迅。

按：动之为义，以厥厥动摇，急数有力得名也。

促脉阳

促为急促，数时一止，如趋而蹶，进则必死。

促因火亢，亦因物停。左寸见促，心火炎炎；右寸见促，肺鸣咯咯。促见左关，血滞为殃；促见右关，脾宫食滞。左尺逢促，遗滑堪忧；右尺逢促，灼热是定。

按：促之为义，于急促之中时见一歇止，为阳盛之象也。

结脉阴

结为凝结，缓行一止，徐行而怠，颇得其旨。

结属阴寒，亦因凝结。左寸心寒，疼痛可决；右寸肺虚，气寒凝结。左关结见，疝瘕必现；右关结形，痰滞食停。左尺结见，痿躄之疴；右尺见结，阴寒为患。

按：结之为义，结而不散，迟滞中时见一止也。古人譬之徐行而怠，偶羁一步可为结脉传神，故知结而有力者，方为积聚。结而无力者，是真气衰弱。浮分为阳结，沉分为阴结。

代脉阴

代为禅代，止有常数，不能自还，良久复动。

代主脏衰，危恶之候。脾土败坏，吐利为咎。中寒不食，腹疼难救。两动一止，三四日死，四动一止，六七日死，次第推求，不失经旨。

按：代者，禅代之义也。如四时之禅代，不愆其期也。结促之止，止无常数；代脉之止，止有常数。结促之止，一止即来；代脉之止，良久方至。

革脉阴

革大弦急，浮取即得，按之乃空，浑如鼓革。

革主表寒，亦属中虚。左寸之革，心血虚痛；右寸之革，金衰气壅。左关遇革，疝瘕为祟；右关遇革，土虚为痛。左尺诊革，精空可必；右尺诊革，损命为忧。女人得之，半产漏下。

按：革者，皮革之象也。表邪有余而内则不足也。洽如鼓皮，外则绷急，内则空虚也。

牢脉阳

牢在沉分，大而弦实，浮中二候，了不可得。

牢主坚积，病在乎内。左寸之牢，伏梁为病；右寸之牢，息贲不定。左关见牢，肝家血积；右关见牢，阴寒痞癖。左尺牢形，奔豚为患；右尺牢形，疝瘕痛甚。

按：牢有二义，坚牢固实之义，又深居内之义。故树木以根深为牢，盖深入于下者也；监狱以禁囚为牢，深藏于内者也。

散脉阴

散脉浮乱，有表有里，中候见空，按则绝矣。

散为本伤，见则危殆。左寸见散，怔忡不寐；右寸见散，自汗淋漓。左关见散，当有溢饮；右关见散，胀满蛊疾。左尺得散，北方水竭；右尺得散，阳消命绝。

按：散有二义，自有渐无之象，亦散乱不整之象。渐重渐无，渐轻渐有，明乎此八字。而散脉之义、散脉之形确著矣。

芤脉阳

芤乃草名，绝类捻葱，浮沉俱有，中候独空。

芤脉中空，故主失血。左寸呈芤，心主丧血；右寸呈芤，相傅阴伤。芤入左关，肝血不藏；芤现右关，脾血不摄。左尺如芤，便红为咎；右尺如芤，火炎精漏。

按：芤之为义，两边俱有，中央独空之象也。营行脉中，脉以血为形，芤脉中空，脱血之象也。

伏脉阴

伏为隐伏，更下于沉，推筋着骨，始得其形。

伏脉为阴，受病入深。伏犯左寸，血郁之症；伏居右寸，气郁之痾。左关值伏，肝血在腹；右关值伏，寒凝水谷。左尺伏见，疝瘕可验；右尺伏藏，少火消亡。

按：伏之为义，隐伏而不见之谓也。《伤寒论》中以一手脉伏为"单伏"，两手脉伏曰"双伏"，不可以阳症见阳脉为例也。

疾脉阳

疾为急疾，数之至极，七至八至，脉流薄疾。

疾为阳极，阴气欲竭，脉号离经，虚魂将绝。渐进渐疾，旦夕殒灭。左寸居疾，弗戢①自焚；右寸居疾，舍被火乘。左关疾也，肝阴已绝；右关疾也，脾阴消竭。左尺疾兮，涸辙难濡；右尺疾兮，赫兮过极。

按：六至以上，脉有两称，或名曰"疾"，或名曰"极"，总是急速之形。数之甚者，也是为伤寒热极，方见此脉，非他疾所能恒有。

定 息

一呼一吸，谓之一息。一息之间，脉来四至，号曰平和。

① 戢（jí及）：收敛。

三息五至，谓之太息。脉来五至，《经》谓之"闰"。三年一闰，五年再闰，与岁功①同。

《内经》六部定位

尺外候肾，内候腹中。膀胱之脉，亦取尺内。关外候肝，内候膈膜。关前一分，胆脉在焉。寸外候心，内候膻中，左手所主，部位如此。尺外候肾，内候二肠，女子胞脉，亦候尺内。关外中脘，内以候脾，关前一分，胃脉在焉。寸外候肺，内候胸中，右手所主，部位如此。指之上半，谓之曰"外"，指之下半，谓之曰"内"。胸中膻中，上焦在焉；膈膜中脘，中焦在焉；腹中季胁，下焦在焉。凡诊脏腑，当本《内经》。

膈者，心脾之间。膜者，肉间膜也。颐翁云：膻者，肺之下心包，护心膈之上，联络藏系，心之内宫城也。赤色黄，而神藏于中，土体水用。

三焦，躯壳之内，脏腑之外城廓也。色赤白，而气行于中，水体火用。

叔和定位，左寸属心，心络小肠，关部肝胆，尺部肾膀胱，右寸肺脉络大肠，关部脾胃，尺部肾命门，三焦部候两肾中处。凡诊经络，当本叔和。

定位分新久

偶然而病，或感六淫，病在经络，尊叔和法。久病痼疾，或伤七情，病在脏腑，当尊《内经》。两者并存，在人变通。

---

① 岁功：一年的时序。

九　候

　　每部三候，分"浮中沉"。初下指时，举其皮肤，谓之曰"浮"。次略重指，按其血脉，谓之曰"中"。再用重指，寻其筋骨，谓之曰"沉"。三而三之，故为"九候"。合左右手，一十八候。浮中沉候，法天地人。下部之天，以候肝木，下部之地，以候胃土，下部之人，以候脾土；中部之天，以候肺中，中部之地，以候胸中，中部之人，以候心火；上部之天，以候头骨，上部之地，以候口齿，上部之人，以候耳目。《灵》《素》之法，皆候生气，生强死弱，生死之门。至于叔和，察病之机，浮以取表，沉以取里，中取胃气，各有部主。九候之法，以心消息。

人迎气口

　　左手关脉，上半指间，谓之"人迎"，胆脉是矣。一十一经，取决于胆，故为人迎，以候六气。右手关脉，上半指间，谓之"气口"，胃脉是矣。脏腑大源，舍胃谁归，故为气口，以察内伤，二脉之辨，不可不详。

七　诊

　　七诊有二，其说宜分。一在乎工，一在病人。工之七诊：一曰定心；二曰静志；三调呼吸，勿疾勿迟；四在下指，重轻合宜；五求脉象；六察胃气；七辨真假，心手仔细。病人七诊：一定平脉；二审六淫；三看时令；四看天和；独大者病，谓之五诊；独迟者病，谓之六诊；独陷者下病，谓之七诊。七诊之法，合工与病人，两者宜审。

妊娠离经脉

妊娠十月，其时当产。七日之前，离经脉见。忽大忽小，忽长忽短，或忽陷下，或忽急疾，皆为离经。若见此脉，三日乃生。

脉之大义

人身有脉，非气非血；气血由行，非营非卫；营卫遵从，出于五脏；五脏之灵，出于六腑；六腑之真，分脉二气，灌溉周身，各有道路，经界攸分。始手太阴，终足厥阴，复会寸口，其时在寅。理微而隐，本无可名，僭为名之，阴阳之神。

脉诊平旦

人身百脉，至于平旦，聚会于脉。当斯时也，语言未出，饮食未入，心未妄动，形未劳役，经脉未盛，络脉调匀，诊察病情，无有不得。

脉分六阴六阳智愚贵贱寿夭

六脉清微，悠然而长，谓之"六阴"。六脉洪大，浑然而长，谓之"六阳"。六脉驳杂，短而疾者，谓之"六破"。六阴则贵，六阳则富，六破则愚。六阴之来，明如玉润，其人清贵，而且多寿。六阳之来，海潮川至，其人权贵，寿而多财。六破之来，火然①水溢，其人贱愚，贫而又夭。男得六阴，谋深才良；女得六阳，正大刚方。男女六破，皆主平常。六阴之中，

---

① 然：《说文》："烧也。"燃的本字。

独大者病；六阳之中，独陷者病。

身形长短性情缓急脉各不同

长人脉长，下指宜疏；短人脉短，下指宜密。性急脉急，急中有神；性缓脉缓，缓中有条。此皆平脉，反以为病。

南北生人脉各不同

南方风气，偏于柔弱，其人之脉，大半柔弱；北方风气，偏于刚劲，其人之脉，大半躁急。风土始然，诊宜分别。

男子以尺脉为根

人之有尺，树之有根，根深枝茂，流长源深。人之两尺，名曰"神门"。两尺之中，命门在焉。先天阴气，候之左肾；先天阳气，候之右肾。《经》故有曰：神门决断，两在关后。关后二脉，人命之主，有神则生，无神则病。脉若散乱，其根朽矣。

女人以寸脉为根

坤元利贞①，在乎两寸。两寸和平，虽病无虞；两寸散乱，根摇动矣。诚观妊娠，候在两寸，少阴洪滑，谓之有子。左大生男，右大生女，女人血虚，右大生男，乃见寸脉，妇人之根。

脉有天和

天和之脉，气运所使，或尺或寸，其脉不应，千人一辙，

---

① 坤元利贞：谓女性生育功能和谐正常。坤，女性。利贞，和谐正常。

勿作病至。《经》故有曰：必先岁气①，无②伐天和。

旺　脉

二十四气，人必应之。交节之时，谓之"旺脉"。乍大乍小，乍长乍短，乍疏乍数，乍迟乍疾，节气所使，勿作病治。高骨之下，脉道宛然③，若反关者，脉在骨上，或左或右，反行无常，此本气质，亦曰无恙。

四时平脉

春弦夏洪，秋毛冬石，各带和缓，谓有"胃气"。四季之脉，宽缓和平，各带时令，其人无病。

非时之脉不宜早见

春脉宜弦，不宜见洪。若见洪脉，谓之早见。非时则见，当时不见，人虽无病，死亦难免。

一岁之脉不宜再见

弦钩毛石，各有其时，过时再见，谓之不祥。

五脏平脉

浮大而散，心之本象。浮涩而短，肺之平脉。弦而长者，肝木之象。举之则濡，按之则实，来去流利，肾之脉也。缓大不数，脾之象也。长大而沉，按之和平，右肾三焦，相火脉也。

---

① 岁气：一年的气候。
② 无：原作"母"，据《素问·五常政大论》改。
③ 宛然：弯曲顺从貌。

先知平脉，后可辨病。

脉无根有二义

上部有脉，下部无脉，其人当吐，不吐者死，阴绝阳孤，故曰"无根"。浮分有脉，沉分无脉，其人当汗，汗出如油，名曰"脱阳"，亦谓"无根"，皆不可治。

脉有回光返照

病形危笃，脉反平和，名曰"返照"。旦暮之景，旦占夕死，察审宜工。

伤寒脉分五阴五阳

曰大、曰浮，数、动与滑，五阳脉也；曰沉、曰涩，弱、弦与微，五阴脉也。阴病阳脉，其人则生；阳病阴脉，其人则死。

四 绝 脉

浮散沉无，迟仅一点，数来无数，其病难痊。

脉贵有神

脉中有力，为有神矣；脉中无力，为无神矣。三迟二败，知有寒矣。脉若有力，当散其寒。六数七急，知有热矣。脉若有力，当泻其热。迟而无力，是谓虚寒，散之则死。数而无力，是为虚热，泻之则亡。神乎神乎！二义之纲。

诸痈疽疮毒脉

痈疽初起，有类伤寒，但诊其脉。数而无力，浮见在表，痈将成矣；沉见在里，疽将作矣。别以三部，上下见焉。如或洪大，邪方盛矣；如或细数，脓已成矣；五善不缺，生可知矣；七恶若全，死无疑矣。肺脉数实，咳嗽胸中，知为肺痈；咳嗽臭恶，饮食胸痛，知为胃痈；腹满腹痛，二便不通，知为肠痈。沉而数大，寸关尺定。

中　恶　脉

古庙废墟，人迹罕至，阴湿之地，魑魅①藏之。人每触犯，伤其阳气，从足而起，上逼魂魄，僵卧卒②倒，或作鬼语。其见脉也，乍迟乍疾，大小无常，滑数不一。

中　毒　脉

中毒之脉，宽大弦迟。若见细数，脏腑伤矣。唇口青黑，无药可医。

虫　脉

脉有沉分，小而坚者，知有虫也。人之胃气，多有此象，误认为痰，实相左矣。

候胃气脉

冲和气③者，生生之本。人之胃气，脏腑之源。其为脉也，缓而和平，长而悠扬，春风鼓柳，可想象焉。春脉宜弦，弦中有此，其弦和平；夏脉宜洪，洪中有此，其洪为正；秋脉宜毛，毛中有此，其毛得中；冬脉宜石，石中有此，其石和均。病虽

---

① 魑（chī 吃）魅：古谓能害人的山泽中的鬼怪。
② 卒（cù 促）：突然。
③ 冲和气：此指胃气。

沉重，脉难驳杂，若有胃气，其人不死。是胃气也，三指缝间，悠然贯通，不可明言。叮咛反复，此为要焉。

人病脉不病，脉病人不病

健人脉病，谓之"行尸"；病人脉健，抑亦如之。一伤其神，一反其常，故此病者，皆主不祥。

四脉为诸脉之纲

曰浮曰沉，该①乎内外；曰迟曰数，统乎寒热。取浮沉法，指分轻重；取迟数法，息数多寡。四脉既明，内外寒热，可以不混。

脉有相似当辨

虚弱与濡，人皆病称。相去天渊，位分判然。虚为血虚，散大而软，弱为气虚，沉软如棉。濡在浮分，阴气上泛，其形不大，未可同看。结代与促，三脉有止。止无常数，谓之曰结，结主阴寒。数而有止，止无常数，谓之曰促，促主虚热。一息四至，中忽有止，止有常数，谓之曰代，代主不祥。三者之脉，各有昭彰。若微与细，各宜辨明，微脉之来，似有如无，此为阴脉，急宜温之。细脉之来，如按琴弦，此为阳燥，急宜下之。两者若误，死生反掌。

奇经八脉

任脉起于中极底，以上毛际，循腹里上于关元，至咽喉，上颐循面入目。

---

① 该：通"赅"。包括。

冲脉起于气街，并少阴夹脐上行胸中，为五脏六腑海。五脏六腑所禀气，上渗诸阳，灌诸阴，从下冲上，其取兹义。亦有并督下行者，注少阴，络气街，出阴股内，入腘中，伏行骺骨内踝际，下渗三阴，灌诸络，以温肌肉，至跗指。

督脉起少腹骨中央，下入系廷孔①，络阴器，合纂②，至后别绕臀，与臣阴络少阴③，比上股贯脊，属肾，行上，同太阳起目内眦，上额交颠，络脑间，下项循肩，仍侠脊抵腰，络肾，循男茎下纂，亦与女子类。又从少腹至脐中，贯心，入喉颐，及唇，上系目下中央际。此为并任亦同冲，大抵三脉同一本，《灵》《素》言之错综。督病少腹心痛，不前不后冲疝攻。其任女子为不孕，嗌干、遗漏及痔癃。任病男疝女瘕，冲病里急气逆冲。

阴跷乃少阴之别脉，起于然骨，至内踝，直上阴股，入阴间，上循胸，入缺盆，过出人迎前，入目眦，合于太阳阳跷。此皆《灵》《素》说奇经，带及二维未说破。

奇经主病

阳维之病苦寒热。阴维之病苦心痛。阳跷之病，阳急而狂奔。阴跷之病，阴急而足直。冲病则气逆而里急。督病则脊强而折厥。任病则男疝而女瘕。带病则腹胀满而腰溶溶。其冲任二经，是又妇人乳血月候之所从出。奇经之脉，其如是乎？

---

① 廷孔：亦作"庭孔"。阴道。

② 纂（cuàn 窜）：前后二阴之间，即会阴。

③ 与臣阴络少阴：《素问·骨空论》作"与巨阳中络者合少阴"。义长。

景岳十六脉

浮沉迟数，洪微滑涩，弦芤紧缓，结伏虚实。

以浮沉迟数四脉起提纲也。以虚实二字作结，点睛也。大有深意，须知之。

卷　二

浮脉 阳也

浮脉之象，泛泛浮浮，如水漂木，举之有余，按之不足。有力表实，无力阳虚。人迎相应，以审外因；气口相应，以审内因。左寸见之，风眩头昏；右寸见之，喘吐恶心；浮在左关，寒热身痛；浮在右关，腹胀胸膨；左尺肾虚，必主腰痛；右尺火动，便难淋癃。浮紧伤寒，浮缓伤风，浮虚伤暑，浮滑痰饮，浮细伤湿，浮大疮生，浮涩目雾，浮弦中风，浮迟风虚，浮数痈脓。浮大而涩，宿食气滞；浮细而滑，痰多饮溢；肝肾并浮，风水之痰。浮盛按衰，表实里虚。浮有按无，无根可疑。

沉脉 阴也

沉脉之象，如石投水，必极其底，举之不足，按之有余。有力里实，无力阴虚。人迎相应，邪传于里；气口相应，正气陷溺。左寸见之，胸痛气郁；右寸见之，喘吐痰积；沉在左关，曾伤怒气；沉在右关，痛因积聚；左尺得沉，腹痛便闭；右尺得沉，肠痛泻痢。喘嗽脉沉，转陷不吉；肝肾并沉，石水之疾；痛疽得沉，邪气入里；溃后得沉，稍可调理。沉迟痼冷，沉数热积，沉滑宿食，沉涩气郁，沉紧悬饮，沉细气弱，沉伏吐泻，阴毒积聚。沉重直前，绝者血瘀；沉重中散，寒食瘕癖。沉弱精少，沉弦痛急，脉来沉重，上不至寸，徘徊绝者，循尸脉也。

迟脉 阴也

迟脉之象，一息三至，减于平脉，一至是也。有力实寒，无力虚寒。人迎相应，外感寒痛；气口相应，中寒之症。迟在左寸，腹痛心动；迟在右寸，气虚痰盛；左关见之，恶寒身痛；右关见之，胃冷肢重，左尺血弱，右尺阴症。气寒则缩，血寒则凝；脏寒腹痛，泻黄便清；男寒厥精，女冷子宫。浮表沉里，寒分轻重。病后迟缓，养正则平。迟滑胀满，迟涩瘕成。消中夏月，沉迟最凶。乍迟乍数，虚火之征。迟而并芤，血冷妄行。迟而兼弦，痛急不宁。

数脉 阳也

数脉之象，一息六至。多于平脉，二至是也。有力实火，无力虚热。人迎相应，外受邪热；气口相应，内燥虚烦。数在左寸，头痛狂言；数在右寸，吐血咳痰；左关见之，胁痛目眩；右关见之，胃热吞酸；左尺阴虚；右尺便难。肺脉数大，痈在肺间；肺脉虚数，肺痿难全。浮数表热，皮肤如燔；沉数里热，血为火煎。数而兼短，心痛难堪；数而兼紧，胁痛不安。数坚蛊毒，数实躁烦，数大烦渴，数疾水干。数细而虚，虚劳难看，兼沉骨蒸，兼浮气喘。

滑脉 阳中阴也

滑形累累，串珠之义。应指圆滑，往来流利。无力血虚，有力痰气。人迎浮滑，痰因风剧；气口沉滑，痰因气郁。左寸如滑，头昏心悸；右寸如滑，呕逆嗳气；左关血热，右关积聚；左尺疝瘕，右尺淋闭。滑实胃热，滑弱胃寒。滑杂大小，霍乱吐利；滑而间短，水逆积聚。一手滑散，痈痪可虑。尺滑有神，妊娠已具。滑而断绝，经水不利。

涩脉 阴也

涩形责责①，如摸磋②侧。指下阻滞，往来艰涩。有力气滞，无力血少。人迎浮涩，虚寒在表；气口沉涩，精血将稿。左寸头痛，心疼如捣；右寸气虚，喘息不了；左关肝病，胁痛目眇③；右关嗝噎，为害匪小；左尺水涸，岂能寿考④；右尺精伤，后嗣渺渺；关前若涩，汗出肉痛；关后若涩，带下痢症。涩细久寒；涩紧痹病；涩甚痰多，服药不听；涩更细数，虚劳殒命；沉弦细涩，痛处审症。女子脉涩，生育难定，无孕经闭，有孕胎动。

虚脉 阴也

虚形空虚，举按无力，散大而软，如按絮绵。谓之虚者，正气夺也。人迎之虚，夏伤暑邪；气口之虚，劳倦各别；左寸多汗，惊悸业业⑤；右寸眩昏，言语懒说；左关筋软；右关泄泻；左尺见之，痿痹而厥；右尺见之，虚劳无节。左数血虚，必生内热；右大气虚，畏与寒接。若兼弦数，阴虚劳热。虚而涩者，后嗣恐绝。

实脉 阳也

实形长大，举按有力，必兼洪滑，其象乃的⑥。谓之实者，

---

① 责责：急劲貌。
② 磋：磨制器物的工具。
③ 眇（miào 妙）：目盲。
④ 寿考：长寿。考，老。
⑤ 业业：危慎貌。
⑥ 的（dì 敌）：确实。

邪盛可知。人迎候表，风寒相持；气口候里，饮食无疑。左寸咽干，热逼神思；右寸气壅，痰厥莫支；左关若实，胁痛目翳；右关若实，腹痛呕逆；左尺便难，右尺癃闭。脉实以坚，邪方炽矣。脉实燥痰，邪热在里。脾脉实强，水谷之疾。妇人尺实，有孕之躯。

长脉阳也

长脉之形，如摸长竿，往来端直，过于指缝。和平气治，驳杂气病。人迎相应，邪在厥阴；气口相应，火冲肺中。左寸胸满，膈上痰凝；右寸呕吐，胃热上冲；目痛不眠，左关可凭；身热烦渴，右关必逢；左尺疝气；右尺肠风。其人癫狂，脉见长洪；其人壮热，长搏可征。阳毒便结，正阳明经。左关独长，淫欲内生。两尺悠长，必是寿翁。

短脉 阴也

短脉之形，不及本位。上半指动，下半指歇。指缝之间，多不相接。无力气虚，有力气结。人迎相应，邪气滞也；气口相应，中气亏也。左寸头痛；右寸嗝噎；左关见短，痛连胸胁；右关见短，宿食为邪；左尺胫冷；右尺泄泻。上不至关，阳气短绝；下不至关，阴气短竭。悲哀之人，短其常也。乍短乍长，鬼相侵也。

大脉 阳也

大之为象，横宽纵长。滔滔满指，如水汪洋。带缓则吉，带实则凶。人迎相应，浮大伤风；气口相应，虚寒在中。左寸见之，火因风生；右寸见之，肺被火攻；左关实大，血必妄行，右关实大，酒伤中宫；左尺水涸；右尺便红。大而有力，实热之形；大而无力，元气疲癃。大则邪盛，久病勿逢。关上伏大，热痰停留。

小脉阴也

小之为象，横细纵短，举按皆然，比之平脉，小却一半。无力气虚，有力积患。汗出恶风，人迎必见；冷痰停积，气口可验。左寸不眠；右寸力倦；左关胆虚；右关虫犯；左尺逢之，虚损决断；右尺逢之，阳事不健。前大后小，头昏目暗；前小后大，胸满气颤。小则气病，郁而不散。诸部小急，皆曰瘕疝。乍大乍小，神志昏乱。

洪脉阳也，浮

洪之为象，有如洪水，来盛去衰，滔滔满指。有力邪甚，无力假热。心之本脉，旺于夏月。人迎见之，头痛表邪；气口见之，内热燥结。左寸心火，疮生口舌，烦渴心慌，饮水无节；右寸肺火，咳唾痰血，火来克金，须防肺绝；左关肝火，痛牵胸胁；右关胃热，胀须辨别；左尺水亏，阴精将竭；右尺火动，龙雷飞越。洪实癫疾；洪大祟也；洪紧为痈，或喘不歇；洪长热深，气为火劫；洪数中毒，口糜唇裂；洪滑热痰，反胃嗝噎。

微脉阴也，浮

微之为象，如蜘蛛丝，似有若无，欲绝非绝。诸微为虚，阳气微也。人迎相应，寒湿暑疾；气口相应，自汗拘急。左寸心寒，神不宁矣；右寸肺虚，气将散矣；左关中寒，唇青麻痹；右关脾寒，少食泻痢；左尺见之，腰痛疝气；右尺见之，痼冷寒积。寸口微数，病非朝夕。微则少气，荣气阻逆，呕吐嗝噎，三焦稿矣。女微崩带，男微虚极。浮微阳虚，无根非吉；沉微阴虚，肢节拘挛；微涩漏下，半产可必。微为阳表，治律不一，总宜温补，回阳为的。

散脉阴也，浮

散之为象，如花飞片，浮大之中，应指分散，举之则合，按之四溅。散而无绪，阳气散乱。人迎相应，伤寒不宜；气口相应，气耗胃虚。左寸独散，伤喜无疑；右寸若散，喘急必危；左关见之，心热相移；右关见之，泻黄如糜；左尺若散，骨痿筋疲；右尺若散，遗尿不知。散而滑者，妊可卜知，产妇即产，孕妇堕之。一部散脉，病尚可医；各部脉散，根本脱离。大补大敛，可起疮痍。

细脉阴也，沉

细之为象，形如线然，长而且硬，如寻琴弦。阴被邪刑，知为邪盛。少带和缓，有胃则生。人迎相应，痿痹已成；气口相应，腹满痢癖。左寸心热，膈满胸膨；右寸痰积，呕喘并行；左关胁痛，为疝为瘕；右关胃痛，饮食留停；左尺腰痛，奔豚上攻；右尺便痛，或淋或癃。前大后细，脱血遗精；前细后大，神劳气穷。细紧癥瘕，痛急不宁；细滑僵仆，热痰在中；细而兼数，将成骨蒸；细而兼实，下之乃平。冬月见之，有病亦轻。

紧脉阳也，数

紧脉之象，如按合绳，纵而挺急，横有转侧。邪正相持，气血相逼。有力实痛，无力虚痛。浮紧伤寒，人迎相应；沉紧伤食，气口相应。左寸风寒，必主头痛；右寸痰气，胸疼头痛；痛在左胁，左关紧甚；痛在胃脘①，右关紧甚；左尺疝气，右尺冷症。紧在浮分，身痛无疑；紧在沉分，腹痛痢症。紧洪痈疽，紧数毒中，紧细疝瘕，紧滑蛔动，紧弦痛急，虚寒相并。

缓脉阴也，迟

缓脉之象，一息四至，宽大而长，春风鼓柳，气度悠扬。胃气之行，四季之旺。和缓则吉，驳杂病状。人迎相应，虚风项强，气口相应，痿躄气胀。左寸沉缓，健忘之恙；右寸气短，麻在皮上；左关独缓，风眩飘荡；右关浮缓，见食惆怅；缓见左尺，梦鬼入帐；缓在右尺，中风之象。浮缓中风，沉缓入脏。缓滑痰中，湿痹细象；缓而兼涩，血必不旺；缓而兼弱，气必不壮。

芤脉阳中阴也，浮

芤脉之象，如捻葱筒，浮应上层，沉应下层，中候按之，豁然而空。和缓有胃，其病尚轻。人迎相应，血壅上行；气口相应，营虚热生。左寸盗汗，肉动心惊；右寸吐衄，咳嗽鲜红；左关见之，汗血沸腾；右关见之，吐利交征；左尺崩漏；右尺肠风；寸关见芤，失血易明；两尺见芤，又主遗精。

伏脉阴也，沉

伏脉之象，举按皆然，较甚于沉，寻之乃见，筋骨之间，脉形隐然。有力气陷，无力虚寒。人迎相应，阴寒相兼；气口

---

① 脘：原作"腕"，据文义改。下同。

相应，霍乱相干。一手单伏，汗将出焉；两手双伏，邪不再传。沉忧郁结，左寸之间；冷气寒痰，右寸参看；左关独伏，怒气伤肝；右关独伏，水积胃脘；左尺疝瘕，冷结脐边；右尺厥逆，阳气衰残。表寒中冷，阳气内潜，或温或散，固本为先。

弦脉 阳中阴也，浮

弦之为象，如寻柳条，端直而长，指下悠扬，乃其平也；新张弓弦，如寻刀刃，乃其变也。肝之本脉，逢春则旺。有力为实，无力虚象。人迎相应，邪在少阳；气口相应，肺短肝长。左寸若弦，头痛难当；右寸若弦，痰积玉堂②，左关逢之，和软则昌，如或劲直，胁痛两傍；右关逢之，弦实为殃，弦而无力，饮食懒尝；左尺疝痛；右尺精伤。浮弦中风；沉弦气藏；弦缓风湿；弦滑水浆；弦急怒气；弦长积酿；疟脉自弦，迟疾无常。

牢脉 阴中阳也，沉

牢之为象，脉有二义。沉弦大实，深藏之谓；挺然搏指，坚牢不移。有力实邪，无力虚极。人迎相应，表实里虚；气口相应，劳伤痿躄①。左寸寒湿，心痛不已；右寸气滞，胸满连脊，左关癥瘕，右关食积；左尺阴疝，右尺腹疾。诸牢为胀，为气喘急，皮肤枯稿，七情六极。牢疾发热；牢迟骨栗；迟疾不常，寒热递及。牢为里实，胃气伤矣。失血阴虚，见则死矣。

濡脉 阴也，浮

濡形何若，如水浮帛，大而宽软，浮沉不易，按之不足，

---

① 躄（bì 必）：足不能行。

举之则得。有力血虚，无力气亏。人迎相应，中湿中寒；气口相应，虚汗津然。左寸惊悸，梦寐不安；右寸噫气，便血缠绵；左关血虚，郁怒伤肝；右关下重，举步艰难；左尺但濡，精血伤残；右尺泄泻，冷及睾丸。濡而弱者，外冷内燔，身多自汗，小便涩艰。

弱脉阴也，沉

弱脉何似，应指不知，如按绵帛，大而且软，举按似无，重持乃得。有力气虚，无力阴亏。人迎相应，风热自汗；气口相应，气虚体倦。左寸惊悸，心气耗散；右寸气短，身痛头颤；左关筋痿，右关恶饮；左尺腰痛，右尺痿患，内伤血气，弱脉乃见。老人为宜，少壮可厌。弱滑胃气，弱涩防变。阳陷入阴，寒热为乱。

动脉阳也，数

动之为象，如按豆粒，蹶蹶动摇，挺然一点，突然而应，应指不定。妊娠为平，余皆不正。人迎相应，为惊为痛；气口相应，拘挛泻症。左寸心痛，右寸声重，左关胆虚，右关胃痛，左尺遗精，右尺热胜。阳动阴别，阴动阳别。阳动汗出，阴动热胜。女动损血，男动伤肾。少阴动甚，有孕无病。伤寒欲解，关脉见动。

革脉阴也，浮

革之为象，如按鼓皮，浮大而芤，其形备矣，外虽鼓急，内则空虚。虚寒相搏，故曰革也。人迎相应，风湿邪甚；气口相应，胀痞之症。左寸见之，焦心劳神；右寸见之，唾血亡津；

左关胆虚，胁痛眼昏；右关脾虚，热发五心；见于左尺，亏损真阴；见于右尺，精亡气虚。空虚之极，革故从新，此为假象，审之贵真。虚劳失血，病在男人；半产漏下，病在女身。

促脉阳也，数

促之为象，数中有止，或三或五，其止不一。渐加者凶，渐减者吉。人迎相应，斑毒狂疾；气口相应，气痞痰积。左寸心病，烦乱失意；右寸肺燥，膈热气郁；左关血热，肝气逼逆；右关胃热，实痰蓄积；左尺遗精，右尺便秘。促而有力，气搏血溢；促而无力，气穷血虚。

结脉阴也，迟

结之为象，迟中有止，或三或五，其止不一。有力寒积，无力气凝。人迎相应，寒邪滞经；气口相应，积在胃经。左寸气郁，或伤七情；右寸肺寒，背冷胸膨；左关积血，瘀血上攻；右关痰饮，肠鸣有声；左尺气滞，腰痛难行；右尺精寒，腹痛不宁。虚则散结，温之则通；实则热泻，下之则平。

代脉阴也，迟

代之为象，缓中有止，或三或五，其止相应，一脏无气，他脏代之。人迎相应，伤寒心悸；气口相应，腹痛泻痢。左寸忧愁；右寸气郁；左关怒气；右关油腻；左尺得之，根本伤矣；右尺得之，阳衰可虑。痛急脉代，在所不忌。老人代脉，亦非死例。中风怀孕，皆无足惧。平人脉代，后事早备。十动一止，一年必毙；二十动止，三年乃去。

二十九脉总义

浮表沉里，内外攸分，数热迟寒，寒热可辨。谓之滑者，痰多气盛。谓之涩者，血少精伤。精气削夺，故曰虚也。邪气胜正，故曰实也。大则病进，久病所忌。小则气伤，平人不宜。长则气治，短则气病。外阴内阳，谓之为洪。阴阳俱亏，谓之为微。回阳返本，阳长阴生，热逼血分，其脉故细。阳气外出，其脉故散。邪正相搏，紧故主痛。缓则正复，缓故为平。芤则血伤。伏则气陷。弦则为减。牢为阴虚。气虚则濡。血虚则弱。阴阳相搏，其脉乃动。虚寒相搏，其脉乃革。促为迫促，气短血热。结主阴寒，因而痛结。代者禅①也，岂能久乎。明此大意，捡方有主。

七表八里九道之义

浮芤滑实，弦紧与洪，象取乎阳，谓之七表。沉微缓涩，迟伏濡弱，象取乎阴，谓之八里。细数动虚，促结与散，曰代曰革，阴阳相半，故为九道。曰大曰小，长短与牢，因脉取象，不分阴阳。

八 死 脉

雀啄之象，如雀食粟。忙啄三五，四顾而止。屋漏之形，如屋漏水，半响一滴，指下坚确。如指叩石，沉而挺硬，名曰弹石。指下散乱，如分乱麻，浮散无根，名曰解索。似有若无，前硬后乱，谓之鱼翔。浮沉无脉，忽然一动，谓之虾游。前大

---

① 禅（shàn 善）：让位。言代脉示脏气衰微，依赖它脏替代。

后细，指下挺然，形似僵刀①。有上无下，指上涌出，形似釜溢。若见此等，无药可医。

动止定期脉法

止则机息，动则机应。大衍之数②，五十有五。数内无止，与天地合。五行气备，阴阳数同，荣卫出入，经脉流通。昼夜百刻，五德相生，故曰无病。若或有止，气竭可知。一动一止，二日必死。五动一止，死在六日。九动一止，十一日死。十动一止，一岁必死，死于立夏，远则立秋。二十动止，二年必死，死于立秋。二十五动，其脉有止，二年之内，死于立冬。三十动止，三年之内，麦熟而死。四十动止，四年之间，春草之时，乃其期矣。

四时五脏反脉

春得脾脉，为脾反肝。土胜生金，金来克木，故曰莫疗。正月二月，忌逢甲乙。夏得肺脉，为肺反心。金胜生水，水来克火，故曰难痊。四月五月，忌逢丙丁。六月土旺，乃得肾脉，为肾反脾。水胜生木，木能克土，故曰主死。一月之内，忌逢戊己。秋得肝脉，为肝反肺。木胜生火，火来克金，故曰可疑。七月八月，忌逢庚辛。冬得心脉，为心反肾。火胜生土，土来克水，故曰不治。十月冬月，忌逢壬癸。

---

① 僵刀：当作"偃刀"。
② 大衍之数：《周易·系辞上》："大衍之数五十。"韩康伯引王弼注曰："演天地之数，所赖者五十也。"

无　极

无极之理，声臭之先。无理可明，先后悉备，无气可指，阴阳浑全。万物之源，诸气之始。无能生有，虚能生实。其在天地，谓之太和。其在人身，谓之曰中。虚灵不昧，反身近取，空空洞洞，不偏不倚。万物之全，皆始于此。万物之死，皆归于此。

太　极

太极之源，根于无极。自无而有，理气相生。气有清浊，曰元曰黄。理有易简，曰健曰顺。气之清者，是为乾道，长主乎动。气之浊者，是为坤道，长主乎静。动者为阳，静者为阴。负阴抱阳，成性存存①。未判之时，囵囵囫囫。近取诸物，有如黄豆，天地之根，生人之命。圣贤观此，退藏于密，保合絪缊，以位清宁，存养元参，两仪健顺。

两　仪

一阴一阳，是为两仪。理宰乎气，源发太极。气之清者，轻虚上浮，谓之为天。在天成象，健行不息，理运气动。气之浊者，厚重下凝，谓之为地。在地成形，厚德载物，理凝气静。天道下济，地道上行，阴阳相合，万物化生。二气之秀，人为最灵。坤道成女，本乎地也；乾道成男，本乎天也。博观万物，各有雌雄，无阴不长，无阳不生。阴阳之气，妙用无穷。人之一身，阴阳而已。背阳腹阴，男子之体；背阴腹阳；女子之形。

① 存存：谓使存在者得以保全。

弄九心法

四八

上体为阳，下体为阴。清浊之道，男女皆同。脏阴腑阳，表里攸分。气煦血濡，阴阳和均。阳平阴秘，我体长春。二气之中，阳气更尊，气盛者强，气衰者病；气聚则生，气散则死。人之阳气，犹天之日，仰观乎天，可悟乎人。

四　象

阴柔阳刚，刚柔相摩，乃生四象。太阳少阳，太阴少阴，八卦之本，五行之基。

先天八卦

易有四象，乃生八卦。乾天兑泽，离火震雷，巽风坎水，艮山坤地。天地定位，山泽通气，雷风相搏①，水火不射②。乾天位上，纯阳居南；坤地位下，纯阴居北；外阳内阴，置离于东；外阴内阳，置坎于西；西北多山，置艮西北；东南泽萃，置兑东南；雷起东北，故居震焉；风起西南，故居巽焉；伏羲所定，此为先天。

后天八卦

乾坎艮震，巽离坤兑。乾父坤母，乃生六子。震为长男，得乾初爻；坎为中男，得乾中爻；艮为少男，得乾上爻；巽为长女，得坤初爻；离为中女，得坤中爻；兑为少女，得坤上爻。乾为老阳，退处西北；坤为老阴，退居西南；鼓动阳春，发育万物，震居于东；畅达春夏，长养万物，巽居东南；燥万物者，

---

① 搏：《易传·说卦》作"薄"。义长。薄，迫。
② 水火不射：谓水火两不相容。射，入。

莫燥乎火，离故居南；滋万物者，莫润乎水，坎故居北；悦万物者，莫悦乎泽，兑居于西，资乎秋收；成万物者，莫大乎山，艮居东北，主乎冬春。此为后天，文王所演。

五　行

金木水火，土位乎中，八卦之内，有此五行。春木夏火，金秋水冬，土旺四季，大生广生。金居于西，火居于南，水居于北，木居于东，土居中央，四应不穷。近取诸身，五脏一成。心火肾水，肺金肝木，脾为后土，四脏之母，小肠属火，大肠属金，胆木胃土，膀胱水深，命门三焦，相火佐心。五行之用，万物之根。

五行相生

木能生火，火能生土，土能生金，金能生水，生不自生，得土则生。生之不息，理气相通，土居四季，岁功乃成。人有胃气，五脏皆灵。

五行相克

金能克木，木能克土，土能克水，水能克火，火能克金。刚以克柔，变化乃行，制其太过，斯生和平，侮所不胜，贼克无情。

天　干

甲乙属木，丙丁属火，戊己属土，庚辛属金，壬癸属水。甲乙旺春，丙丁旺夏，庚辛旺秋，壬癸旺冬，戊己之旺，四季之中。甲乙司东，丙丁司南，庚辛司西，壬癸司北，戊己中央，应乎四方。甲胆乙肝，丙为小肠，丁心戊胃，己为脾乡，庚是大肠，辛金为肺，壬属膀胱，癸为肾脏。五阳干也，主乎六腑，五阴干也，主乎五脏。

地　支

子水丑土，寅卯属木，辰土巳火，午火未土，申酉皆金，戌土亥水。天开于子，地辟于丑，人生于寅，阳盛于卯，物出自辰，气盛于巳，质壮于午，和合于未，吐秀于申，衰老于酉，蔽昌①于戌，盖藏于亥。子为气始，亥为气终，周而复始，循环不穷。寅卯司春，巳午司夏，申酉司秋，亥子司冬，辰戌丑未，四季之中。子北午南，酉西卯东，丑寅东北，居乎艮宫，辰巳东南，应乎巽风，未申西南，与坤位同，戌亥西北，与乾相从，次序八方，不外支中。内观吾身，其理备存，肝胆寅卯，气应乎春，心与小肠，巳午气伸，应乎夏令，由元而亨②；肺与大肠，曰申曰酉，专司秋令，谓之燥金；亥子为水，冬令之辰，膀胱两肾，其气还真；辰戌丑未，脾胃和均；命门三焦，通肾通心，子前午后，革故鼎新③；子半阳生，肾生气也，五阳之气，因而流行；午半阴生，心生血也，五阴之气，由此渐盛，扶阳抑阴，参赞化工。

三　才

天位乎上，地位乎下，人生其中，谓之三才。天地无为，

---

① 蔽昌：凋散。《淮南子》："戌，名掩茂。掩，蔽也。茂，昌也。言万物皆蔽昌也。"

② 由元而亨：言由春及夏，万物由始及盛。

③ 革故鼎新：谓革除旧弊，创立新制。言子前午后乃阴阳交替之时。革，改变；故，旧；鼎，树立。

非人则空。愚夫愚妇，与知与能，立本知化，圣人成能，参而两之，人为最灵。

日　月

日为阳精，君之象也；月为阴精，臣之象也。一寒一暑，日月运行。日中则昃①，月盈则亏，盈虚消长，昼夜迭更。日昃勿论，试言月亏，月至三十，谓之为晦。阳魂之精，至是散尽；阴魄之水，至是盈轮。纯黑无光，故谓之晦。子与日交，晦朔之间，月感阳光，于是有孕。至初三日，一阳来现；至初八日，二阳来生，魄中魂半，其平如绳，故曰上弦。十五团圆，谓之为望。至十六日，一阴复生；二十二日，二阴复生，魂中魄半，其平如绳，故曰下弦。至三十日，三阴备足，又当复晦。亏盈之间，造化昭然，进阳进阴，与时抽添。

元气一太极

男女构精，人始生焉。交合之际，二气先结，其形如环，互相勾连；其色如绵，抱合团圆。此为元气，又曰先天。即如太极，理在气先，继而精至，抱气中间。女精先到，男精裹之，乾道成男；男精先到，女精裹之，坤道成女。形如太极，精气备焉。怀胎百日，两肾乃先，天一生水，渐生五行。父精化骨，母精化肉，四大②乃成。天地初判，男女分形，十月温养，满足则生。是元气也，当脐之内，一寸三分，名曰丹田。元元洞洞，二气抱合，立人之命，照耀五脏，暗室一灯。上生下焦，

---

① 昃（zè 仄）：太阳西斜。
② 四大：人之形体。佛教以地、水、火、风为四大，分别代表坚、湿、暖、动四种性能，并由此产生人身。也借四大作为人身的代称。

阑门之间；上生中焦，后天实庭；上生上焦，膈中膻中。气血之本，五脏之灵，何以养之，炼气化精。水谷之气，通灵通圣，是元气也，充之为先。足则长生，衰则老病，散则幽冥。道家曰元，释家曰空，儒曰天命，三家之说，名异理同，此为命门，与太极同。

男女应姤复二卦

五阳一阴卦名曰姤①，谓之地窟②。女子之形，实数乎此，阳体阴用，妇人肖父，职是之故。五阴一阳卦名曰复③，谓之天根。男子之形，实数乎此，阴体阳用，男子肖母，其理非诬。男当养血，女当养气，培本塞源，各从其体。

脏腑应八卦

肺为乾，肾为坎，脾为艮，肝为震，胆为巽，心为离，肠与胃该乎坤，膻与焦通乎兑，命门者，太极也。

周身应八卦

乾为首，坤为腹，震为足，巽为股，坎为耳，离为目，艮为手，兑为口。

五行旺相休囚

盛衰之理，五行皆然。气至则相，气盛则旺，气夺则休，

① 姤（gòu 够）：《周易》卦名，六十四卦之一，卦形为☰☴。
② 地窟：《皇极经世》认为乾卦由姤卦天阳始生，坤卦自复卦地阴始生，这就是天根地窟。
③ 复：《周易》卦名，六十四卦之一，卦形为☷☳。

气藏则囚。木旺于春，而相于夏，逢秋则休，至冬则囚，夏曰火旺，秋曰火相，乃休于冬，而囚于春；金主肃杀，故旺于秋，冬相春休，囚于长夏；水归冬旺，至春则相，休于长夏，当秋则囚，土旺四季，五行之母，相于清秋，休于初春，囚于初夏。五脏之气，与时偕行，旺相休囚，与五行同。旺相勿与，弱则补之，休囚勿夺，实则泄之。此旺彼休，此相彼囚，平此旺相，救彼休囚。

五行相克相成

木克土，土得木，成稼穑。欲醒脾，先舒肝。火克金，金得火，成利器，欲保肺，先清心。土克水，水得土，成堤岸，欲补水，先健脾。金克木，木得金，成栋梁，欲平肝，先清肺。水克火，火得水，成饮食，欲养心，先补肾。

五行报施

木能克土，土来生金，金复克木；火来克金，金能生水，水复克火；土来克水，水能生木，木复克土；金能克木，木能生火，火能克金；水能克火，火能生土，土又克水。子复母仇，理之必然。欲救其母，当养其子。

五行反克

弱木克土，土亢木焦；弱土克水，水大土崩；弱水克火，火炎水涸；弱火克金，金重火息；弱金克木，木坚金折。审其盛衰，抑强扶弱，振厥扶刚，勿乱天常。

脉分四时六气

大寒至春分为初之气，厥阴风木主令。《经》云："厥阴之至，其脉弦。"

春分至小满为二之气，少阴君火主令。《经》云："少阴之至，其脉洪。"

小满至大暑为三之气，少阳相火主令。《经》云："少阳之至，其脉大而浮。"

大暑至秋分为四之气，太阴湿土主令。《经》云："太阴之至，其脉沉。"

秋分至小雪为五之气，阳明燥金主令。《经》云："阳明之至，其脉短而涩。"

小雪至大寒为六之气，太阳寒水主令。《经》云："太阳之至，其脉大而长。"

政运有不应之脉

土运为南政，盖土位居中，南面行令故也。金木水火四运，皆以臣事之。北面受令，故曰北政，不应者，沉细也。甚至极沉极细，几不可见，第覆手而诊之，则见矣。此乃岁运合宜，天和之脉，不必强治。若误治之，反伐天和矣。

甲己二年为土运南政。少阴司天，两寸不应；厥阴司天，右寸不应；太阴司天，左寸不应；少阴在泉，两尺不应；厥阴在泉，右尺不应，太阴在泉，左尺不应。

乙丙丁戊庚辛壬癸八年为北政。如遇少阴司天，则两尺不应；厥阴司天，则右尺不应；太阴司天，则左尺不应；少阴在泉，则两寸不应；厥阴在泉，则右寸不应；太阴在泉，则左寸不应。如尺当不应而反浮大，寸当浮大而反沉细，寸当不应而反浮大，尺当浮大而反沉细，是谓尺寸反。《经》云："尺寸反者死。"如右当不应而反浮大，左当浮大而反沉细，左当不应而反浮大，右当浮大而反沉细，是谓左右交。《经》云："左右交者死。"

二十八脉名目歌

浮沉迟数动牢革，长短洪微疾滑涩，紧缓细濡代促弦，散芤结伏弱虚实。

二十七脉名目歌

洪虚散芤濡微革，七脉俱在浮分得；若夫伏牢细弱实，五脉又于沉中别；缓涩结代迟之形，滑紧促动数之列，惟有弦脉与长短，三脉不在四部设。

示门人七诊大法

凡临人大病、危病之时，诊脉不必逐部另寻，反至多疑、多眩，不得主脑①，是谓不知独②，用药必然不的。只遵《内经》七诊大法，三指均布，并轻取之，以验浮分，这便是浮，则为腑，以候诸阳，则阳气盛衰，外邪隐见，即可定见。次三指匀匀渐渐按去，以验沉分，看通体各部孰有孰无，右三部俱有，便脏气无偏绝，这便是沉，则在脏，以看脏中真气，孰存孰亡。然后不轻不重，从沉分举到中，静候自然，以验三部连贯与否，不论大小诸象，但能连贯，稍带和缓，即是有胃，则生；若荒乱无序，每至必别，便是胃气已绝，真脏脉见。此三诊者，所谓浮为天，沉为地，中为人也。

---

① 主脑：要领。
② 独：特别的病证性质。

三指连看之中，其中独大独小，或弦或数，或滑疾，或羁迟，则强邪虚症，早已决定。左右同法。然后三指平布，从尺向寸推看，是谓推而上之。设如以手逆脉而推，若推之上则上，是谓阳气能通；若下而不上，则邪必内陷，或中有积聚，清阳已不足矣；若到不能至寸，便为阳绝。然后三指自寸至尺，推而下之。若随推而下，便为阴精有根，外邪易解。然后三指均平，自沉里挨筋之间，渐渐轻提其手，倚在高骨之边，是谓推而外之。若愈推愈显，便知外邪猖炽；若内而不外，全属里邪。然后从高骨之边，渐推渐重，以至两筋之际，是谓推而内之。若随推即内，里气尚通，二便九窍自无秘结；若或外而不内，表邪正炽，里气已不通矣。此四个推寻，推而上之，如逆水上求；推而下之，如顺水下流；推而外之，如向左掉舵；推而内之，如向右转舵。四个指法，全是以手弄脉，审看细讯。

能如此七诊，便自然特见其独也。生死明决，病之真情不能逃遁也。随即专责其独，或阴或阳，或虚或实，论治处方，无不当也。切忌部部节节另寻，以至各色变现，胸生疑见，瞩此遗彼，取彼碍此，是谓多歧妄审。病不得真情，处处尽为疑案，论治旁杂，虽有多少筹量调停，自信平善，毫无补救也。

此七诊秘法，时时密藏之于心，诊之于手。无病之人，亦以此看验，指法既熟，临大病而自无仓惶危惧也。《内经》论脉，原止有此诊法，以下节节推求，上以诊手脉，下以诊足脉，以至十二经动脉，随部各穴而诊，此乃推类以尽其余，并施针药补救之法。今已不能逐部分经，又焉得乎。气口一脉，本是肺部，肺调百脉布宗气，故首重之焉，能于浑然一脉中节节分位也哉。但看重病之时，上诊两手气口以候肺也，必诊足臂趺阳。趺阳在两足，循大指而上，络在足臂之间，按有动脉，此的处也。趺阳专言胃气绝与不绝，此是阳经总穴。《伤寒论》中往往寸口趺阳对举，是先师一指诊两处，其手法俱按寻次推求，并是一样指诀，审察病机，更无别法。

决生死定时日大法

广成子杜先生《玉函经》① 云：欲知生死何以取，古贤推定五般土，阳土须知不过阴，阴土遇阳须细数，四季中央戊己同，万物凭土以为母，孤阳寡阴即不中，譬及鳏夫与寡妇。

凡诊脉首宜知之，方不至误，死生之期早定于中，则不至孟浪用药，招人议论。夫五般土者，在天地间中宫戊己，乃地中太和之气，资生万物，有名无形。戊土从坎中生，秉月之精。己土从离中生，秉日之光。戊己不相离，阴阳浑抱不脱，是乃元气之母也。而其运用，见于四时流行之际，各旺于季之一十八日，季一月谓辰戌丑未月也。丑未为阴土，乃己土之运化，辰戌为阳土，乃戊土之运化。诚观天地之造化，子半阳生，继以丑土为节，节制阳气，于是乎阳长阴消，而至于辰土用事。午半阴生，继以未土，承领阴气，于是乎阴长阳消，至于戌月复交阳土，以种生阳之根。此所谓四季中央戊己同，万物凭土以为母也。

至其流行之于日干，甲丙戊庚壬，同属乎阳，以应人之六腑，而皆以戊土为主。戊土者，胃土也。生于命门中动气为母，而小肠三焦之丙火，胆之甲木，大肠之庚金，膀胱之壬水，皆以胃中清阳之气为母，其脉象当长而滑。乙丁己辛癸，同属乎阴，以应人之五脏，而皆以己土为主。己土者，脾土也。生于

---

① 玉函经：脉学著作。又名《广成先生玉函经》。原题唐·杜光庭撰。

弄九心法

五八

心包中黄液为母，而肝之乙木，心之丁火，肺之辛金，肾之癸水，皆以脾中静阴之液为母，其脉象当缓而敦。气液不相离，则脏腑源源相滋，而无偏胜。故阳不偏，则无燥热；阴不偏，则无凝寒；而百病不生。

其有阴阳不能无偏者，则阴胜生寒，阳胜生热。而冲气不脱，气液不至偏绝，则不至死。故脉虽有浮洪滑数实之偏阳，而中必带柔缓，是为有己土以救之也。病虽燥扰煎烦，亦不至死，以非孤阳故也。即有沉微细涩迟之偏阴，而中必隐悠长，是为有戊土以救之也。病虽寒栗消瘦，亦断不死，以非寡阴故也。此亦六脉中无论浮沉迟数虚实滑涩，而三部中候隐出缓长二象，则皆有生机。

至于流行变化，则在四时顺时令之脉，而有所节制。阳极生阴，而阴不得过之；阴极生阳，而阳不得过。随时依节候而一消一长，一阴一阳，流行不乱。《内经》谓：春弦有胃，夏钩有胃，秋毛有胃，冬营有胃是也。其弦钩毛营者，弦钩为阳之长，毛营为阴之消。然弦，阳也，而阳尚带阴，以其中直也。若钩则滑大于外肤，而纯阳矣。当弦之微阴，则有丑土以先之。至钩之正，阳则有辰土以先之。而阳中一阴一阳，戊己之为春夏节也如此。然毛，阴也，而阴尚带阳，以其轻浮也。若营则沉缓于内骨，而纯阴矣。当毛之微阳，则有未土以敛之。至营之正阴，则有戊土以济之。而阴中一阴一阳，戊己之为秋冬制也如此。若夫冬尽而营不变，则弦不来；春尽而弦不变，则钩不来；夏尽而钩不变，则毛不来；秋尽而毛不变，则营不来。阴脉不来，则己土废；阳脉不来，则戊土乖。是为偏阳而至阳孤，偏阴而至阴寡，譬如寡妇鳏夫，无望生理也。故凡天和之脉，当阳土之来也，则见于阳时而不可过阴节，如春夏之脉，不可逾于秋冬也。当阴土之来也，则见于阴时而不可过阳节，如秋冬之脉，不可见于春夏也。故曰：阳土须知不过阴，阴土遇阳须细数也。

春夏秋冬，时之大节故然。而细分之，在人脉部，则心肝当阳，肺肾当阴，其脉之不可紊亦然。且其月节时至之浅深，以五日为一候，而甲乙丙丁戊，三阳二阴，戊土为主也；己庚辛壬癸，三阴二阳，己土为主也。其在一日，则自子至巳，如岁之冬至至芒种而当阳；自午至亥，如岁之夏至至大寒而当阴矣。以此言之，阴阳有大小之分，其脉皆当从之而不可紊。又复阳中根阴，阴中根阳，互生互化，而不可离。

夫人之一日，其脉有静有燥，有浮有沉，有大有小，以应阴阳之变。而不知者，反生诧异，疑团生心，寒热施治无据。是不能细审大象，其真土真胃之有常，而张弛消息小变者有因也。至于果见其孤阳寡阴，戊己失位，则其死也必矣。而断其期日，则孤阳者，必不能交阴，而交阴即死。其死乃在秋冬阴月、阴干之日。亦所谓阳土须知不过阴也。寡阴者，必不能交阳，而遇阳即死。其死乃在春夏阳月、阳干之日。亦所谓阴土遇阳须细数也。故胆病者，庚笃辛死；三焦小肠病者，壬笃癸死；大肠病者，丙笃丁死；膀胱病者，戊笃己死；胃病者，甲笃乙死；六腑之不交阴也如此。肝病者，庚死；心病者，壬死；肺病者，丙死；肾病者，戊死；脾病者，甲死；五脏之不交阳也如此。

又以知其远近，则凭能食与不能食，寐与不能寐。盖能食者，胃之余阳；能寐者，脾之余阴。能食能寐，则虽死脉而期远，以节气定之。如不能食不能寐，则余阴余阳俱绝，而死期近，断以旬日。又观其色之败浊与余润何如。败浊者，暗黑无神也；余润者，尚有微润泽也。色脉俱坏者死，不过七日也。以阴阳干脏气克贼日断之。

此五土之法，古贤推定，以为五行四时之本，以决死生之机。在《内经》曰：脉无胃气则死，有胃气者生。又：得神者昌，失神者亡。有胃与有神，皆谓土也。《内经》之言浑而括，其死生之期，散在诸经者，又错综不一，而惟广成子数言，详略俱备。故详察其义，以示后学者，庶知所宗云。

戊己生化图

天地化机，人身脏象，生气周流，真土启闭，推迁运用之图

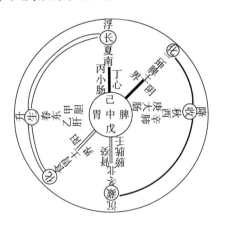

一 元 之 气 循 环 无 端

图中白线者，阳也，气也。图中黑线者，阴也，水与血也。六腑为阳，而司阳气以生升。而气必得水而后生，欲生六腑之气，以胃中津液为本。胃无液，则六腑之源绝，而不能生气。五脏为阴，而统阴血以化降，而血必得气而后化。故欲养五脏之血，以脾中阳气为本。脾无气，则五脏之源绝，而不能化血。生气者，戊土也。戊土出于水中之气，故戊土从坎中生。化血

者，己土也。己土生于气中之液，故己土从离中生。夫春夏秋冬者，天之时也，六气由之推。东西南北中者，地之方也，五运由之步。五脏六腑气血者，人之阴阳五行，合天地之道，一夫一妇相配而生化者也。生长化收藏者，天地人共行之道，万物以生以成；升降浮沉者，阴阳气水之性，上下循环，周流六虚，生生不已，此为气之根，道之源也。

壬寅七月七日示

一图泄尽轩歧髓，若个能探至道根，今日示君无吝惜，浮沉升降化中寻。

五脏六腑之气，以胃之戊土统之。而戊土之化必升。故东垣补中益气汤，正养胃以生气方也。五脏六腑之血，以脾之己土统之，而己土之化必降。故济生归脾汤，正补脾以统血方也。

然己土之化，出自离中。东垣谓：心火持权，不与己土，用人参、黄芪、甘草之甘，加少许黄连、生地、红花，为火中化土，是此法也。而古方中，天王补心汤最妙，故血症中之先资。

戊土之化，出自坎中。东垣谓：元气、清气、甲胆之气，皆胃中生气上升之故。人之饮食入胃，必先升而后能浮长收藏。元气一运，而自充乎周身。故往往以升阳补气立方，是其义也。而在古方中，八味地黄丸最精。至于生脉散，于气中行液，以补西南二化。真元饮，于精中化气。其化气者，当归之辛，甘草之甘也。辛甘为阳，均以熟地为阴中之阳，正做八门之化。通此文也，以求古人方剂之精，医道过半矣。

诊病审虚实大法

凡医治病，先以审定虚实为第一义。虚实定，则不至误补误攻，而大纲已得，其余随证选药，自可冀痊。然有形气之虚实，有病气之虚实，有脉气之虚实，三者不同，当次第而察。

形气之虚实，先入门临病，当看其人，平时体气，或老或少，或肥或瘠，并验考其禀受，或清或浊，或薄或厚，身形骨格，大小长短，皮肤肌肉，老嫩坚肥，其性情静燥缓急，气息粗细微甚。大法老瘠者多虚，少壮者多实；清薄者虚，浊厚者实；骨大肉坚皮厚者多实，骨小肉软皮嫩者多虚；性气静缓多实，躁急多虚；气息微细为虚，粗盛为实。及素常食浓淡，便溺疏秘，此是未病先，第一个根底。亦有因素无病，常素多病，是用药能受不能受之标的。然只可据作寻病之张本①，却不可就认此而治病。至辨证决吾补泻之权者，则全在病气。

所谓病气之虚实者，不惟观其现在病证，论其虚实；而尤在审其病来潮作之时，观其气息声音，并以脉息决之。病证如汗多身倦，气少身寒，二便通利，饮食衰少，吐呕喘泻等证，原属之虚；如无汗身痛，气壅体热，二便秘涩，及能食多食，或胀满肿痛，烦闷等证，原属之实。余一切依书分门随证体察，古有定论，不能尽举。而中间必有一日更甚之时，此尤验病情之的据处也。如病凡在阳时盛者多实，阴时盛者多虚；如潮作更变，频频无定者多虚；一发难耐，及不变形状者多实；病来时色赤气粗，声急脉盛，体热者为实；病作时色青气短，声低脉缩，身寒者为虚。此间认的病之确实，不为平素虚实所混，才可补泻不误。盖虽素来虚衰老弱之人，亦有实症；素来强壮坚实之人，亦有虚邪。病邪审之未的，即早因常错误，治之鲜效，或至加重也。然后细心切脉，辨其真假，脉证相参，审其

---

① 张本：言事先为事态的发展作好布置。

情理，自然千举千当，药有神功。

然脉气之虚实者，脉法自有定衡，要须平时熟读，深参脉经诸书，始得心手相应，而其大要不难决的。总要先辨脉之阴阳，大抵阳脉多实，阴脉多虚。尤其要者，辨在有力无力。有力无力，尤要在沉之一候。无论脉来或静或燥，或大或小，总以指扣过中分及至沉分，绵软无力者，总定是虚。若三候一体，重寻有力，或病久不觉涩微，纵外象细小，定是实邪。两手之中，更重两尺，两尺之内，右尺尤系病根。如此三部比审，看其所独，或盛或衰，便是病之所在。确是病属何脏何腑，何经何络，而脉属虚属实，独显真情。随而一意专治，补泻寒热，不使泛滥，则既无不辨之病症，自无不效之药饵，获如神之功矣。

诊脉纲领大法

凡诊脉，先要知脉之所以为大义。盖脉者，人之神，生气之灵，随气之鼓动，而著见其机，游于经隧，而鼓舞气血者也。其源根于先天精气，充养接续于后天谷气，故精气盈则脉有根，谷气盛则脉有力，精气绝则脉脱，谷气衰则脉微。只从一点动机上分别出阴阳虚实，五行盛衰，此脉之所以至微而神妙者也。故诊脉首以两尺肾气为重者，重精气之根也，又以胃气为本者，重谷气之源也。

凡诊脉必贵在平旦之时，为肺初布气，胃之谷气始初流露之处，可以审察谷气、精气之相养者，古人言之已详。然初诊，必先问询其人平素脉体大小、阴阳何如，盖人之禀气、习气多有所偏，不明平日本来禀受，未免以平脉作病脉，必多惊惧。又当看其人身体肥瘠老少，并性气静躁。性静脉多沉缓小细，性躁脉多粗大滑数，肥人脉多沉，瘦人脉多浮。此皆一定之理，不足疑其为病也。

凡诊脉先于两手六部比对，若寸关尺左右，大小匀停，至数不乱，过指圆润，指缝间贯通条达及和缓者，是为真胃气，无病之脉。即有病，为有浮沉大小不匀，而大段①不至错综变乱者，是有胃气，虽病必不死可知。六脉一气流布，人之元气浑然如一太极，虽有阴阳变动，而不可离其根宗也。

凡诊脉，将左右手一分，左手三部，如一家观之；右手三部，如一家观之。左手主阳主表，却乃精血之司；右手主阴主里，却乃气液之府。气即是火，精血俱是水，两手孰盛孰衰，已知水火气血内外；孰亏孰盈，此便是分阴阳也。春夏宜左手微盛，秋冬宜右手微盛，男子左大为宜，女人右大为宜。反者以病论之。

凡诊脉既分左右，次以中指扣定关位，平分尺寸。关之从关至尺为阴位，从关前至寸为阳位，两手皆然，此便是阴阳分四象也。尺寸两分，以尺为根，根脱者死。其阳位盛为阳实阴虚，病多上盛，多热多火；其阴位盛，为阴盛阳虚；病多下坠，多寒多湿。古人云：阳盛阴虚，下之则愈，汗之则死；阴盛阳虚，下之则死，汗之则愈。以至补泻升降，即此已大纲早定。若春夏寸盛，秋冬尺盛，男子寸盛，女子尺盛，此皆应得平脉，不为病也。

凡诊脉至此才分三部九候。三部者，寸关尺。九候者，浮中沉。寸候上，关候中，尺候下，浮候表，沉候里，中候胃也。此人身如六合一样，其部位左寸心、心包，左关肝、胆，左尺

---

① 叚（jiǎ假）：虚假。

肾、膀胱，右寸肺、胸中，右关脾、胃，右尺亦肾主阳，小肠亦附左尺，大肠亦附右尺。然此部位寸寸剖断，学人不得其要，究难判别。须知五脏六腑，总以五脏为主，统帅六腑。但脉来阴静滞者，主在脏；脉来阳燥滑者，主在腑。就其三部合象断之，自不差误。又合以外现病症，看属脏病腑病，更合脉位阴阳，即得详明也。

　　凡诊脉有三样看法：一者以指平铺静候，看他过往动静，分别自寸至关至尺，上下地界看之，此是横看一般，凡滑涩长短大小等象，从此取来。一者以指轻重举寻按，或平或击看之，此是竖看一般，凡浮沉虚实等象，从此得来。一者调自己呼吸，以定指下动数，四至五至为平，六数三迟，此则调息要静。兼要映比病人气息，知此三个看法，诸般形象不混矣。

　　凡诊脉，先要首重两寸。盖两寸一诊，已知病在内在外，属气属血。何者？盖左寸主心，乃神明之宗，神主阳灵而实阴根，左寸一衰，便神疲血少。即如男子，但见左寸短小，便知旧曾失血，千人不失其一。若从左寸按左关盛大者，即知病主外感六淫。右寸肺部，乃元气之主。气司充养，而为脏实，右寸一衰，便气耗谷虚。若右寸连关盛大者，即知病主内伤劳倦七情。两寸乃认病之门，下指便得凭据。然后诊尺以验命根，或脱或存，诊关以看中气，只是补足此两寸而论定之，此法简而至真切也。

　　诊脉之法，不过从一点动机窥测神气。因人身五脏六腑，皮肉筋骨包裹之躯，无非气之所养。而气之敷布鼓荡无非神之所使。故就这气机动处分别气象，以验其迟速静躁，舒卷阖阗，因此就定得阴阳，考得盛衰。又就躯体部分，高下浅深，辨出五行界址，表里内外。故察之精者，独见若神，如目之睹，如语相告，非有异也，从其入神气上讨出耳。至于古人授受相传，心法难示，只就自己测验处，指个形象，著为定本，使后人有所依据，照例寻求，此二十八脉诸名所由作也。

夫活泼灵动之脉，欲究其象之变，又岂二十八象所能尽备，只可心喻其意，不能呼状其形者。况二十八脉互相兼带，毫厘不同，差之千里。初学一入其途，繁杂混淆，无处辨晰。今只约之以八脉，定其纲领，区别旨归，庶简易易悟。八脉既呈，则气血盈亏，营卫和离，一目了了，病之出入所在，已自剖断。其余纵千状万象，不过是此八者变易交变，自可推引无穷。盖此八者，亦是为学者强立途辙，其实只是一脉之神也。

八者为何？曰：浮沉、迟数、虚实、滑涩也。今且先言浮沉。浮沉者，以辨表里也。脉行乎肌肉血道之中，当人身躯之中位。脉之动，便是气之动，只这一动上气血推行，因而营卫攸分。卫者，气之悍，为清为阳，自然外鼓而出，如天气轻清也。营者，气之匀，自然内抱而入，如地气重浊也。故就一部脉上轻重取之，举指便见；更寻向沉去，不是有浮无沉，只是渐举渐显。轻重比较，出外一边为多，是之谓浮，便是卫所专统。故主病为表、为气、为高，是谓阳也。若下手不见显著，寻至里去井然，比较入内一边为多，是之谓沉，即是营所专司。主病为里、为血、为下，是谓阴也。这是从脉道中间分别个清浊，就因人躯壳分别个内外。如乾道成男，坤道成女，此浮沉两脉即可当乾坤二卦。而诸脉从此分，亦犹众卦自乾坤生也，表里分矣。

次当别迟数。迟数者，辨寒热也。人身之脉，因吸呼而动，而呼吸按乎天地之正数，人一呼脉二动，一吸脉二动，一呼一吸为一息，三息、五息为太息，加一动象闰，脉五动。一日一夜，一万三千五百息，脉行八百一十丈，当五十周于身，此天地之大数，而人应之也。故病人呼吸，偏长偏短，多出多入，而以我无病之息定之，以审平病，脉动为至，四至为平，过者为数，不及为迟。因脉动之迟数，以辨人气血之寒热。何者？阳生热，阴生寒；阴阳偏行为疾。寒主收卷，人身营卫不畅，故脉动迟。热主燥疾，人身营卫促迫，故脉动数。就脉一动之迟数，分别出为寒为热。热，自然气亢阴衰；寒，自然血凝气缩。此如天地一阳生而雷震，一阴生而风寒，如八卦之有震巽，乃动静之根也。寒热既辨，而阴邪阳邪明矣。

次当辨虚实。邪气盛则实，谓人身气血错乱横争，而外有客邪入而乘之也。外邪入乘脏腑经络，人身本来脉上加上一重邪气，故脉来动处，在浮在沉，加分鼓指，或坚或实，脉又总要沉，分坚实为的，以正气被邪束住，脏气壅滞故也。无论外受为风为寒，以及湿火内壅，为疾为痛以及痰血，随脉之实，可攻去之。外则表散，内则攻下，宣通壅滞之气血而脉和，如去人身赘累之一物，而体轻也。精气夺则虚，谓人身气血衰涸，或外散而内少，或下泄而中消也。精气内夺，则人脏腑无养，故本来脉上少了精神，脉来动处，在表里全无气力，或小或空。虚脉多半外假中空，以元气少根，外虽枝叶犹存，而内则气液枯落也。无论见在何脏，不过精、气两件，精阴气阳，随其所少而填补之。上则补气，下则生精。宜助起脉之精神，则元气已复，此如人饥馁予之食，则复振也。阴阳之理，实则内壅而陷，虚则外浮而散，此亦如离之中虚，坎之中满，此脉之坎离机也，虚实分矣。

次当验滑涩。以验气血中交争偏盛，或气并血，或血溢气。气血如风水之状，风鼓则水溢，水枯则风落，故脉机中有滑涩，即是水干火沸二象。滑则脉行替替，满指圆疾，往来滑利，是气动血腾，阴兼阳位之象也。故为痰、为热、为血、为水、宜泻阳以安阴，和血以敛气。涩形滞涩，寻之枯减，过指艰难，是血减气郁，阳伏阴宫之象也。故为血夺、为气郁、为干、为燥。宜补阴以助阳，行气而导血，如天地之有雨露而外润，遇河砾而枯焦。此在八卦有兑艮之象也。

此八者，浮沉迟数，内外阴阳之分判，虚实滑涩，内外阴阳之交乘，知之审之，则表里寒热，邪正气血之所为病判若指掌，立可施治，不劳烦求诸歧。纵有诸状、诸名，通此意以推辨，皆可由象得理，由理忘象，而脉法之全，固在此而不在彼矣。

诊脉首贵知脉神。神也者，万物之所由生也。神非物，寓于物；神非象，寓于象。《内经》谓：得神者生，失神者死。然而难言也。先贤谓脉中有力为神，脉中无力为无神。其所谓力，亦非坚强来指下，乃冲和健顺之谓也。然细言之，力字究只说得气血分上事，终是说神不得，无已只得形之曰动而无动，静而无静者是也。盖脉中凡浮动燥数，快利轻扬俱动；凡沉静软迟，涩弱重下俱静。而所谓无动无静，非变乱不常也。以意测之，以理证之，以精神约之，神可知矣。大抵必通一气、阴阳、三才、四时、五行、六部、七诊、八要、九候，而后总而会取一神，得神则一切可忘矣。凡应见而不见，不应见而见，与气禀、年岁、天常相反者，皆失神矣。

凡诊脉，要知脉总本一气。一气者，元气也。元气者，周行不息，循环无端，无物不有，无时不然。分在三部，而三部总一部；分在五脏，而五脏总一脉；分为五象，千变万化，一气之变而已矣。左右手可离寸与尺而决裂哉。人身以一气而运，脉即以一气而鼓荡焉。但一气之宗，不落五行，而以五行言之，实在于土，故脉之一气者，胃气也。有胃气则生，无胃气则死。何谓胃气？冲和之土气也。合按三部，同此两手，见其悠扬和缓、指缝连贯、如连珠、如滴水、如春风行于水上，往往来来，不独大独小，独长独短，独迟独数者，是胃气也。若于病者，寻此大不至散，小不至绝，迟不至歇，数滑不至不可息数，紧急不至如弓弦，皆是胃气也。有胃气可治，次别阴阳，于此一气中少别耳。

凡诊脉，要在的分阴阳。分阴阳，是平、病之枢要，分得阴阳清，病可识矣，治可定矣。但阴阳之说多端，有左右上下部分之说，有浮中沉清浊表里之说，有五行之说，有血气之说，有脉象之说。而其中有一要义，脉书所未言者，则曰气机。何谓气机？盖此脉之鼓舞、运用、精神，皆由阳而生；凡脉之充实、体段、形质，皆由阴而成。此天象地形之义也，亦乾坤健顺之道也。只这"健顺"二字，就是阴阳之真机。就脉上实实体认健顺之别，则阴阳确。一阴一阳，和则为平为福；偏阴偏阳，则为病为灾；独阴独阳，则为死为祸。缺于精神者，阳不足也；尪①于形象者，阴不足也。精神上燥妄者阳邪，风暑火热之类也，六腑病也。形象上大实者阴邪②，寒湿内伤之类也，五脏病也。善察机于脉者，医可造于神，总以极虚静，而后得不差，不可妄拟也。

于一气运用中，分两手左右，男子左手微胜为阳，女子右手微胜为阴。又两手中分尺寸，男子寸胜尺弱为常，谓自寸至

----

① 尪（wāng 汪）：瘦弱有病。
② 阴邪：原作"邪阴"，据下段"阳邪见左见寸，阴邪见右见尺"文例乙正。

关，阳之部也。女子尺胜寸弱为常，谓自关至尺，阴之部也。阳邪见左见寸，阴邪见右见尺，少有差别者为平，过胜即为少胃气，曰病。大决裂即无胃气，曰死。此左右上下阴阳部分之说也。

于一气统同中，分浮沉清浊，下手举按皮肤血脉之间，曰"浮之分"，重按在筋骨之间，曰"沉之分"，为不轻不重在肌肉之间，曰"中之分"，自中而上皆浮，自中而下皆沉，清浊之道也，营卫之部也，表里之别也。气卫清行表，曰阳，血营浊守里曰阴。外邪外见，内邪内见；气病为阳，血病为阴；风火为阳，寒湿为阴，表里之法，互相吞并。一盛一衰，盛为邪凑，衰为正夺，微而顺时曰平，甚而逆理曰病。

于两手一脉之中，春夏左当微大，秋冬右当微大，春夏寸当微盛，秋冬尺当微盛，春夏当渐趋浮分，秋冬当渐趋沉分。此乃元气随天时一消一息，一阖一阖，阴阳之运行同而异，异而同之。大道合者为真机灵土厚，不合者随阴阳而论病焉。

五行分阴阳之说。心肺并浮，肝肾并沉，脾胃居中。心夏火，阳中之阳也，当浮而大，在夏时则然，在心部之左寸宜然，此以位论也。又凡脉来浮而洪大者，乃心与小肠之火气也。或平人则为脏气之偏，病人则其邪所属火暑是也，余脏仿此。肺秋金，阳中之阴也，当浮而短，或滑或涩，滑从夏之余阳，涩就秋之甚阴，时位平病之说，如其属肾冬水，阴中之阴也，当沉而石，举指微滑。肝春木，阴中之阳也，当沉而弦，冲和之气，不浮不沉，应乎中也。分之则五，约之则二，二阴二阳，阳盛于上，而阳生阴，阴盛于下，而阴生阳，以此进退而察其机焉。

血气之说。凡五脏六腑，皆有血气。而凡病之来，皆先气病，而后血因之，故脉之动，皆气先鼓，而血养之。《经》谓脉者，血之腑也。脉字古从血从爪，谓支分缕派于血脉中也。此兼十二经动脉言之。而其大旨，则卫气浮而营血沉，脏多血而腑多气。左主血而右司气。寸统气而尺统血，亦阴阳之部分也。

脉象阴阳之说者。浮、数、滑、动、长、洪、实、急之类为阳。此数者，或偏于阳分，或偏多阳象，或偏有阳性，当分别也。沉、迟、涩、结、短、微、虚、缓为阴。此数者，或偏在阴分，或偏多阴象，或偏有阴性，宜分别也。脏腑盛衰，邪气所属，皆以此别。此以上一气分阴阳之义也。

脉中三才之说者，寸关尺之谓也。两寸法天，阳之位；两尺法地，阴之位。两关法人，阴阳之界也。盛衰可别焉，随四时而辨邪正可也。

脉中四时之说者。春六部当俱有弦意，弦甚者病也，法木故也。夏六部当俱有洪意，洪甚者病也，法火故也。秋六部当俱有浮意，浮甚者病也，法金故也。冬六部当俱有滑意，滑甚者病也，法水故也。春气中规，秋气中矩，夏气中衡，冬气中权。四时中纯，一长就阐，一消兼翕，顺天者存，逆天者亡。

脉中分五行。五行在五脏曰心、肝、脾、肺、肾。在六腑曰小肠、三焦、胆、胃、大肠、膀胱。在五脉曰弦，迢直微长，如琴弦之意，"木曰曲直"之象也，肝胆司之。曰洪，浮而滑，轻手自来，来而盛，重手自去，去少衰，"火曰炎上"之象也，心小肠主之。曰浮，《经》曰"毛"。毛即浮象，兼有涩意，轻手即应，而非甚大，从阳转阴，"金曰从革"之象也，肺大肠司之。曰石，沉滑之意也。重藏于里，而阴有余，"水曰润下"之象也，肾膀胱司之。曰缓，非迟缓也，从容和平之象，"土曰稼穑"之象也，脾胃司之。两尺俱肾水，左癸右壬耳。左寸火，右寸金，左关木，右关土，上下相生，左右相还。至于分五邪、五因，一行兼五行，一位兼五位，后有五图，宜熟察之。

六部，左右手各三部也。法六气，与五行意同。而古人分五脏六腑不同，今说亦要切法。六腑统于五脏，但分轻阳者在腑，重阴者在脏，微见邪脉者在腑，甚深者在脏，如微弦为胆，弦甚归肝之类。故《经》曰：别于阳者，知病所从来，别于阴者，知死生之期。脏阴腑阳之谓也。《厥气论》曰：厥气入腑，阳气渐苏，入脏则死。此可意会矣。大凡病至入真脏，愈者几何。嗟乎！病在经络急治之，缓则入腑，若不早治，而至入脏，拙工妄言妄治而已。

七诊之法曰：独大者病，独小者病，独迟者病，独数者病，独寒者病，独热者病，独陷下者病。谓于两足两手十二经脉，及皮肉穴溪间，察此七者而诊也。寒者热者，谓手扪之异于他处也。陷下者，皮肉成坑露骨也，法七政。

八要，浮沉迟数，虚实滑涩也。浮者，轻手便见，脉偏于浮分也。主表，主气，主腑，阳之界也。沉者，重手乃得，轻寻不见，脉偏于沉分也。主里，主血，主脏，阴之界也。此二象以定阴阳之位，在卦可拟乾坤。迟数者，数则一息六至，迟则一息三至，数热迟寒，数病多在腑，迟病多在脏，别阴阳之气也，在卦可拟坎离。虚实者，虚总力薄形微之属，为正气夺，实总力强形急之属，为邪气盛。此二象分阴阳中邪气真气盛衰之辨也，在卦可拟震巽。滑涩者，滑如珠而流利，为血盛气衰，其实先由气盛而并于血，致阳谢而阴专乘也。涩者往来滞涩，为气盛血衰，其实先由血溢而并于气，至火生而阴遂枯也。此二象者，以见阴阳更相吞并消长，判在气液有形无形之物，在卦可拟兑艮。此八者，果其详明。诸诊之法，悉包罗矣。

脉分九候，谓寸分浮中沉，关尺皆然。三部分天地人而三之为九候，以应九野。上部天诊头角，上部人诊耳目，上部地诊口齿；中部天诊胸中，中部人诊膈中，中部地诊腹中；下部天诊青阳始生厥阴之气，下部人诊中黄阳气萌于地中太阴之气，下部地诊水泉阴归阳藏少阴之气。九候之中，而中候独要，三部中候之中，而尺部中候地之人者，尤为要。以阳气始胎中黄，为万物根也。

总约其要：一气之所以统化阴阳者，气水而已。天一生水，气，天一也。水，气之所以薰蒸而成者，此即同出而异名之意也。凡五脏百骸，此二者无处不到；凡七情六气，此二者无物不染。气，无形之物也，水，有形之物也。病之来先乎气，气感而生水，生病之道，与生人之意亦同，但分善恶邪正耳。水之属，凡精血涕唾汗津液之类，凡润者皆水。不以精气分者，精不足以尽水也。气之属，五脏之气分主五行，凡神、魂、卫、焦之类，凡温者皆然，不以水火分者，气统乎火也。气水即金水，气水即火水，即阴阳，即精神。医道之分阴阳如此而已，脉理之辨阴阳，辨此而已，治病之论阴阳，治此而已。

脉法大要，左手司水，以阴根乎阳也；右手司气，以阳本乎阴也。两寸统气，阳盛于上也；两尺统水，阴盛于下也。中关为气水之交，变化往来之路也。而其中又有说焉，两寸虽同主气，而右寸又为之水源，盖气中生水，从此而起。两尺虽同主水，而左尺又为气之源，盖水中生气，从此而起。两寸俱盛者，水不足也；两尺俱盛者，气不足也。水不足则气浮，补水而后可摄气归元；气不足则水滞，补气而后能载水周布。其或水不足而气太盛者，补水不应，先为降泄其气可也；气不足而水太盛者，补气不应，先为疏道其水可也。此治有余之法也。

若纯乎不足，补水矣，而兼于右寸气中寻水之源，清寒补气之药是也。补气矣，而兼于左尺水中寻气之源，温暖蒸水之药是也，此治不足之法也。

凡外邪之来，阳邪从阳类，先病于气。如风火热之类，及病在外者，故左手先盛。病在于阳，勿犯其阴，急畅其气，散之和之则已。迟则阳争阴气，战水而水病矣。故左手渐衰，右手渐盛，外邪内入。左手主水，阳转为阴之诊也，阴邪从阴类，先病于水。如寒湿之类，及病在内者，故右手先盛。病在于阴，勿伐其阳，急调其水，导之宣之即已。否则阴乘阳水，抟气而气病矣。故右手渐衰，左手渐盛，内邪外淫。右手主气，阴转为阳之诊也，至于尺寸，上邪下争，下邪上逆，莫不以气水而分，交变瞀乱之极，则先从中而疏理之，此治之大约也。七情喜乐之气从阳，哀怒之气从阴，不得谓七情专归于气，而不病水也。然固先责乎气矣。饮食燥热之物从阳，寒滞之物从阴，不得谓饮食专归于水，而不病气也，亦固先责乎水矣。故饮食伤，则津液先病而必渴，此有形之物，伤无形之征也。七情伤，则神气先病而色败，此无形之物，伤有形之征也。会得此意，气也，水也，调之使和，循环相养，病安从来？

本来之脉，亦有纯阳纯阴，二者不可以洪大细虚论。指下须知。

脉之为道，根于道机，出于天枢，因于风，凝成于土，故神转不回，回则不转，得乎真机，而候以八风与四时，由乎浮沉生长之门，而其实一土气之所著见充周也。凡四时以胃气为本，则其要可知矣。

故脉之形象，有不可尽名，而无不可以意会。如风之遍物，散于空旷，而阻于物梗，聚于孔穴，而浮于青苹，别阴阳虚实，皆一瞬见之，至于结状，与土之生百物同也。土精有凝与不凝，则物之华实厚薄别矣。聚精有高下巨细，则物类分焉。以此五行于土中分五脏，于胃中见其要，所谓得一为奇恒者也，而治病之法即因之。但古法周备，深浅随乎病情，方宜顺乎风土，今人鲜术，难以言乎功巧，惟凭汤液一节，孰能窥其大全乎。

医欲精进乎道，惟当专审土情，因时顺乎风化，如天和之布无一逆阻，而经气之行如水之导使流通，则庶乎治病寻源，而药不泥方，可以万变矣。夫导元宣滞，未可以偏于攻补，而执乎寒热也。《经》有所禁，神有所喜，人有所畏，土有所宜。神而明之，按而纪之，终而始之，而大道昭矣。药性须按《神农本经》，自朱墨杂混①以来，古今作述已经淆乱，亦在精意究其理情，而按方考其用度，或可以反流归始。若张长沙之《伤寒》《金匮》，孙知微②之《千金备急》，其述者可详考也。

尔等有志吾门，须知道脉渊源出于《灵》《素》。不读《内经》，深求天人一致之理，则出手误人，不可以为医也。夫医者，意也。意必先诚，诚必归仁。夫医乃仁术，天地生物之心，天道之元也。故医乃扶元赞化之事，诚能精之，可以入道，可以济世，可以长生保命，岂小补哉。学医断必通《易》，通《易》而后可以顺时，顺时而后可以辨风土，知方物，辨风土知方物，而后可以知药性，达药性，先要自知其性，且要知五脏六腑七窍之性，四时风气六淫天地之性，而后可得而精也。

---

① 朱墨杂混：指南北朝梁代陶弘景将朱书的《神农本草经》与墨书的《名医别录》中365味药物合并为《本草经集注》。然当时尚无套色印刷，故出版后朱墨混淆了。

② 孙知微：当作"孙思邈"。

二十九脉主病总义

浮为在表，主风主气；沉为在里，水积寒闭；迟为在脏，寒凝气聚；数为在腑，热生虚痢；虚者气虚，实者邪壅；滑则痰热，涩归血统。或失或枯，填润加宠。弦者减也，虚寒饮痛，木邪的征，胃气鲜用。洪则火浮，或因内减。紧因寒束，痛积不远。缓固胃气，亦主风征。若脉见散，气败无根。细为气少，亦主阴湿。革则精竭，芤曰失血，微曰阳微，可失温乎！促者阴促，可勿清乎！濡在浮分，血少气泛；弱居沉里，气衰而陷；动形摇动，短而滑急，阴阳相争，虚而被激，或痛或血，要使安息。牢则不移，沉坚取象，积征可考，天和渐丧。长者气治，阳盛有之；短者气病，鬼促时来；结为阴寒，阴而痛结，或为痰饮，或属死血；代者代谢，人能久乎，因其定数，死期可呼。大即洪体，浮沉同论，大为病进，正愈邪深。小即细短，因之兼举，小则气伤，平人不喜。伏者屈伏，邪坚正隐，痛急之征，或汗将醒。二十九象，古之所传，通其意者，可广可删，能察脉理，称神可矣。

浮，在肤也。沉，潜肌也。迟，数损也。数，数益也。滑，往来利也。涩，升降滞也。虚，中空。而实，内坚也。弦，急直也。洪，盛大也。紧，绷。而缓，舒也。散，不聚也。细，不大也。革，鼓革也。芤，葱叶也，末盛而本衰，巅高而足崩也。微，渺也。促，迫也，渺其形而迫其势也。濡，水状也。弱，气状也，泛泛而绵绵者也。动，摇也。牢，坚也。长则舒而短则卷也。结，凝止也。代，禅代也，谓中止而参应分也。大小，形之盛衰也。伏，匿也，小人之类，阳德之更也。

《经》言一脉有十变者，此乃极天地之全数。通五行之大纪，乃脉中至精至变之义也。盖天有阴阳，变五行以生寒暑燥湿风。人有五脏，化五气以生喜怒忧思恐。天人之间，上感而下应，同揆①一致，不外于道理。《洪范》初一曰五行：曰木、曰火、曰金、曰水、曰土；木曰曲直，曲直作酸；火曰炎上，炎上作苦；金曰从革，从革作辛；水曰润下，润下作咸；土爰稼穑，稼穑作甘。曲直、炎上、从革、润下、稼穑等，言五行之情状功用，作酸苦辛咸甘等。以言五气运行化生万类也。因此为九畴②之首，而后彝伦皆以此攸叙③。

　　盖五行理，而后四时行，百物生。凡天之生化，未有越此者矣。故脉中以五脏六腑，配属五行之金木水火土。夫脏数五，而腑数六者，亦犹天干之中五而地支之合六也。五六为天地中合之数，而究其实，三焦与小肠同司火化，则亦只五而已。由是分为五位，列为五方，征为五色、五味、五声、五臭等之运用。虽变化而至千百，不过以五推之。而初无有余也，医门分为五脉：曰弦，弦即滑也；曰钩，钩即洪也；曰毛，毛即浮也；曰营，营即石也；曰缓，缓即宽也。弦应曲直之象法木，钩应炎上之象法火，毛应从革之象法金，营应润下之象法水，缓应稼穑之象法土。其在脏也。曰肝心肺肾脾，又其微甚静躁之间，别其刚柔，则一脉十变矣。何以言之，盖弦而躁者，胆之阳木也。弦而静者，肝之阴木也。弦本一而刚柔分，即脏腑分，自弦以下，皆如此例。而弦钩毛营缓，皆有刚柔之象，则十数全，

----

　　① 揆（kuí 葵）：理。

　　② 九畴：传说中天帝赐给禹治理天下的九类大法，即《洛书》。畴，类。

　　③ 彝伦攸叙：言常理所能够延续的原因。语出《尚书·洪范》。彝，常；伦，理；攸，所；叙，序。

而五行阴阳之配乎天数五地数五者备矣。于是而知甲丙戊庚壬者，所以应乎六腑，而为通乎天气也。乙丁己辛癸者，所以应乎五脏，而为应乎地形也。脏腑分陈，天地定位，而凡所以应生应化，为克为顺，曰纵曰横，皆从此定。可以外察六淫，内考七情，别神气，决生死，皆于是乎尽矣。故一脉之中有此十变，一部之位有此十诊。两手六部，统以五行，只五部，而合有十诊。以应大衍之数为五十。二十五部为阳，以应卫气行阳，二十五度，即腑之动象也。二十五部为阴，以应营气行阴，二十五度，即脏之静象也。五五相乘，以别其虚、实、微、贼、正之五邪，则亢害承制太过不及之气，令皆应手而可察，而百病之情伪，皆不能逃其洞鉴，治之又何患无法哉！今列为谱于后。

五行	木	火	土	金	水
脏腑	胆肝	小肠心三焦	胃脾	大肠肺	膀胱肾
五脉	弦	钩	缓	毛	营
时令	春	夏	四季长夏为主	秋	冬
五方	东	南	中	西	北
五气	温	热	平	凉	寒
五色	青	赤	黄	白	黑
五声	呼	笑	歌	悲	呻
五音	角	徵	宫	商	羽
五臭	膻	焦	香	腥	腐
五味	酸	苦	甘	辛	咸
六淫	风	暑火	湿	燥	寒

五化	生	长	化	收	藏
七情	惊怒	喜	思	悲忧	恐
病类	中风	中暑	饮食劳倦	中湿	伤寒

脉来轻滑　　　燥—胆—外中风，内惊怒
端直如弦　弦　　　　　　　　　　　　春（及左关为正）
而长曰弦　　　静—肝—内惊怒，外中风

脉来浮大　　　燥—三焦小肠—外淫火暑，
下有根蒂　钩　　　　　　　　内伤喜狂　夏（及左寸为顺，
而和曰钩　　　静—心，心包—内外喜狂，　右尺略同）
　　　　　　　　　　　　　　外淫火暑

脉来上浮　　　燥—大肠—外燥湿，内悲忧
而微短涩　毛　　　　　　　　　　　　秋（及右寸为正）
收敛曰毛　　　静—肺—内悲忧，外燥湿

脉来沉滑　　　燥—膀胱—外伤寒，内恐失精
而匀亦固　营　　　　　　　　　　　　冬（及左尺为正）
曰营　　　　　静—肾—内恐失精，外伤寒

脉来宽舒　　　燥—胃—外湿温，内饮食劳倦
而敦四至　缓　　　　　　　　　　　　四季长夏（及
曰缓　　　　　静—脾—内饮食劳倦，外湿温　右关为正）

燥－胃邪乘胆也　　　　　　　　　　燥－小肠乘大肠也
　缓　　　　　　　为贼邪　　钩　　　　　　　　为贼邪
脾邪乘肝也　　　　　　　　　　静－心邪乘肺也

燥－小肠乘胆也　　　　　　　　　　燥－胃邪乘大肠也
　钩　　　　　　　为虚邪　　缓　　　　　　　　为虚邪
静－心邪乘肝也　　　　　　　　　静－脾邪乘肺也

　　　　燥－胆自应也　　　　　　　　　　　　燥－大肠自应也
肝　弦　　　　　　　为正邪　　心　毛　　　　　　　　为正邪
　　　　静－肝自应也　　　　　　　　　　　　静－肺自应也

燥－大肠乘胆也　　　　　　　　　　燥－膀胱乘大肠也
　毛　　　　　　　为实邪　　营　　　　　　　　为实邪
静－肺邪乘肝也　　　　　　　　　静－肾邪乘肺也

燥－膀胱乘胆也　　　　　　　　　　燥－胆邪乘大肠也
　营　　　　　　　为微邪　　弦　　　　　　　　为微邪
静－肾邪乘肝也　　　　　　　　　静－肝邪乘肺也

卷二　八一

		燥 – 小肠乘大肠也				燥 – 胃邪乘膀胱也	
钩			为贼邪	缓			为贼邪
		静 – 心邪乘肺也				静 – 脾邪乘肾也	

		燥 – 胃邪乘大肠也				燥 – 大肠乘膀胱也	
缓			为虚邪	毛			为虚邪
		静 – 脾邪乘肺也				静 – 肺邪乘肾也	

			燥 – 大肠自应也				燥 – 膀胱自应也	
肺	毛			为正邪	肾	营		为正邪
			静 – 肺自应也				静 – 肾来自应也	

		燥 – 膀胱乘大肠也				燥 – 胆邪乘膀胱也	
营			为实邪	弦			为实邪
		静 – 肾邪乘肺也				静 – 肝邪乘肾也	

		燥 – 胆邪乘大肠也				燥 – 小肠乘膀胱也	
弦			为微邪	钩			为微邪
		静 – 肝邪乘肺也				静 – 心邪乘肾也	

　　　　　燥－胆邪乘胃也
　　弦　　　　　　　　为贼邪
　　　　　静－肝邪乘脾也

　　　　　燥－小肠乘胃也
　　钩　　　　　　　　为虚邪
　　　　　静－心邪乘脾也

　　　　　燥－胃自应也
脾　缓　　　　　　　　为正邪
　　　　　静－脾自应也

　　　　　燥－大肠乘胃也
　　毛　　　　　　　　为实邪
　　　　　静－肺邪乘脾也

　　　　　燥－膀胱乘胃也
　　营　　　　　　　　为微邪
　　　　　静－肾邪乘脾也

法	四季	五脏	病	情志
法浮春	春—兼弦为平；单见不及 夏—为不及；甚盛平 秋—为平；兼数为太过 冬—逆；数，急死	**肝木** 肝—为中风；微小病 心—为血虚；为汗、为血 肺—为平；甚则喘嗽 肾—为太虚。为火浮	**中风** 中风—微则平，甚则凶 热—为表，为汗解 湿—为肿、为咳、为腰痛 寒—为在表，为血虚，甚则死	**劳倦** 劳—初为平，甚则甚 情—为惊、为虚、为汗逆 饮—为呕烦，为汗逆 色—为元脱，多死；微见为痿
法数夏	春—兼弦为太过；喘独见喘热 夏—为热症；微见，平 秋—为血病；微浮，平 冬—为温病；沉，平	**心火** 肝—为失血，为烦 心—为心烦，为头痛 肺—为痿痹，为劳 肾—为水逆，为见血	**热病** 风—为烦喘，为搐，凶 热—为本症，甚则狂 湿—为头痛，喘、烦 寒—为传表，为见血	**七情** 劳—为虚急，不可凉；为血症 情—为劳嗽，为血症，甚则死，微为本症 饮—宜下之。为小便赤。涩为酒渴 色—为失精，为嗽，甚则死
法沉秋	春—为逆；兼弦，为郁 夏—为水，痛甚则死 秋—为太过；滑为火 冬—为平；甚，为寒	**肺金** 肝—为水，为气，甚则痛 心—为健忘，慌恍。甚则死 肺—为喘为肿，为饮 肾—为平；甚则腹痛	**湿病** 风—为痛泄，为气虚 热—为虚，为在里。忌汗下 湿—为本症，甚则寒重 寒—为在里，为畜血，为黄	**饮食** 劳—为气伤、血少。身重 情—为气，为积，为弱 饮—微为本症，甚则痛泄 色—为腰背拘急、大小便涩
法迟冬	春—小不及；甚为重寒 夏—微为伤暑；甚，寒水克，死 秋—兼浮，平；甚为嗽 冬—兼滑为平，甚为痛泄	**肾水** 肝—为目病，为泄 心—为寒中、多汗。忌血甚 肺—为嗽；兼浮，为平 肾—为不足，为痛泄	**中寒** 风—为痈痿，为少血，甚则凶 热—为痛减，为元虚，甚则泄 湿—微为平，为中虚 寒—本症，甚则阳虚痛泄	**色欲** 劳—为病退，为平。弱宜补血 情—为虚汗，为恐，可治 饮—为痛，为泄，为寒 色—为本症，精气夺之象。甚则毙

五脏各司五部

	肾	心	肝	肺	脾
肾	一石	二洪	三弦	四毛	五缓
心	六石	七洪	八弦	九毛	十缓
肝	十一石	十二洪	十三弦	十四毛	十五缓
肺	十六石	十七洪	十八弦	十九毛	二十缓
脾	二一石	二二洪	二三弦	二四毛	二五缓

纵横看之，如洪脉，总心之脉也。而首一行洪字，乃尺中见洪。肾部见心脉，为水中火来侮也，外邪乃肾受暑邪也。

	伤寒	伤暑	中风	中湿	饮食劳倦
肾	一寒	二暑	三风	四湿	五饮食劳倦
心	六寒	七暑	八风	九湿	十饮食劳倦
肝	十一寒	十二暑	十三风	十四湿	十五饮食劳倦
肺	十六寒	十七暑	十八风	十九湿	二十饮食劳倦
脾	二一寒	二二暑	二三风	二四湿	二五饮食劳倦

肾主寒，又能历五部，心主暑，肝主风，肺主湿，脾主饮食劳倦，是谓五同。其皆能历五部收寒同。

卷　三

火分君相

心之生气，名曰君火。肝肾之气，以及三焦，皆为相火。君火无为，主宰五火。相火受令，宣通气也。君火有质，谓之人火。相火无形，谓之天火。君火清凝，相火顺成。心若妄动，相火横行。

火分少壮

根于命门，出于右肾，谓之少火。生气之本，守邪之神。《经》故有曰：少火生气。饮食劳倦，七情六欲，留滞肠胃，防害心气，谓之壮火。《经》故有曰：壮火食气。人有少火，乃有性命，壮火若盛，遂生百病。

元阳分先后天

先天元阳，在乎右肾，右肾若虚，必病虚寒。所见所恶，无非阴气。元气若脱，时时见鬼，后天元阳，在乎脾肺，元阳若虚，饮食不进，喘促短气，元阳若败，水谷不纳。

元阴分先后天

先天元阴，在乎左肾。左肾脉涩，病因伤精。骨蒸劳热，头眩耳鸣，所见所恶，无非阳气。元阴若脱，必主目瞀。后天元阴，则在乎心，其脉虚数，五火相烂①。诸失血症，上下相

---

① 烂：灼伤。

干。元阴若败，肺焦声哑。虚则补之，补之以味。

内　景

　　昔有越人，洞见脏腑，由著察微，指明内景。项有二管，人生之本。肺管在前，谓之曰喉，呼吸之路，声音之门。胃管在后，谓之曰咽，又名贲门，以受水谷，饮食吐纳，由此出入。咽喉之上，有厌舌焉，乃言如簧，语则盖咽，食则盖喉。肺为华盖，覆冒在上。肺叶之下，心包所护，包间有脂，谓之膏肓。心形倒重，悬于玉堂，心根生系，其系有四：一通于肺，一通于肾，一通于脾，一通于肝。心下有膜，膈膜周蔽，乃膈浊气，膜上膻下，安心之地。脾居膈下，中皖胃用，膜连胃左，运化乃功。肝居脾后，胆藏肝中。肾在腰间，左右对安，腰间有脉，二肾通焉。胃居脾边，脂膜缠联，脾能运动，与胃周旋。胃之下口，小肠上口，名曰幽门。化谷为粪，化水为溲，左盘小肠，紧贴膀胱。膀胱之府，渗泄水浆，只有下窍，管通于肠。小肠下口，大肠上口，阑门是名。别浊分清，二便流行，大肠右盘，出谷道间。右肾有系，名曰精管，下达茎中，内系睾丸。右肾之系，男女不同，女人有此，以生子宫。子宫曰胞，腑名奇恒，血之盈亏，皆在其中，由此行经，以受此精。若夫三焦，有名无形，膻中上焦，其间如雾，幽门中焦，其间如沤，阑门下焦，其间如渎。两肾之前，膀胱之后，大肠上左，小肠下右，中间空处，名为丹田，谓之命门，元气在焉。此为内景，受之真传。

内景日用生人之理

　　日用饮食，气血之源，流行变化，各有道焉。饮食入口，同藏于胃，脾气鼓动，胃气乃行。胃输精华，付之于脾，脾运精华，上输于肺。地气为云，其明征矣。肺受精华，付之权衡，如天作雨，膏泽百灵。五味精华，宰制均平，水精四布，五经流行，通调水道，下溉膀胱，各归所喜，各得所养。清者化气，浊者化血，所有渣滓，幽阑分别。肺天脾地，交泰成能。无胃则死，有胃则生，须臾不离，饮食之经。

五脏具五常之理

人有五脏，五常所出，仁出于心，义出于肝，礼出于肺，智出于肾，信出于脾。五脏之主，以心为归，五常之德，以仁为统。心藏神明，天命在焉。志生于脾，由络通心。心之为志，动念虑萌，为善为恶，人鬼之关，五常存亡，全在此间，意诚心正，人尽天全。

心脏

心之为脏，外应离火，七孔三毛，精汁三合。其象尖圆，莲花未剖，其中有窍，或少或多。导引天真，方寸空阔，根生四系，四脏连合。十有二两，相传不讹。肺下膜上，是其所居，着脊五椎，其地清虚。君主之官，神明出焉，其能生血，荣色和脉。耳其窍也，舌其苗也，其与腑也，小肠表里。至夏则旺，至冬则休。有余则笑，不足则忧。其味喜苦，其性恶热，热则损气，苦能走血，血病之人，苦味当节。其生色也，外发印堂，再发两颧，总现红黄。红乃其液，发乃其余。气清则智，气浊则愚。火性炎上，贵安其常。实则为害，口糜目黄，鼻中出血，舌上生疮，中风中气，为颠为狂。虚则不宁，怔忡健忘，倦于言语，胁痛牵胸，背痛冷痰，有死无生。若夫烦乱，神将外散，发直如麻，遍身大汗，叉手当胸，危亡立见，丙丁己午，尚可撑持，壬癸亥子，定是死期。其为经也，少血多气。其为用也，相火代之。血气流注，午时应数。

小肠

小肠心腑，接胃下口。问其长也，三丈二尺。问其宽也，二寸四分。左盘叠接，一十六曲，前附于脐，后附于脊。其理能泄，其色则赤。其受谷也，二斗四升。其受水也，六升有奇。多血少气，化物成滓，官名盛受，化物其职。小肠下口，大肠上口，阑门在焉。气化之乡，清浊分行，漏泄浊水，渗入膀胱，传送秽物，归于大肠。喜苦恶热，性与心同，极发心机，候在人中。其为病也，疼痛气滞，热则便脓，寒则疝攻，为淋为泌，气结血凝，或胀或响，有湿有风，心若移热，口渴疮生，火若逆行，呕吐有声，虚陷遗精，隐曲懊恼，为滞为浊，女病乃成，水谷不化，冷结气凝，瘀血积滞，肩肿颔红，频泄黑物，虚血明征。通因通用，下之则平。诸暴下迫，语出《内经》，皆属于火，清之则宁。其为数也，阨①于壬癸，生于丙丁。其为经也，未时乃注，过则流行。

肝脏

肝脏应震，属木司春。左三右四，七叶两分。其色紫赤，其意恶金。四斤四两，短叶胆存。居于隔下，肺右讬根，膜连隔上，系通于心，着脊九椎，左胁依身。所余为爪，所荣为筋，开窍于目，黑精其神。既能藏血，亦能藏魂。本操能极，官为将军，谋虑所出，有浅有深。气之重者，谋深虑远，气之薄者，谋虑庸浅。色应三阳，吉则青黄。酸为本味，筋病少尝。风为所恶，恶则被伤。有余则怒，不足为悲，悲则苦急，甘以缓之。

---

① 阨（è 饿）：困难。《孟子·万章上》："是时孔子当阨。"朱熹《四书集注》："孔子虽当阨难。"

诸风排荡，手足拘挛。五疝为害，腹胁痛牵。风多因虚，疝多因寒。女人崩漏，气虚不关。小儿惊搐，风痰相干。其气若逆，顶痛头眩。其血若少，眼昏爪干。遗溺吐泄，多因冷痰。目赤惊狂，曾为热煎。虚则惧怕，关节不利，腰连脚酸。实为积肥，积聚癥瘕，胁如安盘。食至闻腥，血海枯矣。胁痛若刺，本脏伤矣。其为脏也，多血少气。其为治也，水火调利。逢春则旺，至秋则休。闭目低头，绝则魂飞，死则怒骂，舌缩囊收。甲乙不害，庚辛必危。气血所注，在于丑时。

胆腑

胆属甲木，气司春令。附肝短叶，水色金精，无出入窍，如悬瓜形。精汁三合，藏而不泄，重三两零，生乎人迎。中正之官，决断出焉，清净之府，其得自天。一十一脏，悉听裁决，受水之气，与肾相参。其荣在爪，其液为泪，人有勇怯，大小各异。大者能断，小者多惧。其为腑也，多血少气，其所喜也，与肝同味。其受病也，寒冷不眠，实热多睡。热之甚者，鼻渊咽肿，痿躄之废，食积病胃。虚之甚者，多泪目昏，善恐惊惧，痴呆如醉，冷不食菜，痛闷左边，血瘀生瘿，溜连项间。伤寒传经，往来寒热，口干胁痛，呕吐无痰，疟疾初起，爪青面黑，头痛烦渴，后热先寒，经名三禁。汗吐下法，皆不可用，号曰少阳，半表半里。出入莫定，绝则无泪，死则爪青，逢木可起，遇金则凶。气血流注，子时之中。

脾脏

脾为坤土，中州之主。形如刀镰，广三寸五，散膏半斤，联贯如组，二斤十四，其重若许。色则赤黄，与胃同膜，十一椎下，胃上居左，系通于心，经名太阴。开窍于口，其荣在唇，上应眉睫，下应耳轮，其生色也，肌肉之分，其所主也，手足能运，喜燥恶湿，味纳甘温，甘能走肉，肉病少食。谏议厥官，知周厥职，所藏者意，意发心知，为善为恶，于此辨之。其为用也，呼吸则动，消磨水谷，精微上贡，喜乎甜淡，欲乎生硬，四脏仰给，百脉分俸，少血多气，伤思损虑。休于三春，旺于四季，养生之母，调血之气。其为病也，不足少血，有余胀满，手足劳倦，力衰气短，饮食失宜，肉消肌减，饮食不化，其气衰也，面黄唇干，其液少也，气弱下陷，身热内伤，湿邪外袭，身重目黄，中寒心痛，肢冷唇青，气逆关隔，下塞上涌，积留胁右，气滞涩凝，风摆四肢，瘫痪乃成，肥甘热泛，口疮口强，中消发疽，厚味之恙，酒色虚羸，筋缓肠癖，吐泻转筋，寝食悖理，有癥有瘕，倦卧懒行，或痰或饮，肢冷如冰。戊己上吉，甲乙则凶，食少泄多，土败于中，肉脱足肿，有死无生。己时经注，火土相蒸。

胃腑

胃属戊土，俗呼为肚。长二尺六，大一尺五，上开贲门，下接小肠，三斗五升，水谷中藏。留受如数，开合有度，仓廪之官，五味离杂，气通于口，脉息是主。精华上输，糟粕下传，五脏根本，六腑大源，多气少血，恶冷恶热，惟喜冲和，饮食贵节，夏旺春休，相于季月。实则口甜，停味不化，见饭不飧。虚则吐涎，闻木则惊，闻土则安。虚寒互见，呃逆呕逆，湿热相搏，吞酸吐酸，下口气结，乃是反胃。中脘气滞，斯患五痢。邪中其经，口喝难张。客寒犯腑，心气难当。气逆喘急，热深发狂。上浊下清，乃生膨胀。寒入伏火，喉痹咽疮。下口气弱，水泄非寒。本经血瘀，鼻衄不止。胃口风痰，头痛欲死。成癥成蛊，醉后入房。发痈发疽，气郁乳傍。其为腑也，火土相生，甲乙相犯，绝则颐脱，食不下咽，吐泄不休，完谷不化。辰时经注，说本《难》《素》。

肺脏

肺在人身，与乾相同。上管为喉，九节合成，六叶两耳，分布胸中，三斤三两，覆冒元宫，孔如蜂窠，无窍可通，二十四空，行列五分，着脊三椎，系通于心，色相红白，气合兑经，开窍于鼻，经名太阴。皮为所主，毛为所生，魄藏其间，贞高①之灵。相傅其官，制节其权，诸脏之长，生气之源。孔能行气，呼吸相通，吸之则满，呼之则虚，一呼一吸，消息自然。运化清浊，雨出从天，水金二脏，昼夜往来。子隐母腹，母藏子胎，日月升沉，其明验在。其为脏也，其味喜辛，其情为悲；辛能走气，肺病不宜；悲能伤肺，肺虚肾危；多气少血，旺于秋月，逢火则休，喜冷恶热。虚则喘急，实则哮吼，身颤呕痰，冷逼气口，掌热干咳，因气见因，饮冷形寒，咳嗽之由，久咳不已，劳瘵可忧，肺缩为痿，红痰唾久，肺胀为痈，痰涎必臭，毛落皮枯，损非一朝，喉痛声哑，死则不远。若伤于燥，筋必拘挛，若停于痰，背常恶寒。庚辛病减，丙丁病添，绝则痰喘，声如水鸡，危必目陷，色如纸皮。气血流注，盖在寅时。

大肠

腑应庚金，与肺表里。上接小肠，下着尾间，末节直肠，门谓之肛，开窍于后，魄气中藏。大有四寸，二丈一长，右盘十六，曲直相将，二斤十二，肛之重也，加十二两，肛之长也，二尺八寸，肛之大也，四寸成双，肠受水谷，斗七有零，肛之

---

① 贞高：高洁。

受谷，四合九升。膀胱二肠，有系连背，起自膈下，上通心肺，下连肝肾，系系无数，中与脾脏，脉脉相会，连络周密，条理不昧，气血津液，资生不匮。其为腑也，外主皮毛，内行气街，司内司出，多血多气，传导之官，变化出焉。旺于秋日，休囚于夏，恶寒恶热，中和不愆。其受病也，气虚滑脱，血少便难，风搏耳鸣，便血难痊，饮食不食，口吐清涎，血壅鼻衄，痹生喉间，大指次指，痛频臑肩，气秘腹满，皮肤硬坚，热秘脐满，赤白痢症，生痣生漏，热结肛门，脱肛脱血，气陷下元，虚则肠鸣，冷则滑泄，肺气绝矣，魄气离舍。死在丙丁，生于庚辛。卯时经注，二阳始伸。

肾脏

肾属坎水，天一所生。左右两枚，水火不同，各重九两，如豇豆形，里白外紫，色相沉凝，黄脂包里，相对如环，脊十四椎，肾在其间，肾下两傍，寸五之宽，前与脐平，地位焕然，中有一系，两肾相牵，有带二条，气血往来，上系于心，坎离相关，脊下大骨，下条内穿，如半寸许，脊骨之端，中有二穴，带过之门，上行脊髓，直至泥丸，联于髓海，天潢①流通，下达于足，止于涌泉。左肾藏精，真水之源，右肾施泄，相火之权，男精所系，女胞相联，水中之火，大海龙潜，长宜温养，最恶苦寒。子半之阳，主宰丁元，土生于斯，五气安全。是肾脏也，纳气收血，化精归真，收藏之本，人生之命，所主在肾。开窍二阴，其荣在发，又及耳轮，其神聚目，号曰瞳人。色黑味咸，咸能走骨，骨病之人，咸味少咀，多血多气，旺水休土。所藏者志，与心相参，作强之官，伎巧出焉。其受病也，风旋

---

① 天潢：天河。此言脑髓。

目盲，隐曲①不利，咳水淋浪，气动不食，喘急非常，奔豚疝痕，腹痛背强，口燥咽痛，知为热伤，热之甚者，腹胀心慌，心悬骨痿，损阴亏阳，虚之甚者，遗精坠囊，口唾脐癣，足心发热，并湿黄疸，究归于血，胸痹颈循，股内寒痛，病郁颜黑，皆为冷症，泄多亡阴，汗多亡阳，死生之机，见之谨防。其为数也，生于壬癸，死于戊己，遗溺不知，骨痿不起，腰重着床，呻吟不已，病势如此，必其死矣。酉时经注，会合定理。

膀胱腑

腑曰膀胱，壬癸相助。二寸五分，其阔于上，中广九寸，如葫芦样，其为重也，二铢九两，其盛水也，斗不可量，上无入窍，下开水道，脊十九椎，与之相靠，两肾之下，大肠之前，小肠之傍，胞在其间，当脐水分，阑门专权，小肠下口，与胞相连。气分清浊，水谷分场，水渗入胞，满则泻焉，通身虚松，气化转旋，应主毛发，系通于肺，脏属肾腧，上下相通，多血少气，旺水休土，州都之官，津液之腑。其为病也，气化便出，不化便闭，风搏头痛，筋骨不利，眼旋恶心，食不知味，气滞项硬，骨强腰折，尻股冷痛，䯒胫如铁，热结太阳，腹满胞塞，甚则发狂，少腹冷疾，多唾带下，甚则淋沥，气虚阳衰，脑转耳聋，血凝鼻衄，囊肿淋癃。壬癸病减，戊己则凶，尿人秘结，亦是危候，遗溺不知，旦夕必休。申时经注，应数周流。

心包

人有包络，居心之宫，卦应乎离，气兼丙丁。膏肓之下，其形宛然，细系筋膜，与肺相联，五脏五系，于此发源，膈膜

---

① 隐曲：大小便。

相护，清净之天，原非膻中，位在膻间，心通四脏，由此相传。七情之发，五火之炎，其机在此，谁曰无权。多血少气，喜静恶烦，冬休夏旺，内苦却咸，臣使之官，喜乐出焉。为脏坚固，邪莫能干，食多受伤，寒犯则亡。经脉流注，戌时周详。

三焦

三元阳气，名曰三焦。上焦膻中，象似雾也；中焦幽门，象如沤也；下焦阑门，象似渎也。机枢之窍，空虚之地，无中生有，生于阳气。气何所依，依于津液，阳气阴液，二仪并存。气流于腑，元气为根，多血少气，辅相天君。冬休夏旺，贵阳贱阴。上中二焦，旋乾转坤，为之下焦，阖阙神门。上焦如月，聪明耳目；中焦燧火，腐熟水谷；下焦贞阳，运行水火。五脏六腑，由此生春；荣卫经络，由此和温。运用二气，冲和周身，内而不出，养生之神，决渎之官，水道攸分。其为病也，上虚在上，目昏耳鸣；中虚在中，胀满食停；下虚在下，遗溺泄精。热结于胃，中消一定，热结肠间，口渴咽疼，风若萦缠，臂指肩肋，其痛相牵，气为是动，秘泄痛满，上下皆痛，痿痹血流，血凝必矣，汗多漂动，冷败久矣。气散则死，气聚则生，绝于壬癸，起于丙丁。亥时经注，三元会同。

形脏四

一头角，二耳目，三口齿，四胸中。此四脏最高空，分表里，治不同。

外　景

诸阳聚会，会于元首。髓海真阴，寓于脑后。前有泥丸，藏神之薮。发应离火，血之余也。眉应震木，肝所生也。五脏精华，皆聚于眼，神之门户，视不遗远。元牝①之门，鼻通喉管。耳轮属脾，齿亦属肾，为骨之余。左脸属肺，年寿人中，脾家之位，方应印堂，内合心阳，颧骨耳尻②，肾家地方。颧上颧下，阳明之部，耳前耳后，少阳之乡。手之阳明，禾胶迎香，内皆精明，攒竹眼眶，从领及耳，皆属膀胱。锐眦颧窌，应乎小肠，还须颊项，以抵鼻梁。承穴大迎，四白之光，巨窌③颊车，及乎地仓。颏中颏颅，两腮之庞，位属戊土，皆胃之疆。自背论之，二十四椎，合乎四气，夹脊双贯，河流天际。四十八腧，气来多聚，二十八井，血乃暂息。脊中一髓，其精流利，上凝脑浆，下根尾闾。督脉之用，通天彻地。一十八肋，一十八腧，其有九井，通乎天衢④。太阳分野，隧道纾徐⑤。自胸论之，十二重楼，结构神洲，两乳要陌，中岳之丘。由胸至脐，关元细缊，自脐至腹，二海攸分。左血右气，命门中存，中有一脉，江水泛泛。脉中赤气，谓之月晕，起自毛际，上贯舌根。任脉之用，统领诸阴，十有八腧，三行并列。一十八井，上下各别，盈科后进⑥，不休不息。阳明之地，开合水月，若夫两侧，表里之间。肩井肩腧，阴阳之关，两胁空阔，二气往还。天气左旋，地气右旋，上升下降，自知循环。四大四末，

---

① 元牝：当作"玄牝"。玄牝，鼻口。《老子》："谷神不死，是谓玄牝。"河上公注："玄，天也，于人为鼻；牝，地也，于人为口。"

② 尻（kāo 考）：臀部。

③ 巨窌（jiào 叫）：经穴名。出《针灸甲乙经》。位于面部，瞳孔直下，平鼻翼下缘处。

④ 天衢：经穴名。出《备急千金要方》。位于颞部耳郭后上方，耳根后缘直上，入发际 2 寸处。

⑤ 纾（shū 书）徐：谓宽散舒缓。

⑥ 盈科后进：言泉水遇到沟坎，须将其填满才能继续前进。此喻经气与腧穴间的关系。科，坎。

四时行焉，二十四腧，八井井然。气血周流，或先或后，两手两足，运动三才。十井十腧，手足均排，少阴之经，子半阳回。头项神府，视其低昂，知其衰弱。腰为肾腑，视其轻重，知水衰盛。膝为筋腑，视其勤倦，知筋缓健。足乃纯阴，真阳伏潜，男女下体，总属乎肝。人之有骨，身之干也，三百六十，合岁功也。节之井腧，通血气也，骨阳髓阴，本乎天真。人之有筋，身之纬也，筋连骨节，象刚柔也。筋间有血，能伸屈也，大经小络，周身相因。若夫血脉，譬若江河，润泽骨肉，百体无疴。至于肌肉，肉上如何，盛则坚凝，衰则消磨。皮毛之际，万象森罗，八万四千，孔孔太和。皮毛之下，谓之腠理，卫气流行，周而复始。血肉之内，谓之脉中，随气上下，荣血贯通。肉枯肉脱，荣竭卫穷，阳别阴离，地裂天崩，是故圣贤，贵乎养生。

手足十二经总歌

手太阴属肺经，手少阴是心君，心包络手厥阴，手太阳是小肠，手阳明归大肠，三焦经手少阳，足太阴脾中寻，足少阴肾水深，肝之经足厥阴，足太阳乃膀胱，足阳明胃之乡，胆何名足少阳。

手太阴肺

太阴肺，发中元，络大肠，出贲门，从肺系，横出腋，上膈中，臑中去，阅手臂，上鱼际，拇内侧，爪甲根，支与络，腕后寻，接次指，属阳明，此为里，躯内行。

手阳明大肠

手阳明，是大肠。次指侧，起商阳，出合骨，脉悠扬，筋骨歧，循臂膊，入外廉，臑外行，肩端前，枕骨傍，从肩下，缺盆藏，络肺下，属太阳。支缺盆，上颈项，贯颊前，下齿当，出人中，两分张，上侠鼻，注迎香。此为表，外发煌。

足阳明胃

足阳明，交鼻起，循鼻外，下入齿，出侠口，绕承浆，循颐后，人迎傍，过颊车，流更长，循耳前，度天仓，经发际，至于颡，下人迎，入缺盆，自膈中，入胃分，络脾宫，直缺盆，下乳内，走幽门，至腹中，直下巡，由髀关，抵膝膑，胻肘指，内关同。支下入，三里中，出中指，外关通。别走跗，注指缝。此为表，胃之经。

足太阴脾

足大指，脾经起，上内侧，由肉际，胫骨后，内踝前，上腨内，循胻边，胫膝里，细周旋，股内侧，入肠中，络脾胃，与膈通，连舌本，侠喉咙，散舌下，脉溶溶。走从胃，注心宫。此为里，衬胃经。

手少阴心

手少阴，起心经，下膈膜，小肠通，由心系，支上行，上喉咙，系目瞳，直循肺，腋下征，过臑后，不留停，贯肘内，少海从，臂内后，抵掌中，兑骨端，注少冲，比为里，午半生。

手太阳小肠

手太阳，小肠脉，手小指，起少泽，手外廉，自溁涠，出踝中，足为则，由臂骨，肘内侧，上臑外，无遏塞，出后廉，行不斜，过肩髆，绕肩甲，交肩甲，去路賒，入缺盆，向腋遮，循咽嗌，络心涯，下膈中，似赤霞，抵胃上，属本家。支缺盆，贯颈颊，至于目，锐眦巡，欲入耳，抵耳心，从耳前，仍上循，还至颊，无可论。此为表，合心君。

足太阳膀胱

足太阳，目内看，脊背上，颧颊尖。支上行，极于领，至耳角，油油然。直上项，脑后悬，络脑出，下颈间，随肩膊，挟脊边，抵腰背，经水泉。一支下，后阳连，斜贯臀，委中穿。又一支，膊内迁，别左右，双渊渊，贯脾疆，挟脊端，过脾枢，背内缠，循后廉，腘巾联，后下贯，端中钻，外踝后，京骨原，指外侧，终止焉。此为表，合水元。

足少阴肾

足少阴，肾之经，起小指，脉斜生，透涌泉，然骨通，内踝后，入跟中，过踹内，渐上升，出腘间，内廉溁，上股内，贯脊行，属壬癸，分清浊，直属肾，水之精，贯肝膈，与肺迎，渡舌本，随喉咙，走从肺，络心宫，至胸前，部分明。此为里，内流行。

手厥阴心包络

手厥阴，起自胸，属包络，下膈中，贯三焦，气溶溶。循胸前，支脉行，出胸下，为胁荣，一连腋，三寸同，仍抵腋，臑内融，太阴象，少阴宫，出其间，血溶溶，入指端，透中冲。支者别，循指缝，小与次，络相通。此为里，焦相从。

手少阳三焦

手少阳，起指边，小与次，两指端，指歧骨，外手腕，上臂外，两骨间，过肘后，入蒙泉，出臑外，上循肩，少阳后，交别传，下缺盆，分膻坦，络心膈，膈里穿。支膻中，去悠然，缺盆上，向肩翻，循耳后，耳角旋，屈下颐，生颊尖。又一支，耳间看，出耳内，入耳前，交曲颊，从上关，目内眦，乃尽焉。此为表，出三元。

足少阳胆

足少阳，胆之经，目内眦，脉始生，抵朗角，两分明，下耳后，循脑真，过风池，次策行，交项前，肩上横，交少阳，不少停，至缺盆，即分渫。支耳后，贯耳中。支耳前，锐眦凝。支锐眦，大迎循，合三焦，抵顶根，下颊车，合缺盆，入胸内，贯膈巡，络肝家，属本身，胁里过，气津津，入气冲，毛际存，横脾厌，直过之，还跳内，渡迟迟。直缺盆，无息时，下腋膺，季胁过，脾厌内，下膝窝，出外廉，阳陵合，补绝骨，外逗迤，踝前度，足跗拖，少次指，中蹉跎。别一支，去无多，从大指，入小河，至三毛，接肝阿。此为表，外包罗。

足厥阴肝

厥阴经，发自肝，起大指，毛积端，循足跗，走上画，至太冲，分踝前，方一寸，中封穿，上入踝，乃交迁，太阴后，循腘湾，内画入，阴股间，绕阳器，络睾丸，抵小腹，挟胃脘，属肝胆，会本源，贯膈里，分两边，布胁肘，更上缠，挟咽喉，循舌根，系目瞳，故瞭焉，会督脉，上至巅。支何生，目系看，下络颊，至唇还。一支下，隔肺坦。此为里，名丘山。

奇经八脉

脉有奇经，经络之海。督脉行背，起至气冲，由下极腧，挟脊双贯，循脊抵项，过脑经颟。络有挟鼻，入于龈交。阳脉都会，男子之生。任脉行腹，亦起气冲，由中及底，上腹通喉，直过廉泉，极于承浆。生养之源，女子之生。冲脉之源，来自胃土，出于胞内，循乎脊中，从腹会咽，络于口唇。女子成经，从为血室，脉并少阴，通乎两肾。阳跷之脉，起脚根里，循行外踝，上入风池。阴跷之脉，出乎内踝，由足抵腹，上循咽嗌。人有二脉，动作跷健。阴维之脉，起诸阴会，发足少阴，郄曰筑宾。阳维之脉，起诸阳会，太阳之郄，金门是矣。维持阴阳，百脉不纵。带脉乃带，周回季肋，会于维道，足之少阳，收束诸脉，不至涣散。

十二经总穴

膝下三寸，名曰三里，大指陷中，名曰内庭，足有二穴，肺胃两经。大次指缝，合骨在焉，肘骨缝里，曲尺在焉，手之二穴，属肺与肝。腘中筋缝，号曰尾中，足下五寸，号曰承山，二穴在下，肾与膀胱。足大指根，斜后二寸，穴曰太冲，大筋直上，外踝陷中，穴名昆仑，此二穴也，肝肾之分。排骨大腕，穴取环跳，膝外下寸，穴取阳陵，中下二穴，属胆与脾。腕上一寸，通里之位，高骨斜陷，列缺之地，三穴在内，心胆相系。穴止十二，诸火都会。

经络之义

脏腑血脉，谓之经络。直行曰经，横行曰络。一纵一横，三五错综。气行血随，品物流行。

十 五 络

经有十二，络有十五，共余三络，诸络之宗。一络在背，即阳跷络，起自阳跷，诸阳之会。一络在腹，即阴跷络，起自阴跷，诸阴之会。一络在内，脾之大络，与心相通，火土相生。

表 里

表者，外也。里者，内也。经络表里，当分内外。六腑之经，行乎躯壳，皮肉之下，筋骨之间，浅深之分，譬如衣服，外面是也。五脏之经，内连脏腑，外达躯壳，深沉之分，譬如衣服，里衬是也。内外之辨，不可不详。表者，阳也。里者，阴也。脏腑表里，当分阴阳。五脏为阴，六腑为阳，阳中有阴，阴中有阳，阴阳精微，血气之分，一脏一腑，故为表里。各脏各腑，自有表里，在气为表，在血为里，阴阳之辨，尤宜仔细。外邪相干，须审内外，内因诸症，须审阴阳。

气　色

由中达外，气色见焉。珠明玉润，大人之色；岳翠山光，神仙之象；粹面盎背，德之盛也；古柏苍松，寿之征也。轻浮浅陋，小人之态；枯稿晦滞，庸愚者流。气发于骨，色根于心，气色之内，贵乎有神。望而知之，谓之至人。

五色应五脏五行四时

心色赤，肝色青，脾色黄，肺色白，肾色黑。赤为火，青为木，黄为土，白为金，黑为水。春宜青，夏宜赤，秋宜白，冬宜黑，若四季，宜色黄。赤主热，青主风，黄主湿，白主燥，黑主寒。青为忧，白为丧，黑主病，乃官妨，有余庆，发红黄。

五色之吉

色生于心，如缟裹朱；色生于肺，如缟裹红；色生于肝，如缟裹绀；色生于脾，如缟维黄；色生于肾，如裹紫气。华生于内，光射于外，各发其位，无少变易，谓之有神，得神者昌。

五色之凶

肝之青也，青如草滋；心之赤也，赤如衃血；脾之黄也，黄如枳实；肺之白也，白如枯骨；肾之黑也，其黑如炲①。内无生气，外无光彩，地位错乱，变易不定，谓之无神，失神者亡。

五色位定

印堂宜赤，三阳②宜青，年寿③宜白，面主宜黄，地阁宜黑。顺时合宜，吉无不利；逆时相克，凶兆生矣。

五色应七情

喜则色赤，怒则色青，忧则色白，思则色黄，悲则黄白，恐则青黄，惊则青黑。七情所伤，各有数应，病在神思，治宜养正。

五色主病

五色主病，先观面上。其色若青，腹必冷痛；其色微黑，腹有水气；其色如黄，胸中有痰；其色若白，其人亡血；设有赤色，非时而死。次及面部，观其四傍。色青为痛，色黑为劳，色赤为风，色黄便难。色若鲜明，中有留余，此卒病也，说本南阳。肺热病者，色白毛败；心热病者，色赤脉溢；肝热病者，色苍爪枯；脾热病者，色黄肉蠕；肾热病者，色黑齿槁。此久病也，其亡其亡。肝热病者，左颊先赤；心热病者，额上先赤；脾热病者，鼻间先赤；肺热病者，右颊先赤；肾热病者，两颐先赤。欲治未病，迎而夺之。面黄目黄，知为胆病，山根青色，

---

① 炲（tái 台）：原作"炤"，据《素问·风论》改。炲，黑色。
② 三阳：穴位名，位于左眼胞。此泛指左右眼胞部位。
③ 年寿：眉心与鼻尖之间的鼻梁部位。

必主中风；面赤如妆，谓之戴阳；面黑唇青，寒中脾家；引而伸之。病情见矣。

五色形像危候

色宜黄白，最忌青黑。黑出天庭，不病亦死；红生两颧，病愈亦亡。目眦若黄，胃气行也，其病欲愈。眼胞忽陷，五脏绝也，其死必矣。耳目口鼻，黑色四起，还绕入口，肾乘胃也。面黄目青，邪气在胃，木克土也。面黑目白，命门败也。乍青忽黑，肝肾绝也。面赤目白，加以喘气，火克金也。黄黑白色，起入目中，水乘脾也。面青目黄，午时必死，木克土也。目无精光，齿龈兼黑，心肝绝也。面白目黑，脾胃绝也。口如鱼口，脾气绝也。气出不返，脾肾绝也。肩息直视，面肿苍黑，脾肺绝也。妄语错乱，又开户息，心气绝也。人中尽满，口唇又青，木克土也。两颊若赤，心绝已久。口张直气，脾肺两绝。足跌趾肿，脾气绝也。项筋不舒，督脉绝也。掌内无文，心包绝也。唇青体冷，遗尿不知，膀胱绝也。背面饮食，不欲见人，肝气绝也。手足爪甲，眦见青黑，肝肾绝也。脊痛腰疼，不能辗转，肾气绝也。体重溺赤，淋沥不止，小肠绝也。手足甲青，胡骂不已，肝气绝也。发直如麻，汗出如油，心气绝也。寻衣摸床，以手撮空，神气绝也。死有迟速，各异其数，辨以生克，时日不等。

声　音

万物之生，有气有形，形气之内，声为厥灵。声中有音，清浊相兼，神动则鸣，出自天然。物得其偏，人得其全，人有贵贱，声分两种。声浊而短，必出愚顽，声清而长，其人则贤。

阔论高谈，神气不倦，贵而且寿。倦而怠语，神气不接，夭而更贱。若夫有病，甚则声变，审其五音，病情乃见。谓之为神，听德非凡。

五音应五脏

曰宫、曰商、曰角、曰徵，又曰羽者，五音是也。曰呼、曰笑、曰歌、曰哭，又曰呻者，五声是也。肝音为角，在声为呼，变动为握。心音为征，在声为笑，变动为忧。脾音为宫，在声为歌，变动为哕。肺音为商，在声为哭，变动为咳。肾音为羽，在声为呻，变动为栗。审其五音，以察五脏，音衰神亏，音和神旺，吉凶之分，以神决之。

五音生病

五音之发，中节为常，发不当可，皆为不祥。大笑伤心，大呼伤肝，长歌伤脾，多哭伤肺，久呻伤肾。音出不和，其脏乃病。音声寂然，喜惊呼者，病在节骨。声音暗然，气不能伸，病在心膈。声啾啾然，细而长者，病在头中。中盛脏满，气盛伤恐，其为声也，如室中言。水亏火旺，肾气不安，其为声也，雄壮莫当。自言自笑，病狂失志，无端怒骂，肝气危矣。脾肾不接，发而为哕，咨嗟大息，气横五膈。举动呻吟，肾将惫矣。邪干于心，必发谵言。病在少阴，乃作郑声①。此其大略，引申在人。

五音危候

音贵和平，乖戾为殃。言语错乱，神将散矣。哭泣无泪，

---

① 郑声：症状名。患者语言重复，语声低微，若断若续的危重征象。

肺将绝矣。无端呼骂，肝将危矣。呕哕不休，脾胃败矣。呻而音短，肾气绝矣。痰喘声嘶，元气断矣。虚劳音哑，命之殂矣。中风不语，不过五日，声类乎兽，死于积恶。此其已然，见则不治，若夫几先①，亦可预知。本善人也，忽发恶声，本恶人也，忽发善言，谓之反常，反常者死。

辨　息

气之出入，谓之曰息；气之出口，其名曰呼；气自鼻入，其名曰吸。一呼一吸，谓之一息。呼出心肺，气之升也；吸入肾肝，气之降也。呼吸之间，脾气在焉，中气若足，呼吸匀平，中州有病，呼吸失宜。呼中有吸，阳根于阴；吸中有呼，阴生于阳。呼吸之气，动此三焦；呼吸之源，发于命门。出入贯通，生人之常。呼吸悠长，宗气乃治；呼吸短促，宗气必伤。起居如故，其息有音。肺络脉逆，苦不得卧，其息有音。阳明脉逆，息而摇肩，乃中气坚，息而上气，胸痛生焉。张口短气，肺痿唾涎，以火刑肺，诸症分然。吸而见数，中焦实也。上气不下，二气不接，喘促有声，危在旦夕。腹中气短，阴阳暌离②，皆主不治。呼吸摇动，形体振振，气将乱散，必无生理。审其气息，见微知著。

问　病

入国问俗，入庙问礼，入家问讳，临病问症，其义一也。视人由已，心诚求之。先问性情，辨其刚柔；次问好恶，辨其

---

① 几先：征兆。
② 暌（kuí 奎）离：分离。

善恶。问彼乡井，风土异宜；问彼境遇，顺逆各别。先贵后贱，名曰脱荣；先富后贫，名曰失精。或劳或逸，所处不同；或贵或贱，心迹不等。有无故疾，勿犯其旧；曾否亡血，勿损其虚。未病之先，数日何为；得病之始，因何而起。或感六气，知为外因；或伤七情，知为内因；或劳倦伤，不内外因。病在饮食，所伤何物；病由起居，所得何时。为时几何，经医几人，汗吐下法，何增何减；寒热补泄，何顺何逆；五味饮食，何厌何喜；神明志气，何思何虑。委至审问，触处留意，参以脉色，治乃不忒①。

眼光察神之聚散

人之二目，神之门户。目光凝聚，其神清明；目光闪灼，神将外散。目无光彩，神已离舍；神去心死，不可救药。小儿布痘，光若水晶，阳邪已盛，急补真阴。未病早察，谓之至神。

耳轮察血气之盛衰

耳轮属肾，其位至高。轮若润泽，真阴未损；轮若焦枯，水泉竭矣。气血盛衰，一望而知。

舌胎辨寒热

舌乃心苗，脉通四脏。内伤外感，舌乃有胎，或黄或紫，或黑或白，或如灰色，或有夹杂。色虽不同，辨以干润，干燥芒刺，知为热邪，滑润短缩，知有虚寒。寒冷伤脾，舌色多黑，但不干润，急宜温之。舌胎焦黄，上有芒刺，此系胃热，法当

卷三——一〇七

① 忒（tè 特）：差错。

下之。舌上白胎，半表半里，胸中有热，丹田有寒，宜和解之。三十六章，不可不知。

口味辨病

口为胃窍，脾实主之。口苦胆热，口甜胃实。口淡生涎，中气虚寒。口燥咽干，肾有热邪。五味不辨，思虑伤脾。口舌生疮，热伏于心。口味调和，其病将愈。

六　　贼

眼耳鼻舌，与身与意，其欲无穷。伐生之贼，礼以敬之，勿令纵逸。

三　　户

人有三户，身之仇也。每月廿四，直上天曹，言人罪过，减人寿算。谨身节度，彼何能为？三守庚申，方术之愚。

魂　　魄

人之魂魄，运动之灵。其魂有三，阴中之阳；其魄有七，阳中之阴。散而为十，聚而为一。人之生也，魂运于内，魄持于外。人之死也，魂升于天，魄降于地。安魂定魄，正位凝命。

大　　气

人之为人，惟体与气。体以载气，气以充体，气在人身，生生之机。脏腑之体，各有其气，谁为统摄，大气举之。其为气也，聚于膻中，根于华盖，真高之用，诸气之主，是气涣散，地陷天倾。

气　血

人何以生，血气而已。气阳血阴，血浊气清。血之行也，气为引导；气所附也，血为依归。风行水上，血气之象。血盛精强，气盛神旺，两者并重，气尤为长。气行血随，阴生于阳，保合太和，气贵直养。

血气源头

气之源头，则在乎脾。血之源头，则在乎肾。谷气充足，五气永昌。精气充足，百脉和畅。

荣　卫

荣者，养也。荣养百骸，故谓之荣。卫者，护也。护卫周身，故谓之卫。荣生中焦，卫生下焦。

卫自下元，上行中州，过阴阳界，升于上焦。气本清阳，出自浊阴，人至平旦，阴尽阳始。目开卫行，上至于头，出足太阳，睛明穴内。卫气尽行，贯通六阳，日循乎表，行太阳经，上出行次，卫太阳外。卫行剽悍，不随宗气，自行各经，应时合刻，以混皮肤，以温分肉。《经》故有曰，卫行脉外。荣自中焦，上行上焦，随同宗气，降于下焦。

荣本浊阴，出自清阳，故荣为清。荣气静专，必随宗气，同行经隧，始于太阴，太渊穴内，行大肠经、太阳膀胱、足少阴肾、厥阴心包、少阳三焦、足少阳胆、足厥阴肝，周而复始，还从肺经，太阴之内。《经》故有曰，荣行脉中。

卫气行阳，二十五度，当其旺也，自内而出，交于卫分，往来流通，并行不悖。卫中有荣，荣中有卫，荣卫偏胜，乃生诸病。荣若偏胜，必主身热，热闭腠里，其气喘急，欲汗不得，齿干烦冤。卫若偏胜，必主身寒，寒则汗出，其身清冷，数栗而厥。卫若偏胜，则畏外寒；荣若偏胜，则生内热。邪风伤卫，卫起于下，逆流数渊，故复有风。寒邪伤荣，荣起于中，由末至本，故中有寒。荣卫不行，生机乃息，水浆不入，形体不仁。调荣养卫，扶阳济阴，神而明之，存乎其人。八十一条，俗解俚言，著为上篇，务所当先，君子正之，免予之愆。

荣卫非气血

气无质也，卫则有质；血纯浊也，荣则独清。是荣非血，血之本也；是卫非气，气之本也。何以言之？试观荣卫，皮肤之下，分肉之上，谓之腠里。腠里之中，有水气焉，黄血相兼，白为肺液，黄为脾涎。涎液之行，卫气主之。卫本无质，涎液有质，有质有气，诸气以生，卫为气本，此之谓欤。分肉之下，筋骨之上，谓之脉中。脉中之地，有水气焉，紫红相兼，紫属肝肾，红属心脾，其色清淡，与血不同，紫红之内，荣气主之。荣本浊气，紫红甚清，血脉以生，荣为血本，此之谓欤。荣卫妙义，条理当明。

五脏应四时脉症五邪相干之义

肝

肝旺于春，其脉宜弦，脉气之来，濡弱轻重，兼见乎滑，端直以长，为平弦脉。反此者病，脉之来也，来实而弦，此为太过，主病在外，令人善忘，眩冒癫疾。脉之来也，不实而微，此为不足，为病在中，胸胁疼痛，痛引背下，胀满两胁。脉之来也，如按弓弦，是无胃气。脉之来也，如循刀刃，是真肝脉，外合其色，青白不泽，毛折乃死。脉之来也，浮涩而短，金来乘木，谓之贼邪。洪而大散，心之乘肝，谓之实邪。沉濡而滑，肾之乘肝，谓之虚邪。大而缓者，脾之乘肝，谓之微邪。弦多胃少，本经自病，谓之正邪。其主治也，虚则补母，实则泄子。微察多寡，正审表里，唯有贼邪，庚辛必死。

心

心旺于夏，其脉宜钩。心脉之来，来甚去衰，累累连珠，如循琅玕，为平钩脉。反此者病。脉之来也，来盛去衰，此为太过。为病在外，令人身热，肤痛侵淫①。脉之来也，其来不盛，其去反盛，此为不及。为病在中，令人烦心，咳唾气泄。脉之来也，如操带钩，是无胃气。脉之来也，坚而且搏，如循薏苡，是真心脉，合之以色，赤黑不泽，毛折乃死。脉之来也，沉涩而滑，肾之乘心，谓之贼邪。大而缓者，脾之乘心，谓之实邪。弦细而长，肝之乘心，谓之虚邪。钩多胃少，本经自病，谓之正邪。浮涩而短，肺之乘心，谓之微邪。五邪刚柔，治法如前。

脾

脾旺季夏，其脉宜缓。脉之来也，如絮相杂，如鸡举足，行而践地，为平缓脉。反此者病。脉之来也，如水之流，此为太过。为病在外，四肢沉重。脉之来也，如雀之啄，此为不及。为病在中，九窍壅塞，气不宣通，名曰重强。脉之来也，缓大无伦，是无胃气。脉之来也，弱而无力，乍数乍散，是真脾脉，合之以色，青黄不泽，毛折乃死。脉之来也，弦细而长，肝之

---

① 侵淫：逐渐发展。

乘脾，谓之贼邪。浮涩而短，肺之乘脾，谓之实邪。洪大而散，心之乘脾，谓之虚邪。沉濡而滑，肾之乘脾，谓之微邪。缓大不和，本经自病，谓之正邪。

肺

肺旺于秋，其脉宜毛。脉之来也，轻虚而浮，来急去散，厌之聂之，如落榆荚，是平毛脉，反此者病。脉之来也，中央净坚，两旁浮虚，此为太过。为病在外，气逆背痛。脉之来也，毛而兼微，此为不及。为病在中，令人发喘，呼吸少气，或咳或嗽。脉之来也，不上不下，如循鸡毛，是真肺脉，合之以色，赤白不泽，毛折乃死。脉之来也，洪大而散，心之乘肺，谓之贼邪。沉濡而滑，肾之乘肺，谓之实邪。大而缓者，脾之乘肺，谓之虚者。弦细而长，肝之乘肺，谓之微邪。浮多胃少，本经自病，谓之正邪。

肾

肾旺于冬，其脉宜石。脉之来也，沉而搏指，累累如钩，按之而坚，是平石脉，反此者病。脉之来也，如弹石者，此为太过。为病在外，令人解㑊，若脊肋病，呼吸少气，倦不欲言。脉之来也，其去如数，此为不及。为病在中，令人心悬，如病朝饥，眼青脊痛，小腹胀满，小便黄赤。脉之来也，石而坚确，是少胃气。脉之来也，或如夺索，或如弹石，是真肾脉，合之以色，黄黑不泽，毛折乃死。脉之来也，大而缓者，脾之乘肾，谓之贼邪。弦细而长，肝之乘肾，谓之实邪。浮涩而短，肺之乘肾，谓之虚邪。洪大而散，心之乘肾，谓之微邪。石多胃少，本经自病，谓之正邪。

诊心与小肠脉法

心若浮数，头痛伤风，脉浮而迟，腹冷胃寒；其或浮虚，头风之征；浮弦疝痛，兼滑多虫；浮紧而滑，为淋为癃；膈胁胸满，脉必浮洪；风眩癫痫，浮长可凭；面赤风热，浮实分明；虚损多汗，浮兼濡行；浮而带芤，吐血便浓；浮而若绝，痹痞上冲。狂言舌张，数见沉中；沉迟血冷，神明不充；独沉不睡，抑郁不平，弩瘀侵睛，崩漏鲜红；沉而兼微，虚痞虚惊；沉实口疮，痛连喉咙；项背张直，沉缓同宫；沉而兼细，痰热相攻；沉涩虚胃，消减音容；脉来沉紧，真痛则凶；或见沉弱，惊悸怔忡；或见沉伏，结痰在胸；沉弦心悬，膈满气横；沉绝掌热，呕哕上冲；浮沉俱虚，痛泄肠鸣；浮沉俱实，二便难通。

诊肝胆脉法

肝弦而软，是乃其常。微弦胆惊，将欲发黄；浮数风热，抽搐肢僵；浮迟泄泻，冷泪成行；振摇盗汗，浮细相将；微弱浮散，视物渺茫；浮芤失血，瘫痪宜防；浮甚筋痿，癖疾在肠；浮大滑实，头痛目盲；浮溢眩晕，筋痛胁伤；胁满经滞，浮涩推详；浮脉而绝，膝痛惊惶。沉迟疝气，独恨更长；沉数郁怒，遍体生疮；沉弦紧实，痃癖内藏；沉实转筋，痛在胁旁；沉微内瘴，下痢水浆；沉弱筋枯，腰痛肢冷；气结酸心，沉缓宜商；沉伏独冷，手足不强；沉濡下重，其气不昌；沉厥遗溺，其亡其亡；浮沉俱实，呕逆难当；浮沉俱虚，厥冷彷徨。

诊肾与膀胱脉法

浮数劳热，小便不清；浮迟带数，耳内蝉鸣；浮滑实大，淋沥如漆；其浮偏坠，寒邪相并；风痰塞窍，浮紧足征；浮涩疝痛，梦遗伤精；腰痛臂倦，浮虚其明；虚之若是，足膝生疮；若见浮芤，尿血漏经；伤风肾是，浮缓兼营；小腹胀满，浮实可凭；浮滑停水，脐腹如冰；浮洪脚软，阴虚骨蒸；浮绝伤精，如经不行。阴虚火动，沉见数行；脏冷精薄，沉候迟乘；沉紧滑弦，腰足痛凝；若见沉弦，下焦水停；沉微气虚，带下崩中；沉甚阴痒，卫气不升；脚痹腹冷，沉缓权衡；沉伏疝泻，八瘕七癥；浮濡便血，女胎不成；沉涩逆冷，腹中有声；沉缓而涩，怠倦倾颓，不寒不热，病状难名；沉散腰痛，小便零星；单沉而匀，肾脉之平；沉弱体痿，阳道不兴；沉细足热，血少精空；俱实癫疾，头重脚轻；单虚心痛，泄痢面青。

诊肺与大肠脉法

便秘咳逆，浮数相寻；浮迟胀寒，泄泻不禁；浮实滑大，咽干失音；肠痛便难，浮弦相并；浮芤衄血，胸痛逼心；浮溢膈满，肠鸣频频；唾稠足热，浮洪无伦；浮紧喘促，感冒寒淫；咳嗽气结，浮缓交临；痰多头重，浮滑无臻；浮急肠风，痛痔有因；气绝气少，水停太阴。脉沉而数，火盛痰凝；脉沉而迟，痞结冷深；沉紧而滑，咳痛胸襟；沉细兼滑，骨蒸必真；热结寒结，沉实斟酌；膹①引背痛，沉甚推论；沉弱惊汗，沉濡寒湿，沉绝咳逆，喉疮声瘄，俱实唇紧，手卷难伸，俱虚忧恐，光明仰钦。

诊脾胃脉法

浮数胃火，或被误攻；浮迟胃冷，膈满胸臌；胃虚不纳，

---

① 膹（fèn 愤）：呼吸急促。

浮涩可凭；浮实消渴，因劳乃成；浮芤甲错，肌内不生；胃痛腹痛，浮兼紧形；浮微而紧，气短寒凝；浮滑吐哕，口沫不馨，中风流涎，浮溢详情；肢急疟痢，浮弦辨明；单浮胃虚，胀满有声；浮甚鼓胀，其病非轻；微浮客热，翻胃必洪；浮绝肤硬，其冷如冰。沉数中消，嗜卧懒行；沉迟中满，积冷气横；气促胸痛，沉极之征；沉缓气结，腹中不宁；沉实虚火，脾受热蒸；沉微土郁，以致心痛；脉来沉伏，痔发积萦；脉来沉涩，食少体清；沉濡少气，沉弱喘鸣；沉绝腹满，四肢难擎；俱虚四逆，泄泻如倾；俱实身热，胀喘难平。

诊肾与三焦脉法

男脉沉实，和平无他；女人之脉，浮滑可嘉；浮滑遗精，火动为邪；浮迟冷泄，阳气不奢；独迟便结，风侵肺家；浮大腹胀，面如丹霞；为怯为水，浮弦交加；浮滑热泻，饮水饮茶；筑筑腹痛，浮紧可查；尿血便血，浮芤无差；浮细虚汗，惊惧堪嗟；浮绝阴冷，子户寒遮。沉数消渴，便赤错甲；沉迟冷泄，更衣不暇；水肿腰痛，沉甚堪讶；疝痛津泄，沉微难抓；沉实转筋，两膝麻痛；沉涩脐冷，不生黄芽；沉弱滑泻，腹痛癥瘕；沉绝足冷，面色不华；脉见无神，根本歪斜；虚中有实，其生无涯。

诊奇经八脉法

尺寸俱浮，直上直下，此为督脉。督行脊里，督之为病，脊强而厥，大人癫病，小人风痫。

脉横寸口，边如丸丸①，此为任脉。任行腹胸，任之为病，其内若结，男子七疝，女子瘕聚。

尺寸均牢，直上直下，此为冲脉。冲起胞门，冲之为病，逆气里急，腹中寒疝，遗溺肢满。

脉在中部，左右弹者，此为带脉。带起季胁，带之为病，腹满腰溶，左右绕脐，腰脊背痛。

寸口前部，左右弹者，阳跷脉也。脉起跟外，阳跷为病，阴缓阳急，癫痫瘈疭，腰痛连背。

寸口后部，左右弹者，阴跷脉也。脉起跟内，阴跷为病，阳缓阴急，癫痫寒热，皮肤淫痹。

尺内斜上至寸，阳维脉也。从少阴斜至太阳，阳维为病，寒热汗出，目眩癫扑，肌肉痒痹。

尺外斜上至寸，阴维脉也。从少阳斜至厥阴，阴维为病，心痛腰痛，癫痫羊鸣，手足瘈疭。

诊跌阳脉法

两手寸口或沉或浮，沉浮至极，脉形如无，当诊跌阳，以察荣枯。跌阳在足，胃气之都。脉来强盛，其人无虞。脉来弱涩，鬼录②之徒。伤寒妇人，尤为要图。诊此候胃，庶不疏忽。

诊妇人经病脉法

坤道本顺，柔滑而长，三部如此，合时则祥。寸关脉平，沉见少阴；弱小沉盛，病攻小肠。月水不利，又须审详。沉数

---

① 丸丸：圆滑貌。
② 鬼录：阴间记录死人的名簿。言预后较差，不久人世。

先期，血虚热伤；沉迟后期，气虚寒藏；或弦或紧，腹痛莫当；尺脉沉缓，来多宜防；虚微不利，两月一行；寸关微涩，气血不昌；浮沉一指，两尺渺茫；三月一来，月经不常；五月不来，坚冰履霜；沉迟而涩，尺内两旁；《经》谓不月，风消为殃。少阴脉细，少阳伏藏，经水不利，血化水浆，名曰水分，前后宜商。先肿后闭，虽病无防；先闭后肿，药无效方。寸脉沉数，阴实阳亡；趺阳微弦，食少心慌；少阴沉滑，里实表凉；血结胞门，经络彷徨，名曰血分，系于苞桑。破血通经，检方宜良；脉浮上紧，腹痛而僵；少阴见之，疝瘕猖狂；脉来浮动，崩带淋浪；虚迟者生，实数者殃；少阳滑数，气淋痒疮；弦则阴痛，阴挺面黄。

诊妇人妊孕脉法

妊孕初时，寸脉五至，三部平匀，久按不替。妊孕三月，阴搏于阳，气衰血旺，脉正相当。肝横肺热，心滑而洪；尺滑带散，久按益强；或关滑大，代止尤忙；浮见脉迟，其胎必伤。四月辨质，左女右男，或浮或沉，疾大实紧，左右俱盛。胎有二三，更审经脉，阴阳可参，但疾不散。五月怀身，太急太缓，胎漏为殃。六七月来，脉实沉长，迟而兼涩，并胎当防，脉弦寒冷，当暖子房。八月弦实，沉细非良，少阴微紧，两胎一伤，劳力惊仆，胎血难藏，冲心闷痛，色青必亡。足月脉乱，反是吉祥。

诊妇人临产脉法

临产六至，脉号离经，或沉细滑，若是即生。浮大难产，实热又频，此是凶候，急于色征，面颜唇舌，忌黑与青，面赤母活，子命必倾，若胎在腹，子母归阴。

诊妇人产后脉法

产后缓滑，沉细亦宜。实大弦牢，涩疾皆危。或浮或紧，而虚而迟，虽有外感，亦未治之，大补气血，不可不知。脉沉而结，必有瘀血，养气行血，辛温中节，寒凉发散，屏去一切。

妇人杂症与男子脉同诊之义

调经之闭，胎前产后，惟此三者，异于男子。其余杂症，男妇一体，但所异者，分左右手。男子之体，精血为贵，病之吉凶，左手为主。女子之体，阳气为贵，病之吉凶，右手为主。又有异者，尺寸之分，根本另求。两尺沉滑，和平有力，男本则固。两寸浮滑，和平有力，女根不朽。寒热虚实，亦有不同，男当养阴，女当扶阳。养阴养气，温和为良；扶阳和血，勿令阴伤。异同之间，仔细推详。

诊杂症脉法

脉以辨症，相似宜详，更审虚实，乃可主方，条分缕晰，忌则宜防。

诊中风脉法

百病之长，莫大乎风，其为病也，真中、类中，脉各不同。类中风者，审察宜工。浮缓而滑，或见沉分，痰因风动，人肥中虚；浮缓无力，气虚风从；或细而涩，血虚之征；脉浮而数，火盛风生；脉沉而缓，气伤七情；或见沉弦，辨之宜明；弱老数中，勿以风攻。其有真中，各有脉形。人迎浮缓，其中乃轻；

皮肤麻木，在卫在营；口眼㖞斜，瘈疭不宁；不浮不沉，中候乃逢；弦缓而长，其中渐凶；中在血脉，瘫痪乃成；胃浮而弦，中风堪惊，不识人事，四肢不宁，饮食倍多，二便不通。若中脏者，六部不平，独有心脉，大小变更，遗尿不知，喉内痰鸣，眼闭手握，合症可决，口张手撒，汗如雨淋，此为闭症，三日遂行，总因气虚，固本非庸，浮迟者吉，急疾者倾。

诊伤寒脉法

伤寒之脉，浮表沉里，三阴沉看，三阳浮取。太阳三症，脉中分晰，尺寸俱浮，浮难同语。浮而缓者，风伤卫矣，为上太阳，有汗是矣。浮紧有汗，伤风伤寒，风寒互见，为下太阳。脉合症辨，寸浮尺沉，燥渴为患，太阳里症，用五苓散。尺寸长大，邪传阳明。目痛鼻干，饮水百钟，未离太阳，为前阳明；二分少阳，为后阳明；前后不粘，正阳明经。尺寸俱弦，邪传胆中，少阳一症，胁痛耳聋。沉脉察里，仔细推详，尺寸沉细，邪传太阴，腹满自利，虚实宜分。尺寸沉微，邪传少阴，津不到咽，治宜小心。尺寸沉弦，邪传厥阴，颈满囊缩，厥辨假真。五阴五阳，脉变沉浮，此其大略，更宜细论，合病坏病，脉各有因，南阳医圣，其论谨遵。

诊中寒脉法

中寒紧涩，阴阳俱盛，肢冷唇青，号曰阴症，法当无汗，有汗伤命。

诊伤风脉法

伤风之脉，阳浮阴虚，邪在下经，或弦而数，咳嗽胸痛，寒热交作。

诊伤暑脉法

暑善伤气，所以脉虚，弦洪芤迟，体壮无余，身热而烦，气高喘嘘，大便溏泻，小便频数，此为阳暑，清则可痊。脉若弦迟，而虚而微，此为阴暑，生冷伤脾，吐泻腹痛，冷汗沾衣，勿作暑治，法当温补。

诊瘟疫脉法

瘟脉无名，随见诸经，未汗宜弦，虚缓伤生。烦热而渴，身疼头痛，或咳或肿，众人皆同。不宜大汗，不宜大攻，人参败毒，方甚和平，汗后脉弦，下利者凶。

诊中湿脉法

湿脉濡缓，或兼涩小，入里缓沉。浮缓在表，身重目黄，皮麻尿少；若缓而弦，风湿相搅，痛及周身，浮肿色槁，发汗渗泄，元气宜保。大而缓者，湿热之邪，升阳除湿，苦寒撙节①。

诊中燥脉法

脉紧而涩，或浮而弦，或芤而虚，燥症之形。胸臆烦渴，下部生疮，皮毛不泽，金气不行。东垣治燥，方主乎清。

诊火症脉法

虚火浮数，沉大宜攻，随其所见，细数者凶。虚则补之，

---

① 撙（zǔn 尊）节：节制。

甘温得中；实则散之，见用乎清；轻者可降，气行则平；重则从治，随性而升；大寒大泄，真为庸愚。

诊劳倦内伤脉法

内伤劳役，体大不禁，若损胃气，隐而难寻。身热身痛，热结五心，但不头痛，手背亦温，口不知味，体倦神昏。补中益气，须加人参。

诊饮食内伤脉法

内伤饮食，滑疾浮沉；内伤劳倦，数大涩侵。左关缓紧，寒湿相寻；右关数缓，湿热并临；数代又微，伤食感淫。或消或导，养胃为均。

诊中气脉法

下手脉沉，便知是气，沉极则伏，涩弱难治。顺气散气，甚则破血，从此三法，皆添病势，病至不起，庸医所治。甘缓温养，循循其序，问得何因，随症加意。喜则伤心，收敛散气；怒则伤肝，甘缓和济；忧则伤肺，辛温开郁；思则伤脾，甘温导利；恐则伤肾，磁石八味。医如知此，方许理气。

诊诸症失血脉法

诸症失血，皆是芤脉，脉审三部，上下定一。大凡失血，脉贵沉细，如见洪大，病必难治。脉见微涩，脱血所致，急用参、芪，兼养阴气。治血之法，总宜导利。脉见浮迟，寒伤气滞，为寒凝血，凉之则逝，大用辛温，可保无事。

诊痰饮脉法

痰脉自滑,饮脉亦然。浮数肺火,沉结冷痰,或伏或涩,饮留其间。浮缓沉滑,风水作难;两尺浮滑,水泛为痰。健脾养胃,治痰之源。二母润燥,二陈散寒。以脉定症,利气为先。

诊郁症脉法

郁脉皆沉,其症宜分。血郁见芤,气郁涩寻。缓而沉者,温郁必真;沉而数极,火郁日深;痰郁滑弦,滑紧食存;郁甚则滞,结促有因。方名越鞠,其应如神。五行五郁,各当推详。金泄水折,水达宜频,火发土夺,经有当尊。

诊虚损脉法

平脉洪大,劳损而虚。大而无力,阳衰当扶;数而无力,阴火难除;寸弱上损,浮大里枯;尺寸俱微,五劳之夫;气怯右弱,血少左濡;左右微小,气血无余;劳瘵脉数,或涩细如,潮汗咳血,肉脱者殂。治血之法,苦寒勿与,保全脾胃,此为要图。

诊头眩脉法

风寒暑湿,气郁生痰,下虚上实,皆头昏眩。细湿虚暑,浮风紧寒,芤涩瘀滞,弦滑痰涎,数大火邪,虚大劳烦。随症施治,理气消痰,养阴固本,引火归源,阴邪次之,扶正宜先。

诊头痛脉法

头痛阳眩,浮风紧寒,热必洪数,湿细而坚。气虚弦涩,痛在右边；血虚细涩，痛在左边。痰厥滑甚，肾厥石顽，症虽不一，风多为艰。风有阴阳，脉宜详看。濡弱弦迟，阴风相残；数大弦长，阳风相煎；疼痛于脑，短涩难堪；而微而沉，病皆难痊。

诊眼病脉法

眼本火病，心肝数洪；右寸关见，相火上冲；肝肾脉革，不肿不红；精血枯槁，内障乃成；或见浮涩，内翳必生。治眼大法，最忌凉攻。

诊耳病脉法

耳病肾虚，迟数其脉。浮大为风，洪动火贼，沉涩气凝，数实热寒，此久聋者，专于肾责。暴病浮洪，两尺相同；或两尺数，阴虚火冲；寸大尺弱，耳内蝉鸣。滋肾养心，塞者可通。

诊鼻病脉法

左寸洪数，鼻衄鼻齄①；右寸浮缓，鼻涕风邪；脾虚肺溢，息肉双插；两寸浮大，鼻渊堪嗟；流而不息，用辛夷花；鼻之为病，才在肺家。肺气清利，脾肾整暇。诸病悉愈，药勿妄加。

诊口舌病脉法

口舌生疮，脉洪疾速。若见脉虚，中气不足。实则散之，辛凉合宜；虚则补之，从参、芪济。

---

① 齄（zhā渣）：鼻子上的红痘。

诊牙齿病脉法

尺濡而大，肾虚齿痛；两尺若洪，虚火薰蒸；齿根疏摇，治宜补精；寸大尺微，龙雷①上冲；齿缝出血，引火归宗；左寸关数，或弦而洪，此属肠胃，清热散风。

诊痛风脉法

风湿相搏，成痛风疾，其脉沉弦，肝肾湿袭。少阴弱浮，风血挛急；或涩而小，酒后风拘。从脉定方，治宜五积。

诊痹病脉法

风寒湿气，合而为痹。浮涩而紧，三脉乃备。浮则为风，涩则湿气，紧则为寒。治宜消息，散之燥之，勿用凉剂。

诊斑症脉法

斑疹沉伏，或散或无。阳浮而数，火见于躯；阴实而大，热疹在肤。色红者轻，紫黑者殂。切忌发汗，清热则除。

诊咳嗽脉法

咳嗽所因，浮风紧寒，数热湿涩，房劳涩难。右关微濡，湿伤脾间；左关弦短，劳力伤肝；肺脉浮短，久咳难瘥。五脏之嗽，各审其端。肝咳胁痛，肾咳腰痛；沉数实热，沉紧虚寒，弦涩少血，洪滑多痰；形盛脉细，气息惟艰；沉小伏匿，痛结于咽；或见声哑，皆主伤残；惟有浮大，从可保瘥。总忌寒凉，

---

① 龙雷：寓寄于肝肾中之相火。

保肺为先，更当补脾，从滋化源，外邪散之，勿令缠绵。

诊霍乱脉法

霍乱吐泄，滑而不均，或微而涩，代伏惊人。热多洪滑，弦滑食论；而微而迟，重寒中存；吐泄不得，或见转筋。此系危症，盐汤引申；湿热伤气，虚寒当温。理中健中，更加桂心。

诊心痛脉法

胃痛逼心，寒热须分，诊在气口，右关推寻。脉微而急，或伏或沉，阳微阴弦，短数不均，紧实便难，滑实痰浸，心痛引背，细涩而沉。寸沉而迟，关紧数频，数实泄之，迟寒则温。此皆胃病，勿同正论。若心痛者，脾家寒深，右关迟涩，微脉见心，或伏或结，温中回春。痛达于脑，心痛必真，甲爪青黑，万物归根。

诊腹痛脉法

诊在关脉，紧小急速，或动而弦，甚则沉伏。弦食滑痰，尺紧寒入。心腹痛脉，沉细是福；浮大弦长，命不可复。健中治中，选方勿忽。

诊疟疾脉法

疟疾自弦，有食有痰。弦数多热，弦迟多寒，弦微虚乏，弦浮风干。弦紧而小，下则安之；脉弦而浮，吐之乃痊。弦紧汗之，治必审端；若夫久疟，紫桂柴兼；切莫吐下，令人伤残；脉散而歇，万难保全。

诊痢症脉法

痢脉多滑，按之虚绝，迟微无阳，涩则少血。沉细者生，洪弦死诀。脉滑而大，食滞热结，九蒸大黄，利之为切。或沉或涩，正夺于邪，必用参、连，利气利血。伤寒瘟疫，痢而发热，人参败毒，用之中节。

诊痞满脉法

痞满滑大，痰作火孼；弦伏中虚，微涩衰劣。痞之虚实，两尺分别。尺脉洪滑，中有湿热；尺脉沉涩，知为虚结。温中导气，养正除邪。

诊泄泻脉法

泄脉自沉。沉迟寒邪，沉数火热，沉弱滑泄。暑湿虚缓，多在夏月；尺寸沉涩，谓之肾泄；脾脉沉弱，须防土绝；手足若肿，不久永诀。肺脉浮缓，伤风为孼，治以五苓，清分浊别。脾肺若虚，四神中节。若是肠风，去风养血。肾窍不闭，补肾妙诀。

诊吞酸吐酸脉法

吞酸吐酸，宜辨病源。吞酸刺心，吐酸涌涎，吐在胃口，吞在胃间。脉多弦滑，气口细看，或滑而洪，膈有热痰。六君子汤，加姜炒连。或沉而迟，饮冷胃寒，苍术二陈，姜桂同煎，甚加吴黄，服之得安。

诊水肿病脉法

三阴结者，脾肺肾伤。脾结无堤，水气汪洋；肾气结者，二便闭藏；肺气结者，水滞膀胱。因成水肿，脉分阴阳。阴脉沉迟，色青无光，不渴而泄，辛温为良。脉或沉数，色红而黄，燥粪赤溺，剂拣清凉，补肺滋肾，切勿彷徨。沉细者弱，浮大者昌，更分诸水，脉症推详。一曰风水，脉浮而长，身冷恶风，用防己汤。一曰皮水，浮滑相将，跗肿腹大，皮泛水浆，治宜发汗，茯苓可尝。一曰正水，病在肾乡，其脉沉迟，气喘难当，附子杏仁，二方可尝。一曰石水，肝肾两旁，关尺俱沉，当脐如囊，茯苓加桂，多服则康。一曰黄汗，脉病反常，其脉沉迟，其汗淋浪，发热胃满，黄染衣裳，桂枝苦酒，妙若元霜。面黄脉沉，身肿心慌，此为里水，越婢含章①。

诊臌胀脉法

胀满脉弦，脾制于肝。洪数热胀，迟弱阴寒，紧为中实，浮作虚看，洪大可生，虚小难痊。实不可泄，热不可寒，参苓连桂，补中开关。浊气下行，清气上旋，虽系危症，亦可生全。

诊腰痛脉法

腰痛之脉，两尺沉弦，沉为气滞，弦损肾元。或浮而紧，外受风寒；伤湿濡细，挫闪实看；结为瘀血，涩则衰残；大而数者，虚火相煎。或引背痛，沉滑易痊。主治在肾，温补为先，左归右归，用必审端。发散外邪，方内加添，散名异香，气滞可安。散有白术，挫闪无难，导滞行瘀，斟酌汤丸。补精养气，通脉开关，补泄先后，虚实详观。

---

① 含章：谓包含美质。言越婢汤具有特效。

诊疝气脉法

疝脉弦急，积聚所酿，病虽多端，归于肝藏。心滑肺沉，风疝浮荡；关浮而迟，风虚之恙；阳急为瘕，阴急疝状；沉迟浮涩，疝瘕痛胀；痛甚则伏，或见动象；两尺弦牢，责肾为当。牢急者生，弱急者亡。寒则补火，虚宜补相。桂苓姜附，药品无尚；橘核荔核，多少酌量；乳香定痛，吴萸气降。七疝虽殊，肝肾相望，断鳌立极①，治勿孟浪。

诊脚气脉法

脚气之脉，浮弦为风，濡湿迟寒，热数且洪，紧则因怒，散则忧冲，细乃悲过，结为气攻，两尺不应，医必无功。其为症也，寒热脚痛。外因散邪，内因和冲，各分条理，养正则同。

诊消渴脉法

消渴三症，上中下间。心滑而微，上消热煎。或紧洪数，肺胃参观，此为中消，木作土难。阳盛阴惫，下消水干。劳则浮迟，濡散阴残，短浮莫治，数大难痊。其为病也，归咎于肝。治用小柴，勿减一般，葛根石膏，花粉倍添，更加知母，以清化源，药如甘露，服之遂安，心脾肾脏，调理相兼。

诊大便燥结脉法

燥结之脉，沉伏多疑，热结沉涩，气虚结沉。迟若是风，

---

① 断鳌立极：古代神话。昔女娲氏断鳌之足以立地之四极。语出《列子·汤问》。此喻治疗之艰巨。鳌，巨龟。

右尺浮虚，搜风顺气，治风为宜。余养精血，补肾健脾，麻仁润肠，泄火以黎，芝麻润燥，苁蓉归芪，气陷升提，不可不知。

诊胁痛脉法

两胁疼痛，脉必双弦。紧细弦者，多怒气偏；沉伏而急，痰瘀之愆。当归芦荟，湿热可飡；小柴二陈，利气消痰；胁痛的剂，枳①壳为先。

诊淋症脉法

淋症之脉，细数可妨。少阴微者，气闭膀胱，女人见之，阴中生疮。大实易愈，虚数者亡。方名八正，强盛可尝。金匮肾气，久虚者良。

诊小便不通脉法

浮弦而涩，小便不通。数则黄赤，芤则便红，实见左尺，便难为癃。急则治表，下以成功；虚则升提，益气补中。

诊五积脉法

积脉自阴，附骨而沉。心积伏梁，肺积息贲，肝积肥气，肾积奔豚，脾积痞气。脉从脏分，肝弦心芤，肾急滑深，脾实且长，肺浮喘闻。治积之法，宜散宜温，外用按摩，攻伐②为禁，痞散成蛊，因齿焚身，总宜养正，如待小人。

---

① 枳：原作"只"，据医理改。
② 伐：原作"代"，据文义改。

诊六聚癥瘕脉法

六聚结成，浮结气寒，又有癥瘕，其脉多弦。弦急瘕疾，弦细癥坚，沉重中散，食成癖疢。左横沉重，气癥胸前；若是肉癥，右横转旋；积聚癥瘕，紧则痛缠。虚弱者死，实强者生。不宜大散，养正为先，和血行瘀，理气消痰，其或可攻，用遇仙丹。

诊喘急脉法

喘急为病，其因有三。右寸脉沉，水停肺间，其脉极伏，气逆为艰，皆令肺胀，导利则安。六脉虚浮，宗气衰残，急用收敛，补气为先。尺微寸大，气不归源，呼吸胸中，下虚上弦。人参固本，或可生全。三症细辨，勿作等间。沉实者生，微涩者难。

诊嘈杂嗳气脉法

嘈杂嗳气，审右寸关。紧涩易治，弦急则难。两寸弦滑，饮留膈间；脉横在寸，有积上拦。治以六君，多用姜煎，外加桂枝，吴茰炒连。

诊呕吐脉法

呕吐无他，寸紧滑数。微数血虚，单微胃薄，积则有瘀，最忌涩弱。和中理中，橘姜倍着，藿香姜连，亦是要药。

诊呃逆脉法

呃逆甚危，浮缓乃宜，弦急必死，结代促微。丁香柿蒂，何人不知，健中温肾，其义乃窥。

诊反胃隔噎脉法

反胃隔噎，寸紧尺涩。紧芤或弦，虚寒之厄。关沉有痰，浮涩脾亏，气虚弱大，血弱小涩，若涩而沉，七情郁寒。进退黄连，服之相得；理中赭石，有物有则。见效勿喜，须防胃窄，少进稀粥，治乃不忒。

诊痉症脉法

痉之为症，有湿有风，其在夏月，暑湿相逐。无汗曰刚，有汗柔名。项直腰强，头摇身轻。面色黑青，风湿之征；面色红黑，暑湿之形。邪兼诸气，病传六经。六脉俱沉，弦直不平，或伏而细，或如蛇行，细玩《金匮》，可得其情。太阳发热，沉细若逢，麻附细辛，可以回生。太阳症备，迟见沉中，身强肢冷，痉病乃成，太阳表剂，加术与苓。沉弦而长，痉在阳明，桂枝葛根，可以收功。偏弦沉迟，半身痎瘲，痉在少阳，柴桂合同。或在三阴，微细互乘，术附为主，逐脏变更。如治暑湿，正气须通，浮缓者吉，弦急则凶。

诊癫痫脉法

癫痫之法，阳浮阴沉。数热滑痰，狂发于心；惊风肝痫，弦急可寻。浮脉腑浅，沉脉脏深。安神清膈，苦酒槐津；豁痰泄火，牛黄清心；如治癫狂，二方亦神。至若诸痫，寒热当分，寒则温之，热则滋阴，药选草木，忌石与金。

诊惊悸怔忡健忘脉法

惊悸怔忡，寸动而弱，寸紧而浮，悸病乃作，补心养心，减去凉药。饮食痰火，伏动滑搏，二陈六君，出入斟酌。浮微弦濡，忧惊过作，甘缓辛散，归脾髣髴。健忘神亏，心虚浮薄，茯菟二冬，参芪归芍，勿令金石，散燥诸物。

诊喉痹脉法

风湿寒邪，合而为痹。其见脉也，两寸洪溢，上盛下虚，微伏难必。辛燥温散，用方勿拘，最忌寒凉，邪为冷逼。

诊自汗盗汗脉法

或濡或涩，而浮而虚，或迟而弦，汗脉无余。自汗在寸，则为阳虚，六一汤中，倍加参芪。盗汗在尺，则为阴虚，左归饮中，地骨丹皮。更有风消，汗出淋漓，颧赤耳热，必不可医。脉微汗出，龙火无基，烦躁不宁，亡阳可知，参附为汤，不时挽之。

诊痿症脉法

痿因肺燥，脉多浮弱。寸口若沉，发汗则错。滑疾洪缓，或沉而弱，尺部见之，痛软在脚。东垣清燥，加下部药，金清水旺，风火不作。

诊厥症脉法

厥之为病，得之卒然，肢冷身强，口不能言。其症不一，沉细为寒；沉伏而数，为热所干。脉涩为气，浮滑痰顽，气弱为微，大则血悭①，寸尺沉滑，身冷必难。其主治也，各以其

---

① 悭（qián 牵）：欠缺。

端。遇外因者，清热散寒；遇内因者，利气散痰。气血两亏，补正为先，勿轻吐下，损人天命。

诊哮吼脉法

哮吼一症，专责肺经。浮滑风痰，沉迟冷停，弦为寒食，细涩气凝。其在新病，吐之则平；久病衰弱，温肺和中；清痰利气，姜汁倍浓；发散寒冷，切忌乱攻。

诊烦躁脉法

尺寸浮散，烦躁不宁。烦为心烦，神将外行；躁为肾躁，手足不停。将欲亡阳，反掌死生；无汗可救，有汗者死。参芪术附，用剂勿轻。

诊膊臂痛脉法

臂痛之脉，关尺可凭。或浮或沉，必见弦形。地黄引内，加桑寄生，独活肉桂，两相匀平。

诊五疸症脉法

五疸之症，皆因湿热。白睛先黄，小便如蘗①，身如烟薰，其症各别。脾肺缓大，懊侬呕者，谓之酒疸，汗之可也。胃脉迟缓，腹胀食缺，或濡或涩，浮短而厥，谓之谷疸，法当下泄，大黄桂附，勿以寒折。两尺浮缓，印堂如缺，或细而涩，女劳无节，金匮肾气，茵陈倍切。浮大而缓，头汗飞越，此为阳疸，得之夏月，茵陈五苓，法遵旧说。六脉沉迟，身冷便结，谓之

---

① 蘗（bò 柏）：黄柏。此言黄柏之色。

阴疸，湿寒可决，茵陈桂苓，姜附奇绝。

诊寒热往来脉法

寸大尺弱，往来寒热。弱则阳陷，大则阴越。调和荣卫，乃其真诀。小柴四物，亦或中节。

诊麻木脉法

脉在弦后，或缓或洪，皆主麻木，勿谓病轻。大指次指，状如虫行，三年之内，必主中风。一块麻木，或冷如冰，一年之内，必成厉风。麻则气虚，木则血凝，补气补血，除湿消风。

诊阳痿症脉法

两尺沉涩，阳痿之形。沉则少气，涩则精清。男女同此，不育不生。延龄育嗣，补气填精。

诊不眠脉法

胆脉迟涩，心脉虚弦。弦则为虚，迟则为寒。二经虚寒，则病不眠。补心温胆，法当相兼。

诊蛊毒脉法

数大而坚，蛊毒则然。人中邪术，害非一般。解毒消毒，或可生全。腹大脉细，干蛊则难。

诊破伤风脉法

破伤风症，表里当分。脉浮而弦，头汗津淫，夹车紧急，如无病人。半表半里，从中解分；数大沉弦，风邪冲心。防风通圣，下药为君。

诊遗精白浊脉法

遗精白浊，当验于尺，结芤动紧，二症之的。微涩精伤，洪数火逼。亦有心虚，心短而疾；亦有风陷，思虑伤脾。脉迟易治，急疾难必。心脾肾脏，治勿缺一；交感汤丸，更加牡蛎；再令病者，清心寡欲。

卷　四

足太阳膀胱经脉歌

足太阳膀胱经脉，自脾胃上额交颠。支者从颠入耳角。直者从颠络脑间，还出下项循肩膊，挟脊抵腰循膂边，络胃正属膀胱腑。一支贯臀入腘传，贯腨①出踝循胫骨，小指外侧至阴全。此经少气而多血，头痛脊痛腰如折。目似脱兮项似拔，腘如结兮腨如裂。痢疟狂颠疾并生，鼻衄目黄而泪出，颈项背腰尻腘腨，病若动时皆痛彻。

足少阴肾经脉歌

足肾经脉属少阴，斜从小指趋足心，出于然骨循内踝，入跟上腨腘内寻，上股后廉直贯脊，属肾下络膀胱深。直者从肾贯肝膈，上行挟舌循喉咙。支者从肺络心上，注下又交手厥阴。此经多气而少血，是动病饥不欲食，咳唾有血喝喝喘，目䀮心悬坐起辄②，善恐如人将捕之，咽痛舌干兼口热，上气心痛或心烦，黄疸肠澼及痿厥，脊股后廉之内痛，嗜卧足下热痛切。

足少阳胆经脉歌

足少阳胆脉之经，起于两目锐眦边，上抵头角下耳后，循颈行手少阳前，至肩却出少阳后，入缺盆中支者分。耳后入耳

---

① 腨（shuàn 涮）：脚肚。
② 辄：不能活动。《庄子·达生》："辄然忘吾有四肢形体也。"陆德明《释文》："辄然，不动貌。"

耳前走，支别锐眦下人迎，合手少阳抵下颊①，下加颊车下颈连，复合缺盆下胸膈，络肝属胆表里荣，循胁里向气街出，绕毛际下入髀厌。直者缺盆下腋循，下合髀厌髀阳外，出膝外廉外辅缘，下抵绝骨出外踝，循跗入小次指间。支者别跗入大指，循指岐骨出其端。此经多气而少血，是动口苦善太息，心胁疼痛转侧难，足热面尘体无泽，头痛颔痛锐眦痛，缺盆肿痛亦肿胁，马刀侠瘿颈边生，汗出振寒名疟疾，胸胁体膝胫绝骨，外踝皆痛及诸节。

足厥阴肝经脉歌

足厥阴肝脉所络，大指之端毛际丛，循足跗上上内踝，出太阴后入腘中，循股入毛绕阴器，上抵小腹挟胃通，属肝络胆上贯膈，布于胁肋循喉咙，上至颃颡连目系，出额会首项巅逢。直者复从目系出，下行颊里交还唇。支者从肝别贯膈，上注于肺乃交宫。是经血多而气少，腰痛俯仰难为工，妇少腹肿男㿉疝，嗌干脱色面尘蒙，胸满呕逆及飧泄，狐疝遗尿或闭癃。

足太阴脾经脉歌

太阴脾起足大指，循指内侧白肉际，过于绝骨彼内踝，上踝循胫膝股里，股内兼廉入腹中，属脾络胃上膈通，挟咽连舌散舌下，支者从胃注心宫。此经血少而气旺，是动即病舌本强，食则呕出胃脘痛，心中善噫而腹胀，得后与气快然衰，脾病身重不能摇，瘕泄水闭及黄疸，烦心心痛食难消，内踝股膝内多肿，不能卧因胃不利。

---

① 颊（zhuō 捉）：颧骨至上牙床间之面骨。

足阳明胃经脉歌

足阳明脉鼻额起，下循鼻外上入齿，循唇挟口交承浆，颐后人迎颊车里，耳前发际至额颅，又循喉咙缺盆入，下膈属胃络脾宫，直者下乳挟脐中。支起胃口循腹里，下行直合气街逢，遂由髀关下膝膑，循胫足跗中指通。支从中指入大指，厉兑之经穴尽矣。此经多气复多血，指寒呻欠面颜黑，病至恶见火与人，忌闻木声心惕惕，闭户塞牖欲独处，甚则登高弃衣走，腹痛腹胀为肝厥，狂疲温淫及汗出，鼻血口？唇又缩，颈肿喉痹腹又肿，膺乳膝膑腹并痛，髀外足跗上皆痛，气盛热在身以前，有余消谷溺更甚，不足身以前皆寒，胃中寒而腹胀壅。

手太阳小肠经脉歌

手太阳经小肠脉，小指之端起少泽，循壬上戊出臂中，上臂骨出肘外侧，两筋之间臑后廉，出肩解而绕肩胛，交肩之上入缺盆，直络心中循嗌咽，下膈抵胃属小肠。支从缺盆上颈颊，至目锐眦入耳中。支者别颊复上？，抵鼻至于目内眦，络额交足太阳接。嗌痛颔肿头难回，肩似拔兮臑似折，耳聋目黄颈颊肿，是所生病为少液，头额肩臑肘臂痛，此经少气而多血。

手少阳三焦经脉歌

手少阳经三焦脉，起手小指次指间，循腕出臂之两骨，由肘循臑外上肩，交出足少阳之后，入缺盆布膻中传，散络心包而下膈，循属三焦表里联。支从膻中缺盆出，上项出耳上角颠，又从耳后入耳缘，出走耳前交齿颊，至目锐眦胆经连。是经多血还多气，耳聋嗌肿及喉痛，气所生病汗出多，颊肿痛及目锐眦，且后肩臑肘臂外，皆痛废及小次指。

手阳明大肠经脉歌

手阳明经大肠脉，次指内侧起商阳，循指上廉出合谷，两骨两筋的间行，循臂入肘行臑外，会此下入缺盆内，络肺下膈属大肠。支从缺盆上入颈，斜贯两颊下齿当，挟口人中交左右，上挟鼻孔尽迎香。此经血盛气亦盛，是动齿痛颈亦肿，是主津液病所生，目黄口干鼻血动，痹痛在肩下前臑，大指次指痛不用。

手太阴肺经脉歌

手太阴肺中焦起，下络大肠胃口行，上膈属肺从肺系，横从腋下臑内萦，前络心与心包脉，下肘循臂当腕内，遂入寸口上鱼际，大指内侧爪甲根。支络还从腕后出，接次指交阳明经。此经多气而少血，是动则为喘满咳，膨胀肺胀缺盆痛，两手交臂为臂厥，肺所生症咳上气，喘咳烦心胸满结，臑臂之内前廉痛，为厥或为掌中热，肩背痛是气有余，小便数欠①或汗出，气虚亦痛溺色变，少气不足以报息。

手少阴心经脉歌

手少阴心起心经，下膈直络小肠承，支者挟咽系目系，直者心系下肺膈，上腋循臑后廉出，厥阴心主之后行，上肘循臂抵掌后，锐骨之端小指停。此经少血而多气，是动咽干心痛应，目黄眩痛渴欲饮，臂臑内痛掌热蒸。

---

① 欠：犹言少。

手厥阴心包经脉歌

手厥阴经心主标，心包下膈络三焦，起自胸中支出胁，下腋三寸循臑迢，太阴少阴中间走，入肘下臂两筋起，行掌心从中指出。支从小指次指交。是经少气原多血，是动则病手心热，是主脉所生病者，掌热心烦心痛掣。

诸风掉眩，皆属于肝。　　诸痛疮痒，皆属于心。

诸气抑郁，皆属于肺。　　诸实收引，皆属于肾。

诸热瞀瘛，皆属于火。　　诸湿肿满，皆属于脾。

诸厥固泄，皆属于下。　　诸暴强直，皆属于风。

诸逆冲上，皆属于火。　　诸胀腹大，皆属于热。

诸躁狂越，皆属于火。　　诸痉项强，皆属于湿。

诸气愤慄。如丧神魂，皆属于火。　诸病浮肿，痛酸惊骇，皆属于火。

诸病有声，鼓之如鼓，皆属于热。　诸转反戾，水液浑浊，皆属于热。

诸呕吐酸，暴注下迫，皆属于热。　诸病水液，澄彻清冷，皆属于虚。

诸痿喘呕，皆属于上。

十八反歌

本草明言十八反，逐一从头说与君。人参沙参与芍药，玄参紫参及细辛，苦参丹参共八味，一见藜芦便杀人。白及白蔹并半夏，瓜蒌贝母五般真，莫见乌头与乌喙，逢之一反疾如神。大戟芫花兼海藻，却与甘遂四般并，若逢甘草同煎服，纵有良医活不成。外有六般相反物，切须避忌认之真。蜜蜡莫与葱相见，藜芦勿用酒来浸，石决明忌见云母，犯了之时祸不轻。

十九畏歌

硫黄原是火之精，朴硝一见便相争。水银莫与砒霜见，狼毒最怕密陀僧①。巴豆性烈最为上，偏与牵牛不顺情。丁香莫与郁②金见，牙硝难合荆三棱。川乌草乌不顺犀，人参最怕五灵脂。官桂善能调冷气，若逢石脂便相欺。大凡修合看顺逆，炮烘炙洗莫相依。

炮 制 论

制贵适中，太过反失，不及无功。火制有四，煅炮炙炒；水制有三，渍泡与洗；水火共制，惟蒸与煮。酒制升提，姜制发散，入盐走肾而软坚，醋炒注肝而止痛。童便除劳，性复能降下；米泔去燥，性而和中。乳润枯而生血，蜜甘缓以益元。陈壁土窃土气以补中，面麸皮抑酷性不伤上膈。羊酥脂、猪板油涂烧药物，易于脱断；乌豆汤、甘草水俱能解毒，制令和平。去穰者免烦，抽心者去胀。如去热用大黄，无枳壳不通；温经用附子，无姜不热；发表用麻黄，无葱白不发；吐痰用瓜蒂，无淡豉不涌。竹沥无姜汁不行，蜜导无皂荚不能通秘结。

气 味 辨

气本乎天，味本乎地。温热者，天之阳；寒凉者，天之阴。甘辛淡者，地之阳；酸苦咸者，地之阴。阳主升而浮，阴主沉

---

① 僧：原作"参"，据医理改。
② 郁：原作"菀"，据医理改。

而降。辛主散，其行也横，故能解表；甘主缓，其行也上，故能补中；苦主泻，其行也下，故能去实；酸主收，其性也敛，故能治泄；淡主渗，其性也利，故可分清；咸主软，其性也沉，故可导滞。用纯气者，取其动而能行；用纯味者，取其静而能守。有气味兼用者，和合之妙，贵乎相成。君臣相配，宜否之机，最宜相佐，既欲知忌。故欲表散，须远酸寒；欲降下者，勿兼升散。阳旺者当知忌温，阳衰者沉寒勿用。上实者忌升，下实者忌秘，上虚者忌降，下虚者忌泄。诸动者再动即散，诸静者再静即减。甘勿施于中满，苦勿施于假热，辛勿施于热燥，咸勿施于伤血，酸味最能克土，脾气虚者少入。阳中还有阴象，阴中还有阳志①，苟能烛此阴阳，药理须元，岂难透彻。

十二经浮沉歌

少阳三焦少阴心，阳明大肠太阴肺，太阳小肠厥阴包，手为浮上之六经，少阳胆兮少阴肾，太阴脾经阳明胃，太阳膀胱厥阴肝，足主沉兮此为定。

五 味 歌

酸为木化气本温，能收能涩利肝经。苦为火化气终热，能燥能坚心藏丁②。甘为土化气中和，能开缓渗从脾行。辛自金生气带燥，能开润泻通肺窍。咸从水化气生寒，走下软坚入肾间。淡味方为五行本，运用须知味当先。

---

① 志：标记。
② 丁：丁火，属阴火。丁火乃万物的精华，有离火文明之象。

引经使药歌

小肠膀胱属太阳，藁本羌活是木乡。三焦胆与肝包络，少阳厥阴柴胡强。阳明大肠并胃腑，葛根白芷升麻当，又用四连并四后，栀翘明粉葛芦详。太阴肺脉中焦起，白芷升麻葱白乡。脾经少与肺部异，升麻兼之白芍详。少阴心经独活主，肾经独活加桂良，通经用此药为使，岂能有病到膏肓。

脾经：补同于胃草配芍，甘蔗枸杞及牛肉。泻加青柴防葶苈。温添粳米酒豆红。凉用茶绿豆西瓜，余悉同胃并无他。

心经：补用参归芎竹黄，远麦红花金银屑。泻以苦参枳黄连，前半金元贝葶苈。温则四香苏石菖。凉惟牛黄连竹叶，二母栀翘与珍珠，犀角芦根元明列。

小肠经：补砺石斛甘草梢。泻用海金沙大黄，续随葱荔柴苏叶。温戟乌智两回香。凉用二连车通滑，栀柏苓泻芩芒硝。

膀胱经：补须磁石紫石英，橘龙菖续益智仁。泻芒猪泽滑前子，瞿麦木通茜草根，知柏二地二石同。温桂沉乌荜茴苿。

肾经：补须牛乳龟鹿茸，二地参胶镇苁蓉，覆盆归杞山茱药。泻茶二苓泽琥通。温硫姜沉脂附桂，狗马鱼酒柏芦钟，五味巴乌阳起石。凉元丹骨知柏同。

心包络经：补则参芪桂纸蓉，鹿菟杞巴香美酒。泻竹硝黄栀枳柏。温同肾脏加益智，归芎烧酒柏仁蔻。凉用三黄三石定。

三焦经：补术参芪益桂香。泻曲二枳青泽当。温附三香与荜澄，仙茅骨脂椒茱姜。凉如包络加地骨，胆草车前木通尝。

胆经：补归茱味椒姜枣。泻连芍芎青通草。温桂二陈及二姜。凉柴连茹芩胆草。

肝经：补以猪羊鸡酒醋，瓜梅茱橘参枣阿。泻同胆加芩青黛，桃梅杏李茱温好。凉用三黄柴前子，草决铃羊龙胆草。

肺经：补须甘温首参芪，二冬阿胶紫菀宜，山药瓜霜五味子，百部胶沉白茯苓。泻必辛凉用兜铃，甜葶苈与桑白皮，二枳槟防通苓泻，苏琥麻莱桔杏仁。温桂荜橘干生姜，椒夏乌苏叩木沉。凉用枇杷膏贝竹，元沙铃角青栀芩。

大肠经：补用沙仁罂粟壳，牡蛎蔻粮与脂骨，诃连石脂樱榔子，木香白蜜糯米若。泻则消黄牵二枳，巴豆桃仁槟葱白。温以参桂附干姜，椒糯丁吴桃蕊石。凉须槐柏与条芩，三连膏栀苦参列。

胃经：补以六君连芡实，糯米诸糖及白蜜，果用荔枣山药茱，消补神曲与楂肉。泻同大肠加棱朴。温同大肠加砂仁，藿香香糯与术附。凉用四连并四石，栀翘明粉葛芦根。

药性小引

药性为医家第一要。肄业医者，不知药性，正如聋者失听，人言此而伊道彼，各不相合者也，岂不病药悬殊乎哉？则失之远矣！夫药性之妙，妙在升降。天地以阴阳二气升降，而生人物。人有五行，而物亦有五行，物既有五行，则温热平凉寒之五气，酸苦甘辛咸之五味，药其付之矣。而五气五味之入五脏，全是升降之功。如升降有错，入脏腑亦有错，不惟治病无灵，恐亦草菅人命矣。今人只知温热平凉寒五气而用药，不知药之真机，皆出于易卦之升降。升降者，水火也。水火者，坎离也。寒即为水，热即为火。水即为阴，火即为阳。阴阳水火升降而万物生矣，此天地之正气也；天地有寒热不正之气而生病，此天地之邪气也。天地即有升降之药以治之，而人不知也，故东垣制补中汤一方，正合时令之要方也。业医不识升降之理，鲜有不误人者矣。寒热为万病之根，升降为治病之祖。人能识药性之升降而又能善用升降，则万病指掌矣。

乾元之药

（用药法家）人参　枸杞　故纸　胡桃　鹿茸　莲肉　五味

坤元之药

熟地　山药　炙甘草　白术　黄精

☰（包括运乎外）乾金之药（主五脏之气）

人参　沙参　黄芪　麦冬　五味　丹参　玄参　菊花　柏仁　桔梗　远志　益智　香附　沉香　鹿胶　鹿茸　枸杞　附子　肉桂　杜仲　胡桃　莲肉　炙草　桂枝　苍术　黄精　加皮　天麻　檀香　川芎　羌活　白术

☷（凝成守于内）坤土之药（益脾阳，生脾血，柔胃气）

白芍　饴糖　炙草　山药　扁豆　芡实　苡仁　莲肉　沙参　玉竹　枣仁　黄精　石斛　黄芪　龙眼　柏仁　大枣　枣皮　乌梅　木瓜　麻仁

☳（下一阳为主）震木之药（升阳益气之用）

洋桂　黄芪　人参　炙草　荷叶　升麻　柴胡

☴（下一阴为主）巽木之药（滋阴合血之用）

当归　首乌　白芍　川芎　生地　熟地　枸杞　龙眼　牛膝　续断　阿胶　沙参

☲（以真阴为主）离火之药（主安神宁心，止烦抑火之用）

人参　朱砂　桂心　益智　远志　石英　石脂　茴香以上离外之阳药　麦冬　五味　龟板　当归　枣仁　茯神　柏仁　生地　阿胶　龙眼　龙骨　牡蛎　黄连　莲子　灯心　小草　龙齿

犀角　羚羊角　沙参　丹参（以上离中之阴）

☷（以真气为主）坎水之药（主纳真火，壮水之用）

熟地　丹皮　山药　枣皮　茯苓　泽泻　枸杞　牛膝　龟板（以上坎水之阴药）　附子　洋桂　鹿茸　鹿霜　五味　故纸　胡桃（以上坎中之阳）

☶（以上一阳为主）艮土之药（主固水堤岸，运化腐热之用）

白术　人参　炮姜　智仁　故纸　菟丝　木香　白蔻　砂仁　肉蔻　苍术　黄芪　扁豆　茨实　神曲

☱（以上一阴为主）兑金之药（主生津润燥，解渴止烦之用）

人参　沙参　麦冬　天冬　枸杞　乌梅　花粉　五味　石斛　知母　蔾汁　竹茹　竹叶　柿子　地榆　石膏　葛根（石膏、知母宜慎用）

　　凡用药之法，四时不可无长夏之药，而作春生之令。夏与秋随寒热而用之，冬令药慎而少用，万一必用，病退即止，不可多用、独用，此乃药中法象。四时非谓春时宜用某某，夏时宜用某某也，用法以五行对治而使。如伤湿为土邪胜，宜用春生之药，选二三味治之，风胜湿，为木克土之意也。

药　性　赋

　　济世之道，莫先于医；疗病之功，莫先于药。医乃九流魁首，药为百草根苗。丸散未修，药性先识。故云硇砂有烂肉之功，巴豆有透肠之力。丁香和胃，干姜快胸。熟地补虚损，生地通血脉。青皮陈皮，最能理气。石脂龙骨，极好生肌。良姜性热，得菖蒲善治心痛。芒硝大寒，入大黄可通脏结。乳香没药，止痛惟先。荆芥薄荷，消风第一。金沸草款冬花，能医咳嗽；天南星，法半夏，最化痰涎。五灵脂专能治气，玄胡索佐之尤良；黑牵牛极利小便，加滑石助之更美。朱砂祛邪伐恶，犀角疗风治狂。萹蓄瞿麦，治膀胱之疾；芫花甘遂，治水盅之伤。芦荟蝉酥，疗小儿之疳患；蛇床杏子，治诸疥与虫疮。河北团参，亦治咳嗽；江南蛤蚧，单疗肺痿。黄连厚肠，兼能洗眼明目；槟榔下气，又可退翳除昏。甘菊花清心利头，赤茯苓利水破气。枳壳厚朴，快气宽肠；桔梗枳实，开胸快膈。香附子破血理气，骨碎补止痛住疼。木香沉香，分气降气；麻黄桂枝，发汗止汗。当归活血，茵陈退疸，生姜止呕，人参润肺，白术补中，肉蔻止泻。川芎石膏，最治头痛；柴胡黄芩，能除身热。苍术除湿，猪苓去水，五味生津，乌梅止渴。川乌草乌，入骨搜风；附子天雄，回阳返本。宿砂红豆，消食补虚；栀子连翘，开心除热。葛根止渴，又能开腠除风；黄柏消蒸①，亦可敷疮退疸。此其大略而言，药无不效用当灵，业斯术者，用宜细心。

医门之要，首以阴阳、表里、寒热、虚实，为认病之大法，再以望闻问切，考之三因。三因者，内因、外因、不内外因也。夫病之来也，莫不由三因而入，故验病之法，亦由三因而定。内因者，内伤七情也；外因者，外感六淫也；不内外因者，伤饮食也。脾胃为后天，人身中宫大本，万病之所首重者，如其有伤，百病丛生矣。若考得病之真情无疑，然后用汗下和温补五法治之，则神圣工巧之能，即在吾之掌握矣。

凡临弱症，不拘人之老少，病之轻重，第一先查上损下损，

---

① 蒸（yān 烟）：姜黄。《珍珠囊》："治肾水、膀胱不足，诸痿厥，腰膝无力。"

先损后损。上损在心肺，下损在肝肾。治法当以先损为本，后损为标，切不可错。如错不惟不能去病，而亦增害矣。夫医之一艺，贵先得乎纲领。人身中之十二经络，纲领也，必须记诵极熟，而药性中之十二经品，亦要诵之极熟，临用方得不错。别经清楚，用药得当，一剂而愈，此医家至要之秘诀。然后再认病辨症，症明用药，自然不错，则神医之权，即在于掌握矣。

伤寒一症，是天之阴寒邪气，人感之，由皮毛而入腠里，所感皆阴邪，并无阳邪，切不可以阳邪论治。然感有轻重，重者则外形内脉为邪闭紧，故现有阴症似阳之假象，非真伏有阳邪也，须当从症治之，脉不必拘也。总言之，伤寒是中寒，非中热也。

瘟疫一症，是地之阳热邪气，人感之，由背而入脏腑，所感皆阳邪，并无阴邪，切不可作阴邪论治。脉象不必拘，要辨形症则妥。极言之，瘟疫是中热，非中寒也。治法外散其邪，内清其热，此寒热互用之法也。然此症与疟疾同是一症，宜合治之，方得无错无失。

凡人口中流沫水，此是胃少阳气。火不能炼纳精液，是胃少火也。胃阳，人之生气也，岂可少乎哉？养生者其慎之。

十二支应年分症图

子胆丑肝寅在肺，
卯居大肠辰在胃，
巳脾午心未小肠，
申居膀胱酉肾地，
戌居包络亥三焦，
十二雷音吞祖气。

每年时行之症，必须分春夏

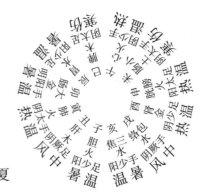

秋冬四季而论治。如立春后，所得之时症，春温症也。立夏后，所得之时症，暑热症也。立秋后，所得之时症，泄痢症也。立冬后，所得之时症，伤寒症也。今之治时行外感之症，概不分春夏秋冬，每以伤寒之法直治三时之症，误人多矣。夫病之伤人，非无因也。古人云：百病从口入，至哉言乎！然言太轻，莫若万病皆由口入惟至当。何也？夫病岂止于六淫，六淫因内而招，所招皆由于口。如人过食热物，每生火病。过食生冷，寒病即起。余所见者比比也。即此一端，而百病尚且丛生，况再加七情乎，可不戒哉！

五　郁　歌

金郁五通散最奇，木郁小柴胡汤宜。六味地黄治水郁，外加柴胡白芍齐。火郁三黄解毒饮，升麻葛根汤亦奇。三承气汤治土郁，五般郁结各有灵。

医为罪道说

夫医之一艺，罪艺也。何也？如一日临十症，十症皆得其治则可。如有一错，则存亡系之矣。再以宽而论，不以一日一错，而以十日一错，全年则见三四十错，行艺十年，其罪何可深数，况终身乎？余故言医为罪艺者，此也。然古人立法，原以救人为心。今人借以取利，况愈者寡，而坏者多，鲜有不误人者，安得无罪？吾愿世人若行此道，先去利心，一诚济世乃可，如其不然，则万万不可。

目　疾　论

目疾一症，古人立有专科，惜乎少有分辨。专科只是治其外感六淫以及损伤而论治，至于内伤七情，并未论及，亦未有治，故今之病目者，十坏八九，是由不明病原故耳。夫目有五行，人身五脏应之。两目者，日月也。日月者，水火也。两目之不明，由于水火之未济。水火不济，是五脏受其损伤，而英华不著，故目为之昏暗也。若欲治之，必须返本还元，调和五脏，生养气血，令其克①充，而水火自能既济。水火既济，是不求其明而目自明矣。其治法不外清金生水，舒肝和气，水升火降，数端而已。

膈噎论

膈噎一症，古名膈饐②。此为阴阳阻膈③，水火不济之大症。治之必须调其水火，和其阴阳则得矣。此是逆气上越所至，急宜降气纳气，以缓炼之。

耳聋论

耳聋一症，是由其气上越所至。治法当补少阴心经真水，兼之收纳肾气，为之交心肾，心肾交而聋自除，然须多剂乃佳，此为治聋之妙法，亦复聪之神方也。

水火二至论

夫水火者，人生之性命也。二至者，天地之性命也。人秉天地之气而生，全在水火。水火之根，根于二至。火之生生于

---

① 克：能够。

② 饐（yē 耶）：谓气噎结有声。

③ 膈：通"隔"。《管子·水地》："五脏已具，而后生肉。脾生隔。"尹知章注："隔在脾上也。"

冬至，此时人身之真阳，复生于坎水之中，外寒而内热，凡有所动作，急宜慎重，此火不可损伤。水之生生于夏至，此时人身之真阴，复生于离火之中，外热而内寒，凡有所动作，急宜保重，此水不可损伤，若伤则有关性命。冬至后六个月，忌用大寒、大凉之药物，以伤此火。夏至后六个月，亦忌大燥、大热之药物，以伤此水。斯二者，人身之至宝也，人能于此二者慎重，则养生之道，已得大半矣。

胃气痛辨

医家有气痛一症，今人呼为心气痛者，非也。不知心不受邪，受邪既死。此是胃虫冲动所至，皆因饮食毒物，而虫受毒不安，故尔作痛，不可误认心痛而论治也。治法当以去食、解毒、调气为主。庸医见痛，即以顺气理血，乳没定痛等法治之。不知乳没定外症之痛则可，若内症作痛，必审其因。然有三焉：一食滞，二受毒，三气阻。得其病因，只调其气，消化毒食，而病痛全愈矣。

医道治平说

且人之生也，气血原自平和。全体本来无恙，及至嗜欲一开，则七情内乱，六淫外临，则五脏被伤，而偏废之疾起矣。医家不究其理，不察其源，攻补失据，遂至沉疴弗起，良可哀也。余每思之，医道之理无他，只究偏平二字足矣。何也？夫偏者，五行之克战也。平者，气血之调和也。偏则致病，平则无病，理之常也。即如丹溪之言气有余，而景岳之言气不足，二公之见固善，然不能免于无弊。景岳之不足，偏于温者也。丹溪之有余，偏于寒者也。殆皆失于中和。中和者，气血之平也，平则无病。人之气血，其平如水，周流一身，昼夜不息。倘有不平，则为之偏，偏则致病。小则滞而不通，大则闭结冲克，而陷于危败者恒多也。医家多不得其主脑，治每致误。余故曰：医者，治平之道也。若人能预彻深机，秘究其理，则临症有主，自无不足之弊矣。《经》云：当温而温，非我有意温之也；当寒而寒，非我有意寒之也。亦只是因症而施，调其水火，致于中和，使其不偏不废，而沉疴安有不愈者乎？故调和水火，惟去偏治平之正法，亦医门之至要者也。

伤 风 辨

凡人四时失慎一刻，即生愤嚏清涕，鼻塞头晕发热，人以为伤风，不知此非伤风，乃四时之寒湿也。即温表以除寒湿，其疾应手而愈。因其或穿湿衣，或卧阴冷，或坐当风，或失被盖，然却非风，实寒湿也，须知之。

伤 寒 辨

古人以伤寒不与伤风同治，又辨有汗为伤风，无汗为伤寒。不知风寒二症，乃一症耳，不可分也。寒之初来，由皮毛而入腠里，风引之也，寒安能自入于里哉？及至寻衣摸床，狂言乱语而不识人者，岂非风之过耶？余于风寒二症之中，逢有汗，余加寒药同治，应手而愈；逢无汗，余加风药同治，亦应手而愈。此余之阅验者，特表而出之。

大便鞕①症，即秘结症也。其原多起于过食叶烟，损伤津液，至使肠胃干枯，故大便鞕结不行。治之先禁止食叶烟，后

---

① 鞕：当作"鞕"。

则润其肠胃，行其气血，则结自愈矣。

凡上吐下泻，大烧大热，无汗，此宿食内停而然。不必医治，只止食一二日不进，则宿食自然消化，即愈。

泄痢症，必要先分寒热为主，后则审其阴阳虚实而论治之。

外感症，必要先分虚实为主，然后再察表里阴阳而论治。

手战症，是由气血升降急迫，升多降少，如风之动草木然，内伤之过也。此症性燥①人多有之，原出于心肝二经之不足。治法必须舒肝和气，安魂定魄，纳气以归元海而病自愈。

见忘一症，乃由丹田空虚所致。若要无见忘，必须填满丹田，则见忘自除矣。

感寒症，是天之降气也。燥火症，是地之升气也。

玉茎不倒症，其病在心。是因心阴之邪欲，与胃之阳气，聚而不散，结于玉茎而然。《经》曰：心之所至，气即至焉。治之必须上纳心阴而开欲郁，下泄邪气而散欲火。邪火一去，而玉茎即收矣。

水火立命论

夫人何以生，生于火也。人生于寅。寅者，火也。火，阳之体也。造物以阳为生之根，人生以火为命之门。儒者曰②：天开于子，水为元；医者曰③：人生于水，肾为元。孰知子为阳初也，肾为火藏也。阴生于阳，故水与火为对名，而火不与水④为对体。其与水为对者，后天之火，离火也。其不与水为

---

① 燥：疑为"躁"。下同。
② 曰：原脱，据《医贯》补。
③ 曰：原脱，据《医贯》补。
④ 水：原脱，据《医贯》补。

对者，先天之火，乾火也。夫乾，阳之纯也。阳，火之主也。火，水之原也。后天之火有形，而先天之火无形。有形之火，水之所克；无形之火，水之所生。然取水者，迎月之光，而不迎其魄也。何也？魄，阴也，而光借于日。日则阳也。水不生于水，而生于火，明矣。

是故土蒸而润，肤燠而泽，酿醅①而溢，金炊而汗，丹砂、硫黄之所韫而汤也。水之生于火也，益信。然火能生水，亦还藏于水。其藏于水也，其象在坎，一阳陷于二阴之中，而命门立焉。盖火也，而水寄之矣，其生乎土也，其象在乾，纯阳立于离卦之先，左旋而坎水出焉，右旋而兑水纳焉。盖火者，而阴阳之水，则分寄之矣，此所谓后天中之先天也。阳生阴寄，运于三焦，水升火降，所谓既济。故养生莫先于养火，此先天之火者，非第②为火也，人之所以立命也。故生人之本，全在乎斯。奈近世之养生者，并不究其由来，惟知气血，则曰气阳血阴，惟知脏腑，则曰脏阴腑阳，即知水火者，不过离心坎肾而已。孰知气血更有气血之根，阴阳更有真阴真阳之所，水火更有真水真火之原。

凡暴病而卒死，绝处而得生者，皆在乎根本真处得之，非汎汎③在于气血间也，奈何仅以气血为阴阳，阴阳为气血，而以水火为心肾。致用四物以补血调阴，四君以补气调阳，坎离丸以补心肾水火。而其真阴真阳，真水真火，其为气血之根，反不郑重及之。其用药调理，无非敷衍气血而已。即调水火者，

---

① 醅（pēi胚）：未滤去糟的酒。此言酒酿发酵而出酒。

② 第：只是。《景岳全书·病家两要说》："第以医之高下，殊有相悬。"

③ 汎汎：同"泛泛"。

无非辛温苦寒，犹植树者，徒在枝叶修饰为事，而不及乎根本，岂有大补哉！

故吾学者，能明水火为气血之根，水火有真阴真阳之所。芎归辛窜，仅可调荣，难补真阴真水；茯苓甘草，仅可调卫，难补真阳真火。即炮姜炙草，仅可温中，难到肾经。其知水火真阴真阳之实者，惟仲景八味而已。故不重真阴真阳而欲求生者，用四君、四物以补真阴真阳，并不达水火立命之本。真阴真阳之至理者也。昔人云：人受先天之体，有八尺之躯而不知医者，所谓游魂。且须有忠孝之心，慈惠之性，君父危困，赤子涂地①，无以济之，此先贤精思极论，尽其理也。

调护水火论

《经》曰：精气夺则虚。又曰：邪之所凑，其气必虚。虚者，空也，无也。譬诸国内空虚，人民离散，则盗贼蜂起，镇抚为难。若非委任贤哲，安靖休养，以生息之，未可保其无事也。病之虚者，亦犹是也。医非明哲，孰能镇之，以收复散亡，克复故物之功哉？《经》曰：不能治其虚，安问其余。盖言虚为百病之本，宜其首举以冠诸症也。然充足空虚者，气血也。化生气血者，水火也。水火者，生身之本，神明之用也。

《灵枢》曰：水之精为志，火之精为神。然水火宜平不宜偏，宜交不宜分。火性炎上，故宜使之下；水性就下，故宜使之上。水上火下，名之曰交。交则为既济，不交则为未济。交者，生之象。不交者，死之征也。如消渴症，不交，火偏盛也；水气症，不交，水偏盛也。故火者，阳也，气也，与水为对待

---

① 赤子涂地：谓百姓惨死。

者也。水为阴精，火为阳气，二物匹配，名曰阴阳和平，亦名少火生气。如是则诸病不作，可得长生矣。倘不善摄养，以致阴亏水涸，则火偏盛，所谓阴不足则阳必凑之，是为阳盛阴虚，亦曰壮火蚀气。是知火即气也，气即火也。故《仙经》谓药即水火，一而二，二而一者也。东垣亦曰：火与元气不两立。亦指此也。譬诸水性，本流本寒，过极凝而不流，为层冰矣，解则复常，非二物也。盖平则水火既济，火即为真阳之气，及其偏也，则即阳气而为火矣，始与元气不两立，而成乎否①之象焉。故戴人曰：莫治风，莫治燥，治得火时风燥了。言苟能解此，则已达阴阳水火之原，曲畅旁通，何施不可。正指火之变态多端，其为病也非一，明此则余皆可变。

但重养阴者，谓人之一身，水一而已，火则二焉。阳常有余，阴常不足。自少至老，所生疾病，靡不由于真阴不足。况节欲者少，嗜欲者多，以致阴水愈亏，阳火愈旺。奈何阴道难长，峻补亦旦夕之效，故补阴之品，自少至老不可一日间断。其补阳之药，劝戒谆谆，虽然性禀不同，阳盛人补阴固宜，阴盛人补阳尤要。况阴从阳长，单滋阴分，徒伤胃气，反绝后天生化之源。

要知纯阴之药，则得肃静闭藏之气，何有阳和化育之功哉？况天地以阳为生之根，人生以火为命之门。天开于子而阳生焉，是子为阳之本而为先天。人生于寅而火兆焉，是寅为火之母，而为后天。火者，生之本也。阳者，火之用也。故曰：天非此火，不能化生万物，人非此火，不能有生。天之阳气能交于下，

---

① 否：卦名，《周易》十二消息卦之一。乾上坤下，言阴阳水火上下不交。

则地之阴气能交于上，人之真火能藏于下，则真水能布于上，阳施阴化之象克昭，气血平和之机日旺。盖阴阳之精，互藏于宅，阴中有阳，阳中有阴。故心火也，而含赤液；肾水也，而藏白气。赤液为阴，白气为阳，循还往复，昼夜不息，此常度也。苟不知摄养，纵恣情欲，亏损真阴，阳无所附，因而发越上升，此火空则发之义。周身之气并于阳也，并于阳则阳愈盛而阴愈亏。由是上焦发热，咳嗽生痰，迫血吐血，头痛烦躁，胸前骨痛，口干舌苦，五心烦热，潮热骨蒸，小便短赤，此其候也。久则孤阳不能独旺，无根之火岂能长明。《经》所谓壮火蚀气。气亦弱矣，而阳亦虚焉。由是饮食不化，泻泄无度，丹田不暖，筋骨不力，梦遗精滑，眩晕自汗，卒倒僵仆，此其候也。然少阴脏中，重在真阳，阳不回则邪不去。厥阴脏中，职司藏血，不养血则脉不起。故治之者，阳甚虚者，补阳以生阴，使阴从阳长也。阴甚虚者，补阴以配阳，使阳从阴化也。阴阳调化，百病消解。若以或阴或阳执见偏重，则不惟投药以救偏，而反增偏害之至矣。

虚实总论

虚实者，有余不足也。有表里虚实，有气血虚实，有阴阳虚实，故凡诊病者，必当先察元气为主，而后求疾病。若实而误补，随可解救；虚而误攻，不可生矣。总之虚实之要，莫逃乎脉。如脉之真有力，真有神者，方是真实症；脉之似有力，似有神者，便是假实症。矧脉之无力无神，以至全无力，全无神者哉？临症者万勿忽此！果能真知，而用药皆当，还看新久药力，慎勿以一二剂不应，而别设计也，须知之，不可略也。

凡攻散破积之后，务徐徐而补。即用前药加补，不可谓病辄退，即大补之，恐病反也。

凡用在内之药，切不可妄用发散之药。凡用补药十服之内，恐有火生，宜用清药一服。

凡大寒大热，大破大下之药，不可妄用，必审其为真热真寒而后可。如阴亏而烦躁，肾水亏也，宜壮水。阳亏而火飞走，虚火也，宜引火归源。二者不可妄用。大寒大热之药，必内外实邪而后可也；大破大下之药，必真实积聚而后可也。如虚胀必不可用破药。忌补用补，忌破用破，忌敛用敛，忌散用散，则失之远矣。由当辨之，寒热真假可辨。

寒热有真假者，阴症似阳，阳症似阴也。盖阴极反能燥热，乃内寒而外热，即真寒假热也。阳极反能寒厥，即真热假寒也。假热者，最忌寒凉。假寒者，最忌温热。察此之法，当专以脉之虚实强弱为主。

假热者，水极似火也。脉必见浮数，而身有热，里寒格阳，虚阳不敛者，多有此症。但其口虽干渴，必不喜冷，故凡假热之脉，必沉细迟弱，虽浮大紧数，而必无力无神，此乃热在皮肤，寒在脏腑也，真阴症也。当以四逆、八味、理阴、回阳之类，倍加附子、肉桂以引火归原为要。

假寒者，火极似水也。六脉必沉滑有力，此阳症也。内实者，宜承气汤。潮热者，宜大柴胡。若假寒者，亦畏寒，此以热结于内，寒侵于外，寒在皮肤，热在骨髓，所谓恶寒非寒，明是实热。但察其内，必喜冷，便结，脉滑实有力。凡见此症，必用寒凉之属。

凡病有表里寒热，总以虚实分辨的确，用药因之而不差。故诊脉之下，辨其表里，别其寒热，更详其虚实。且兼之以问，而审其致病之由来，望其形证而核之以虚实，于是立方用药，温补清泻，庶乎不谬。医之为道，当如是耳。

辨伤寒感寒中寒外感内伤论

伤寒、感寒、中寒及外感、内伤，虚实迥别，治法悬绝。书未洞悉其详，后学何处辨别，误投误杀，莫可底止。

盖伤寒者，冬月受寒，即病之名也。夫冬时杀厉之寒过甚，偶失调护，得以犯之。但阳气闭藏敛纳，中气不甚空虚，外邪何能重入，所以身发大热，由表入里，次第传经。善治者散其外邪，调其荣卫而病自已，岂其必俟传足六经以竟其局耶？

感寒者，外寒虽甚轻，然当时令，阳气升浮在表，且我正气甚虚，足以感之。身或微热，或不热，六脉无力，神气困倦，当温以调之，而病自愈也。

至于中寒者，由人中气元阳亏极，又遇强暴之寒邪，直中于中，手足厥冷，息微体倦，六脉沉细，语言无力，身不发热，即微热而口不渴，此时不急用温补以保之，则几希①之元阳，失散残灭，乃易易耳。书云：宜急温之，迟则不救。故术附、参附、四逆，皆为此等设也。

至于外感内伤，尤须剖别。《脉诀》左关人迎脉大为外感。然外感之中，尤有内伤之辨。外感恶寒，虽近烈火不除；内伤恶寒，得就温暖即解。外感鼻气不利，内伤口不知味；外感邪气有余，故发言壮厉；内伤元气不足，故出言懒怯；外感头痛，长痛不休；内伤头痛，时痛时止；外感手背热，内伤手心热。《脉诀》以右关气口脉大为内伤，此谓内伤饮食有余症也，宜消之。至于脉书，微缓冲和，胃之气也。不微而洪大，不缓而

① 几希：微弱。

弦数，近乎无胃。用此既补真阳以息假阳，复借真火以保脾土，此补肾中真阴真阳之至论也。

更有劳心运用太过，饥饱劳役失调，以至后天心脾气血亏损。设以根本为论，徒事补肾，则元气反随下元，化源既绝于上，肾气何由独生于下，纵下实而上更虚矣。如六脉浮大而无力者，此中气不足，荣阴有亏，而失摄元气之用。宜于温补气血之中，加以敛纳之味，如养荣五味子，更宜减去陈皮是也。六脉沉细无力者，此元阳中气大虚，大宜培补中焦，温补气血。盖脾胃既为气血之化源，而万物之滋补，亦必仗脾胃运行而始得。故古方诸剂，必用姜枣，即此义也。况中气既虚，运行不健，故用辛温鼓舞，使药力自行药力，不劳于脾胃之转输，如归脾汤之用木香，十全汤之用桂是也。如六脉迟缓甚微者，则元阳太虚，纯以挽救阳气为主，轻则人参理中汤，重则附子理中汤，不得杂一阴分之药。盖论治法云：外感少，内伤多，只宜温补，不可发散。此言元气内伤，非饮食之谓也。证宜清源，治者从何作主？故宜分饮食为有余，劳倦内伤为不足。此即《内经》饮食劳倦，损伤脾胃之义。然内伤劳倦，中气必虚。外感伤人，略缓时日，未有表病而不累及里，未有受病而不伤人正气者。初病当分内外，久则总致于虚。故诸初病身发壮热，脉洪有力，掀衣气粗，语言不倦，发渴喜冷，皆为有余。若不发热，脉沉细弦缓无力，重衣密处，语言无力，微渴喜热，及不渴者，皆为不足。有余为阳症，客病；不足为阴症，主病耳。

辨伤寒中寒假热假胀论

凡霜降以后，春分以前，天气严寒，调理不谨，感中其邪，头痛壮热，名为伤寒。其余三季，虽寒而不严，少有真伤寒之病也。然冬月严寒，何伤寒多，而中寒者少？三季微寒，何伤寒无而中寒者偏多？

盖冬主闭藏，天之阳气、人之阳气并伏于内，所以外虽严寒，不能直入，乃名为伤。当从表散，表解里和，毋拘三阴传变。若在春夏，天之阳气、人之阳气升浮在外，加之不谨，外虽微寒，可以直中阴经，乃名为中。当急温补。即有发热者，乃虚浮表也，其脉沉细而无神，宜补中气以敛虚阳。有头痛者，虚火冒上也，其脉必浮大而无力，宜温下元以藏龙火，此引火归源之法，以治假热之症也。

更有假胀者，凡人中气充足，健运不息，何有胀满之虞？更有下元虚极，无根脱气，上乘胸次①。盖肾主纳气，肺主出气。肾虚不能藏，则气竟出而不纳。肺虽司出气，上奔太迫，有出无归，肺亦满胀。胸膈之间，胀闷难当，甚有攻刺冲心，大痛欲绝。此惟宜以补为消，从塞因塞用之法。心脾不足者，大补心脾，以使中气运行则快。若肾经虚寒者，温补下元，使真气封藏乃愈。此纳气藏元之法，以治假胀之症也。如不知此，一加消克顺气，益令虚气无依，上攻喘促而死。

气病用气药而不效者，缘气之藏者，无有权也。肺主气，肾藏气，故古人用肾药加肉桂、五味，以收浊气下归也。总之表热多由里阳外越，上热多由下火上乘，虽有外邪感触，亦不过初受发病之端，况《内经》云：邪之所凑，其症必虚，尤易正气外泄。倘不知此，轻投寒剂，则外浮耗散之阳，何自而归？内存几希之阳，复加扑灭，重则暴亡，轻则中满。奈何近医不识病情，凡五、六月发热，概云瘟症伤寒，稍见红点，即云时

---

① 胸次：胸间。《庄子·田子方》："喜怒哀乐不入于胸次。"

行瘟疹，投以寒凉，误人多矣。至于口干烦渴，喜冷浩饮，似属实热，然究其原，若非胃汁干枯，即是肾水燥槁，所以引水自救也。冰水入胃，津液愈凝，寒入丹田，虚火益上，虽系龙雷，亦能焚焦草木。故面赤眼红，牙焦舌燥，六脉洪数，竟似有余。投以寒凉，必至烦躁狂扰，津液燥渴而死。若能求原从治，用水中补火，热药凉饮之方，二三剂后，自然假阳之症潜消，而真寒之症易露。如不知此，而以寒凉误人者多矣。惟真伤寒，实热便秘等候，则从寒凉利下，先标后本可也。然虽辨症的确，务审可寒则寒，可下则下，必期中的，否则杀人如麻，慎之！

补药得宜论

夫虚者宜补，然有不受补者，乃补之不得其当也。必须看脉用药，不可问病执方。六脉一部，或大或小之间，便有生克胜负之别。一方分两或加或减之中，便存轻此重彼之殊。

脉有真假，药有逆从，假如六脉洪大无力，此真阴不足也，六味地黄汤；右寸更洪更大者，麦味地黄汤；如洪大而数者，人谓阴虚阳盛，而用知柏地黄汤则误矣。如果真阳盛实，则当济其光明之用，资始资生，而致脉有神，疾徐得次，以循其常经矣。惟其真阳不足，假阳乘之，如天日不彰，而龙雷之火妄炽，作乱变常矣。宜用六味加五味、肉桂，助天日之阳光，以逐龙雷之假火。若至弦数、细数，则更系真阴真阳亏损，便当重用六味，少加桂附，以火济火，类既可从，火乃可制，火既制而阳光易长矣。

况脉之阳可生阴，阴能化阳耳。如六脉细数，久按无神者，此先天后天之阴阳并亏也。早服八味地黄丸，晚服人参养荣汤去陈皮，或十全大补汤去川芎，生地换熟地可也。如两尺洪大无力者，此上热下寒，上盛下虚也。宜八味地黄汤加牛膝、五味子，服至尺寸俱平而无力，则照方另煎人参汤冲服。如两尺有力，两寸甚弱者，此元气下陷，下实上虚也，宜补中汤升举之。

地气上升，天气下降，二气交通，乃成雨露，此气行而升，气不竭矣。先天之阳气虚，补命门；后天之阳气虚，温胃气。先天之阴气虚，补肾水；后天之阴气虚，补心肝。盖心为血之主，而肝为血脏也。然更重乎太阴。盖脾者，营之本，化源之基，血之统也。且一方之中，与脉有宜有禁，宜者加之，禁者去之。如应用十全大补汤，而肺脉洪大者，则如芎、芪应去，而麦、味应加者也。盖芎味辛而升，芪味虽甘，气厚于味，故攻脾胃而走表也。六脉无力，则十全最宜。倘无力服参者，芪、术倍加，只用当归，勿用地、芍。盖重于补气，则归为阴中之阳，地、芍为阴中之阴耳。至于地黄一汤，依脉轻重变化，百病俱见神功。但六脉沉微，亡阳之症，暂所忌之。盖虽有桂、附之热，终属佐使，而地、茱一队阴药，乃系君臣，故难消阴翳之火也。其熟地重可加至二、三两，山茱只可加至三、四钱。茱味独厚，能掩诸药之长，况味过酸，强于吞服，便伤胃气矣。此盖姑取数端以证变化之无穷，学者类而推之，而自得其神矣。

辨 症 论

丹溪曰：医者灵机应变，如对敌之将，操舟之工，自非[①]随时取中，能无愧乎？洁古云：运气不齐，古今易辙，旧方新

---

① 自非：如果不是。

病，难自符合。许学士云：予读仲景书，守仲景法，未常守仲景方，乃为得仲景心也。故医术之要，先寻大意，大意既晓，则条分缕晰，脉络分明。《内经》云：知其要者，一言而终。不知其要，流散无穷。

历观名论，皆以别症为先。嗟嗟！别症甚未易也。脉有雷同，症有疑似，水火亢制，阴阳相类。大实有羸状，误补益疾；至虚有盛势，反泻含冤。阴症似阳，清之必毙；阳症似阴，温之转伤。盖积聚在中者，实也，甚至嘿嘿不欲语，肢体不欲动，或眩晕眼花，或泄泻不实，皆大实有羸状。正如食而过饱，反倦怠嗜卧也。脾胃损伤，虚也，甚则胀满而食不得入，便不得利，皆至虚有盛候。正如饥而过时，反不思食也。脾肾虚寒，真阴症也。阴盛之极，往往格阳。面目赤红，口舌破裂，扬手掷足，语言错乱，有似乎阳。正如严冬惨肃，而水泽腹坚①。坚为阳刚之象也。阳盛之极，往往发厥，口鼻无气，手足厥冷，有似乎阴。正如盛夏炎灼，而林木流津。津为阴柔之象也。

大抵症既不足凭，当参之脉理；脉又不足凭，当取诸沉候、久候。彼假症发现，皆在表也，故浮取脉而脉亦假焉。真正之隐伏皆在里也，故沉候脉而脉可辨耳。且脉之实者，始终不变；脉之虚者，乍大乍小。如与人初交，未得性情善恶之确，必结交既久，方能洞见性情善恶之真。适当乍大之时，便以为实；适当乍小之时，便以为虚。岂不误甚！必反复久候，则虚实真假判然矣。

然辨已真，犹未敢恃，更察禀之厚薄，症之久新，医之误否，合参其究，自无遁情。且脏之发也，类于腑；血之变也，

---

① 水泽腹坚：大寒之第三候。谓水中冰层厚达中部。

近于气。调气者主阳而升，调血者主阴而降。差之毫厘，失之千里，独不思人以生死寄我，岂可轻视乎哉！彼祸人者，无足论矣。即偶中者，讵可对衾影①哉。然难明者意，难尽者言。惟愿有志仁寿②者，读书之外，而于起居嗜卧，触类旁通。至于临症，即病机浅易，亦必审察昭昭；既标本彰明，必小心翼翼，明矣，慎矣！必以精详操独断之机，毋以疑惧起因循之弊。设有未确阙疑，务以脉候反复参详，宁可多从根本处用力。要知医为司命，功专去病以长生，慎勿舍生而治病。犹徙宅亡身③，标本何在？未大虚过加温补，所误不致伤生，继以寒凉投之，其功愈效。若不知误，加苦寒克削，犹死者不可生，断者不可续，纵加温补，莫可挽回。试思古云：阳气一分不尽则不死。诚然矣。

制方和剂治疗大法

《灵枢》曰：人之血气精神者，所以养生而周于性命者也。经脉者，所以行血气而营阴阳，濡筋骨，利关节者也。卫气者，所以温肌肉，充皮肤，肥腠里，司开合者也。志意者，所以御精神，收魂魄，适寒温，和喜怒者也。是故营血和则经脉流行，营覆阴阳，筋骨劲强，关节清利矣。卫气和则肌肉解利，皮肤调柔，腠里致密矣。志意和则精神专直，魂魄不散，悔怒不起，五脏不受邪矣。寒温和则六腑化谷，风痹不作，经脉通利，肢

---

① 衾影：即"衾影独对"。言自问无愧于心。语出《新论·慎独》："独立不惭影，独寝不愧衾。"

② 仁寿：谓仁者多寿。语出《论语·雍也》："知者乐，仁者寿。"

③ 徙宅亡身：搬了家丢了自己。此喻主次不分。语出刘向《说苑·敬慎》。

节得安矣。

故虚实者，诸病之根本也。补泄者，治疗之纲纪也。《经》曰：邪之所凑，其气必虚。凡言虚者，精气夺也；凡言实者，邪气盛也。故虚则受邪，邪客为实。《经》曰：邪气盛则实，精气夺则虚者，此耳。倘邪重于本，则以泻为补，是泻中有补也。本重于邪，则以补为泻，是补中有泻也。升降者，病机之要括也。升为春气，为风化，为木象，故升有散之之义。降为秋气，为燥化，为金象，故降有敛之之义。如饮食劳倦，则阳气下陷，宜升阳益气；泻利不止，宜升阳益胃；郁火内伏，宜升阳散火；因湿洞泄，宜升阳除湿。此类宜升之也。如阴虚，则水不足以制火，火空则发而炎上。其为症也，咳嗽多痰，吐血鼻血，头痛齿痛，口苦舌干，骨蒸寒热，是谓上热下虚之候。宜用麦冬、五味、贝母、枇杷叶、芍药、牛膝之属以降气。气降火自降，而气归源。更又益之以滋水添精之药，以救其本，则诸症自瘳矣。此类宜降之也。

更有塞因塞用者，如脾虚中焦作胀，肾虚气不归原，以至上焦逆满，用人参之甘以补元气，五味之酸以收虚气，则脾得健运，而胀自消，肾得敛藏，而气自归，上焦清泰，而逆自平矣。

通因通用者，则伤寒挟热下利，或中有燥粪，必用调胃承气汤下之乃安。伤暑泄下不休，得六一散清热除积乃愈。

然治寒以热，治热以寒，此正治也。如热病而反用热攻，寒病而反用凉剂，乃从治也。盖声不同不相应，气不同不相合，大寒大热之病，必能与异气相拒，乃善治者，反其佐以同其气，复令寒热参合，使其始同终异也。如热在下，而上有寒邪拒格，则寒药中入热药为佐。《内经》曰：若调寒热之逆，冷热必行，则热药冷服，下膈之后，冷体既消，热性随发。寒在下而上有浮火拒格，则热药中入寒药为佐，入膈之后，热气既散，寒性随发，情且不违，而至大益，病气随愈。

所谓寒因热用，热因寒用，使同声易于相应，同气易相合，而无拒格之患。《经》曰：必先其所主，而后其所因也。譬如凡火可以湿伏，可以水灭，病之小者似之；大者则若龙雷之火，逢湿则焰，见水益燔，太阳一照，火即自息，此至理也。

用热远热者，是病本于寒，法应热治，所用热剂，仅使中病，毋令过焉，过则反生寒病矣。故益阴宜远苦寒以伤胃，益阳宜远辛散以泄气，祛风勿过燥，清暑勿轻下，产后忌寒凉，滞下忌敛涩。

然天地四时之气，行乎六合之间。人处气交之中，亦必因之而感。春气生而升，夏气长而散，长夏之气化而软，秋气收而敛，冬气藏而沉。人身之气，自然相通，其生者顺之，长者坚之，化者坚之，收者肃之，藏者固之，此药之顺乎天者也。春温夏热，元气外泄，阴精不足，药宜养阴。秋凉冬寒，阳气潜藏，勿轻开通，药宜养阳。此药之因时制用，补不足以和其气者也。然既戒勿伐天和，而又防其大过，所以体天地之大德也。昧者舍本从标，春用辛凉以伐肝，夏用咸寒以抑火，秋用苦温以泄金，冬用辛热以涸水，谓之时药，殊失《内经》逆顺之理。夏月伏阴，冬月伏阳，推之可知矣。

然而一气之中，初同末异；一日之内，寒燠迥殊；且有乖戾变常之时。大暑之候，而得寒症；大寒之候，而得热症。症重于时，则舍时从症；时重于症，则舍症从时。六气太过为六淫，六淫致疾为客病，以其天之气从外而入也。七情动中为主病，以其人之气从内而起也。此用药主治权衡之大法，万世遵守之常经，虽圣哲复起，莫可变更也。然有性禀偏阴偏阳，又当从法外之治。假如性偏阴虚，虽当隆冬，阴精亏竭，水既不足，不能制火，阳无所依，外泄为热，或反汗出，药宜滋阴，设从时令，误用辛温，势必立毙。假如性偏阳虚，虽当盛夏，阳气不足，不能外卫其表，表虚不任风寒，洒淅战栗，思得热食，反御重裘，是虽天令之热，亦不足以敌真阳之虚，病属虚寒，药宜温补，设从时令，误用苦寒，亦必立毙。故变通合宜之妙，存乎其人。

　　且人禀天地阴阳之气以有生，而强弱莫外乎天地之运气。当天地初开，气化浓密，则受气常强。及其久也，气化渐薄，则受气常弱。故上古之人，度百岁乃去，今则七十称古稀矣。盖天地风气渐薄，人亦因之渐弱，以至寿数渐短，精神渐减，则血气脏腑亦应因之渐衰，故用消息，亦必因之渐变，不可执泥古法，轻用峻剂。况时当晚季，嚣竞①日深，渐次戕贼，于是元气渐薄，疾病丛生，临症施治，专防克伐，多事温补，痛戒寒凉，抵当、承气，日就减少，补中、归脾，日就增多，此今日治法之急务也。设使病宜用热，亦当先之以温；病宜用寒，亦当先之以清。纵有积滞宜消，必须先养胃气；纵有邪气宜祛，必须随时疏散。不得过剂，以损伤气血。

　　气血者，人之所赖以生者也。气血充盈，则百邪外御，病安从来？气血一亏，则诸邪辐辏②，百病丛生。世人之病，十有九虚。医生之药，百无一补。岂知用药一误，则实者虚，虚者死，是死于药，而非死于病也。且古人立方，既有照胆之明

---

① 嚣竞：谓喧嚣奔竞。言为荣华而呼号奔波。
② 辐辏（còu凑）：聚集。《丹溪翁传》："翁之医益闻，四方以病来迎者，遂辐辏于道。"

识，复尽活人之苦心，有是病方下是药，分两多而药味少，譬如劲兵，专走一路，则足以破垒擒王矣。后人既无前贤之识见，徒存应世之游移，分两减而药味多，譬犹虑设攻围，庶几必于一遇。嗟乎！术虽疏而心更苦矣。品类既烦，攻治必杂，病之轻者，因循而愈，病之重者，起能一得乎。

然药虽有大力之品，终属草木之华，必借人之正气为倚附，方得运行而获效。如中气馁极，虽投硝黄，不能迅下也；荣阴枯槁，虽投羌麻，不能得汗也；元阳脱尽，虽投热药，不觉热也；真阴耗极，虚投寒药，不觉寒也；正气重伤，虽投补药，不觉补也。非医者立见不移，病人专心守一，焉有日至功成之益哉。大热剂切忌寒凉，而微寒凉者不妨①；大寒凉剂切忌大热，而温平者不妨。惟温平之剂可兼寒凉，亦可兼大热，此则作方之要诀也。

阴阳刚维论

人身阴阳之分，气血魂魄而已。气为火，血为水。神者，气之主也；精者，血之根也。主乎中者精神，运于外者气血。故血称营，营者养也。气称卫，卫者护也。水火之征兆，无过此二者。而神气之灵曰魂，魂则属木；精血之灵曰魄，魄则属金。魂张而神乃随之运矣，魄定而精乃随之凝矣。魂魄寓乎气血之中，气血鼓乎魂魄之用，而知觉运动，其变化之迹，谓之阴阳。阴阳之分位也，曰上下，阳清阴浊之道也；曰表里，阳夫阴妻之义也；曰寒热，阳躁阴静之情也。知此而人身之病情可得其大纲，生死之故，从可知矣。

---

① 妨：原作："防"，据文义改。

夫人之病也，最易见者，莫不始于寒热，此营卫气血之变也。寒为水化，故伤营；热为火化，故伤卫。独寒者，血不从于气而阴盛；独热者，气不和于血而阳亢也。其中互争互乘，则寒热交作，而随阴阳之盛衰，或微或甚。就其部分，分为表里。表为阳，卫气之所司也，昼主之；里为阴，营血之所司也，夜主之。卫气者，主表，而亦多浮于上，故身半以上，天气之所治也。营血者，主里，而亦多沉于下，故身半以下，地气之所治也。而表总曰阳，表有虚实，则为阳虚、阳实也。表虚者，汗液大出，而九窍空虚也；表实者，汗液不出，肤腠闭秘，而九窍壅滞也。里总归阴，里有虚实，则为阴虚、阴实也。里虚者，上则吐之，而下二便不禁也；里实者，上则痞闷，而下二便不通也。表里虚实之故，寒热之邪乘之，然大法寒多虚，热多实，则阳满阴缺之理也。南阳伤寒之论，布六经以匡廓表里，病有万变，尽乎表里之虚实而已。

而内伤杂症，七情劳倦，伤其脏气，不由天之寒热，故大体多主于虚而至其传变，阴阳争持，亦不能逾此表里虚实疆域也。病之甚者，则入魂魄。人之寐也，魂交乎魄，而魄为持摄，则一身气血皆定静矣。人之觉也，魂张而魄启，魄随乎魂，则一身气血皆动用矣。故夜寐象阴，而魄入乎死之道；昼觉象阳，而魂出乎生之道。然而生死互根，魂魄互藏，而合其符节，然后为生人之常，生生之本始固。而人之病，有夜不能寐者，是乃魂张而阴不藏也。亦有但欲寐不能觉，觉亦不能清，是乃魄重而阳不振也，阴阳已离其根，去死不远矣。而至其魂魄之张弛，气血表里之出没，以七窍为门户，又各有专司之。如魂之启闭用于目，而魄之敛弛由乎耳。故人之觉也，目光先启，而耳听乃随之，精随神也。人之寐也，耳韵先凝，而目乃冥焉，神入精也。人受外感之邪，由乎表，表气先伤。鼻者，通玄之路，统摄乎上，故外感之病，必先通乎鼻息，而鼻窍不利，气为喘粗。人受内伤之病，由乎里，里血先伤。口者，通牝之门，兼总乎下，故内伤之病，必先现于口味，而口津不生，味不能辨。知乎此者，阴阳之征兆，一见无疑，而百病之入途，判然不惑。推而广之，以尽其精微之理，则养生之道，莫先乎祛病。祛病之道，莫先乎宣通气血，和制魂魄，避其要害，保其本真，则生可延，道可得矣。

邪正分门寒热大要论

推求经旨，病机愈明。《经》云：凡风冷水谷之邪，相乘抟聚不散，遂成害气。害气者，明非元气，冲和之气，是邪害也。夫风冷外至之邪，水谷饮食之邪，二气相抟，则表里相干，内外合邪，阴阳相杂，遂成害气，此论受病之因。

凡病肠鸣切痛，及五脏寒热积聚之根，为痹为瘕，为痰饮流饮，为水结关元，为水为胀之根，必皆由此。其下又害气在中，别分病之所发。寒则为咳，热则为泻，此其分说。言此害气发动之时，其人脏腑素寒偏阴，此气发动，必然成寒，痰饮流饮，上聚肺胃，固必咳也。其人脏腑素积厚味，脏气偏阳，此气发动，必然注积二肠，膀胱不化，下焦阴火发动，遂成湿热暴注，则必泻也，此自分病言之。然我体味经旨，两句联属，两"则"字紧相呼应，则此病初必分见，后必并作，害气数发之后，元气渐虚无主。此害气先从下往上发，下为阴部，上为阳分，此阴上干，阳中虽非真寒，即是阳虚生寒，故即为咳。又到冲逆气紧，而后必然作泻，此上部清阳下陷，阴中虽非真热，已为阴虚生内热，随即转泻。上咳下泻交作，此元气无主，正败邪甚之危症也。

今日凡病虚劳，其到急时，必至如此。医者不达，不知上咳为阳虚生寒，反作肺火而清肺，麦冬、天冬、支贝之类，愈清愈咳。不知下泻为阴虚生热，真阴失守而用肉蔻、柯子、故纸、吴萸、白蔻、砂仁之类，欲以止泻，是以愈固愈急。总由不明经旨，颠倒妄见，咳甚时到，要温脾和胃，以救其阳；泻甚时到，要固守真阴，稍为清肠利水，以救其阴。此二者缓急多寡，相机而调停于中，务使胃气元气渐回，邪气冲击，往来渐息，亦可回生。若一味蛮补，不知害气在中；若或一味清凉，一味温固，徒攻邪气，不知真阴真阳失守，万无济矣。此邪正之分门，寒热之大要，细参体认，百病始终，包括于中。能知此养生治人，医道之事，已过大半矣。经文数语，至要至奥，明照万世，无人肯参，是大愚矣。

脏腑六经论

人身脏腑分位只论五行，五行水、火、木、金、土，各一阴阳。六腑为阳，有出纳运化；五脏为阴，藏而不泻，以藏精神也。应乎天干之十，以运五运。此乃内形之都，邪不可入，入则为真入里。而入里者，亦只胃腑、膀胱、二肠，若胆则中清之腑，名虽为腑，与脏实同。凡病入脏则死，以真脏不可伤也。惟内伤七情，精血枯竭，五劳六极之病，则从内生，是以谓之内伤，而内伤总为元气不足之症也。三焦者，名虽列腑，实有名无形，为上中下三部之别使，通运一身之气液。故上焦之病，统乎心肺；中焦之病，兼乎脾胃肝胆；下焦之病，通乎肾膀胱二肠。在三焦者，惟当审其精气生化之部，不以专腑论也，分别上中下三部孰虚孰实而已。

凡阴阳偏绝，万病死生，根于脏腑。入脏腑者，病之极也。凡认病治病，惟当审于六经。六经者，脏腑形气血脉所流行管辖之界分也。六经从脏腑，布于躯壳之外，分营分卫。营为血之清，卫为气之悍，营卫并行，而六经各有偏多偏少。六经分三阴三阳，三阳为表，三阴为里。虽三阴为里，而六经尚在躯外，亦为表之里也。故虽病入少阴厥阴，尚属经病，可温、可和、可清，而不可作里实论也。为邪实胃中，方为入腑，故三阴中里热可下之症，皆以已入胃腑者而言也。如此真内真外之表里，始可以不误矣。

六经阴阳大论

师曰：古书残失，后人注疏，失其真旨，故令传伪作真。以小智而失神功，贪近效而忘远虑，非独学者之失，而传述者之失也。即如《伤寒》一书，由王叔和编次一乱，而方①、喻②诸人继各为说，虽意各有得，然但以《伤寒》视伤寒，而不知《金匮》与《伤寒》本一书逸失，未可以杂病、伤寒分途另取也。

人之有六经，犹天之有六步。天以十二辰生化万物，人以十二经统纪营卫。手足者，阴阳之往还。因足手同经，如日月同道，故言足即以兼手。盖足如根而手如枝，本同条而其贯者也。奚如后人谓言足不言手乎。经隧不知高下浮沉之道，况于脏腑、标本、表里、寒温浅深之的哉。故经隧者，周身高下之并界也；阴阳者，内外，守卫精气之纲纪也；表里者，浅深，判别邪正之闲域也；脏腑者，虚实，神气输藏之根器也。

---

① 方：即方以智。明代哲学家，科学家。医学著作有《医学会通》《删补本草》等。

② 喻：即喻昌。清代著名医家。著有《寓意草》《医门法律》等。

今且先言经脉。经者，水气也。十二经犹水之界地也。天以水而流行于地，人以经而溉注其身。流地则土膏以滋，注身则血肉以荣，故水之妙，万物之母也，所以流胎化精，育孕生身者也。而经分手足。手足者，土也。土居中宫而应乎四旁，在中宫者，无形之土精，而随水火以分布也。应四旁者，大块之结聚，而分四维，以奠辰戌丑未。手足总汇于土，而十二经水行焉，所谓水土不相离，而共以行导乎天真也。故十二经虽按乎十二支辰，而六阴统于六阳，则子寅辰午申戌可括之也。夫子寅辰者，阳行于阳之三辰也；午申戌者，阳行于阴之三辰也。然申子辰又以统合乎水也，寅午戌又以统合乎火也。若以经气归之，寅申则少阳相火也，子午则少阴君火也，辰戌则太阳寒水也。一水二火，此天一地二之精也。

此又在六经之中，而操六经之本，妙于神而不方于物①者也。知此则六经之用，只一水火之用，而二火又根一水焉。故太阳膀胱一经，络乎十二经之纲，而行于背者，所以维持诸阳也。且太阳则阳也，而气则寒水也。手太阳本司火府，而括于膀胱，则火在水中矣。故百病以伤寒为钜②者，重寒水也，所重乎寒水，非为寒之毒也，以水为天一之源，人之所由生也。如《内经》以风为百病之长者，非重风也，以万物发荣生长乎东，帝出乎震③之义也。天气之化，一始于东，一始于北，见于羲文易图④，此至真之理。知易之六位而成章，而乾坤之消长以六，则知六经之道矣。

---

① 不方于物：方，犹辨别。物，具体事物。
② 钜：大。
③ 帝出乎震：谓植物萌发于东方震位。语出《周易·说卦》。
④ 羲文易图：先后天八卦图，分别为伏羲和周文王所作。

伤寒金匮大法

伤寒大旨，冬伤于寒，春必病温，夏则病热。伤于寒者，一水受病也，辰戌之寒水也；春必病温者，寅申少阳之气也，此正所谓一水伏二火，而六阳支分水火二气，并包乎十二经者也。故病首日，病有发热恶寒者，发于阳也，无热恶寒者，发于阴也。发于阳，不独中风，抑凡温病、热病皆是也。发于阴，不独伤寒，抑凡中寒、湿寒皆是也，岂独外感为然哉。

阴阳者，天地之本纪，生杀之父母，经隧之权舆①，亦万病之大纲也。且发于阳，则必出于腑，偏于卫，阳胜其阴，从乎火化可知也。发于阴，则必出乎脏，并于营，阴胜其阳，从乎水化可知也。又岂不可以辨内伤，而必拘拘拟之曰中风伤寒，或曰传经直中云乎哉？

且所谓发，主夫天人交变，病所从出之处而言，而非独以所因所受处言也。诸家不知发字兼乎天运经隧，那知阴阳约于六经水火，盖由不知水之一源，虽经托膀胱，病寄伤寒，而实为生人禀命之根，即百病托始之地。而水府之中，胎藏一点真阴、真阳，本合体同宫，又分疆共战。此桂枝、青龙之不可误投，而真武、承气之不虚发。凡以从根元处辨别失和之因，即从未坏日顾护生生之本。此则六经之先务，而伤寒之大法，亦万病之大法也。

十二经论

十二经者，由六经而分者也。六经分清分浊，行乎身之上

---

① 权舆：起始。《诗经·秦风》："今也每食无余，于嗟乎！不承权舆。"朱熹集传："权舆，始也。"

下，起接于手足之间。故手有三阴三阳，足有三阴三阳。足之三阳，从头走足，自上而下也；足之三阴，从足走腹，自下而上也。故足经之行于人身也长，将周乎一身矣。手之三阴，从胸走手，接乎足三阴，而行出者也；手之三阳从手走头，与足三阳相交接焉。是十二经手足，分列于身左右，实为二十四道，而十二经手足连环，又只成六经矣。分手足十二经者，以天之六气，配人身六腑五脏，以定其经纬一身之界。

腑六而脏本五，以心包为内之宫城，与三焦之行腔腹者，一内一外，配为一脏一腑，因以别为十二经。故足太阳者，膀胱经也；足阳明者，胃之经也；足少阳者，胆之经也；足太阴者，脾之经也；足少阴者，肾之经也；足厥阴者，肝之经也。此足之三阳三阴也。手太阴者，肺之经也；手少阴者，心之经也；手厥阴者，心包经也；手太阳者，小肠经也；手阳明者，大肠经也；手少阳者，三焦经也。此手之三阴三阳也。

人谓先圣仲景论伤寒，言足经而不言手经，遂谓寒乃阴凝之气，伤足经而不及手，非也。试观太阳经之麻黄、桂枝二汤，麻黄、杏仁、桂枝，皆又肺之药，岂非足太阳病，以接手之阳明，乃干及肺者乎？先师盖以经之十二，生于天之六气，以十二约于六为学者认病之门也。万病之来，生于六气。人之六气，本皆生化之常。以人元气失调，忽遇贼风虚邪而受之，遂谓六淫，而为人病。故曰：风雨寒暑不得虚邪，不能独伤人。

虚邪者，五行气虚，从其后冲之乘来之风也。故有天之虚，有人之虚，两虚相逢，而邪始入。故曰：邪之所凑，其气必虚，不治其虚，安问其余。谓当先治其虚邪也。先治其虚邪者，谓审天人之虚者安在而专治之，以塞其病源也。天之虚者，天气之失天和者也。如六气中寒水胜，则君火息；湿土胜，则寒水绝之类是也。人之虚者，脏腑之气伤，则当五行克贼之时。如脾虚者，畏甲乙与春；肺虚者，畏丙丁与夏；肾虚者，畏戊己长夏之类是也。故贼风虚邪，每从天人所克胜之方而来，人受之莫不病，病之且至死。若非克贼之邪，则其病亦轻浅易愈矣。

六经之病，不独外来六淫，即内伤病从内出，有诸内者形诸外，亦必征见于六经。故古人详明十二经见症，盖统内外而示人以认病之准则也。仲景统十二经于六经，犹天之十二月、六律、六吕而并行于六步之六气。所谓十二者，即十二支之位以定六气，而于十二支中又皆以阳统阴，则病之纲领有独操其大者。此《伤寒论》以冬之伤寒、春之温病、夏之热病为外感六淫之大纲也。六阳者，子午寅申辰戌是也。辰戌为太阳寒水，为伤寒之一大例；寅申为少阳相火，为温病之一大例；子午为少阴君火，为热病之一大例。至于巳亥风木与太阳辰戌相连，故中风伤寒同类；卯酉燥金与少阳寅申相连，故温痉同例；丑未湿土与子午少阴相连，故湿暍同例。此伤寒六经、六淫之门户，观于天之道，气之运，可指掌而定也。

六经十二辰六气天人指掌图

子午少阴君火

丑未太阴湿土

寅申少阳相火

卯酉阳明燥金

辰戌太阳寒水

巳亥厥阴风木

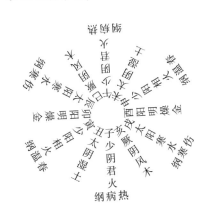

卷　五

方歌小引

方歌者，恐人临症无方，仿佛立方，难免错误者也。故每症之下，立有数方，君臣佐使合宜，加减变化不错，必至药到病除之灵，而后选入。此古人立方之苦心，即济世之良药也，何可不读。临局时，须审此是何症，应用何方，与我方歌中何方恰合无疑，加减何药更妙，然后开方治之，则药到病除矣。此非我之能，记诵之能也。我辈得古人之便宜，其利多矣，岂可忽乎哉。

寅申二年，少阳相火司天，厥阴风木在泉，火胜金衰。

厥阴风木在泉之岁主病主治

风淫胜，地气不明。洒洒振寒，善伸数欠，心痛，支满，两胁里急，饮食不下，膈咽不通，呕，腹胀，善噫，病本于脾，治以辛凉，佐以甘苦。

桂枝汤　生黄芪汤　调中益气汤　平胃二陈汤　逍遥散
补中益气汤　玉屏风汤　补中合生脉饮　发散汤　茯苓补心汤
六味地黄汤　真元散　清解汤　金水六君煎　四君四物汤　大补元煎

伤　风

邪从三阳皮毛而入，初则发热，不恶寒，只恶风，汗出头痛。治法当先散表，外邪去后，则清解内热。风乃百病之长，六淫之首。四时之中，风之寒暖不同；八方之间，风之虚实当分。风之变病难言矣，至四时不能谨护，易于感冒。其邪由皮毛而入腠里，居于脉外之卫分，病名伤风。重者洒洒恶寒，翕翕①发热，鼻鸣，干呕，脉浮缓而有汗，有恶风即发热者，有恶寒不发热者，久而身壮热者为风伤卫。仲景用桂枝汤解肌，或加防风。

桂枝汤治太阳风，甘枣芍药姜枣同，桂麻相合名各半，太阳如疟此为功。

凡脉浮，或浮缓、浮弦，微数，身热，自汗，头痛，鼻塞，鼻鸣，干呕，面热，咳嗽者，皆风也。病轻，桂枝一钱，防风八分。重者加羌活五分，独活八分，柴胡八分，前胡八分，此内伤加药法也。

其有非时暴寒，人偶触之，鼻塞头痛咳嗽清涕恶寒发热者，人亦谓之伤风，不知即三时之寒疫也，以生黄芪汤主之。

生黄芪汤防风桂，羌活川芎炙草配，生姜作引用热服，随押米饮风即退。

若人元气素弱不能解者，以补中益气汤加苏叶即解。

补中益气芪术陈，升柴参草当归身，虚劳内伤功独擅，亦治阳虚外感因，木香苍术易归术，调中益气畅脾神。

如汗出不止，外无表症，以玉屏风汤主之。

玉屏风汤炙黄芪，白术防风生姜齐，内虚汗多加肉桂，补正祛邪甚为宜。

伤风热症，鼻塞喉痛，咳嗽清涕或干咳，烦热，目赤肿痛，以逍遥散加前胡主之。咳甚者，茯苓补心汤主之。

逍遥散用当归芍，柴苓术草加姜薄，散郁除热功最奇，调

---

① 翕翕（xī 西）：盛貌。

经八味丹栀着。

茯苓泻心人参苏，夏葛陈前枳桔芎，木香白芍归地草，心烦脉大细数需。

伤风解散后，咳不止者，以金水六君煎主之。邪不解加柴胡。

金水煎中当归地，陈皮半夏茯苓贝，炙草姜煎食远服，肝肾虚寒痰嗽症。

然此或有内伤而后外感者，或先有外感而后内伤者，此则专因房劳兼病，非仲景《伤寒》所谓两感也。人患此病，举世不能有治，即治全活者亦甚少。欲攻外邪，愈损正气，而虚祛①以死。欲补正气，反助外邪，而燥热以死。岂俗谓内外两受风寒暑湿乎。且自古明公，不惟仲景《伤寒》诸篇无一言及，即东垣内伤外感论言之甚详，尚误认内伤发热为外感发热，因身若何为内伤当补，若何为外感当发，至于内外兼病，并未论及，亦无治法。丹溪亦言之未详。古人未传，安怪时医之不能治此症也。患此病者，初起一二日，寒邪在表，以发散汤主之，继则脉沉数在里，以清解汤主之。

发散苍桔赤防风，羌干陈皮白枳芎，内虚汗多加肉桂，细草香附前胡苏，两感风寒此为最，脉浮在表甚有功。

清解汤中葛根苏，柴前赤壳与麦冬，朱泽卜荷草知母，脉来沉数此为宗。

汗之后，脉自平伏，体壮者自愈，如体弱者，神微神虚，即当补阳，用补中益气汤主之；阴虚补阴，六味地黄汤主之；或逍遥散之类，自可取效，此先儒未发之蕴义也。

---

① 祛：疑为"怯"。

六味汤中君熟地，山药泽泻茯苓具，丹枣二皮同为使，喘嗽麦冬加五味，舌黑芒刺甜花粉，滋阴降火此为最。

若汗后不补，表虚发热，阳气外散，不可救也。然患此症，更有日久而外邪入里，遂至郁热，及庸医误投药饼，引表入里，变生多症，即高明鲜不为之束手。余设有治法。夫元气固虚，邪热又甚，必先清其郁火，以清解汤主之。数剂脉平，便当通利，定当补其内虚，脉下参详，而酌用之。且用药不可太过，亦不可太杂，须缓进以候其天定①，静处以候其神复，虽危亦安。

今人浇薄②，内伤亦多，间有外感，多系虚邪及不正之气。真正伤寒，热病最少，亦不待强邪，正气早已困惫，故治病全在一个内伤底子，分别加减用药。内伤底子有三般，一气虚，一血虚，一饮食。气虚，凡气短倦怠，不食少食，或吐或泻，饮食不化，心战神怯，畏寒背寒者是也。血虚，凡面黄肌瘦，夜热潮热，心烦怔忡，面赤口干，二便艰涩，不能饮冷，或咳或嗽，衄血失血者是也。饮食，凡饮食内停，饮食不化，吞酸吐酸，胃痛腹满，五心烦热，恶食不食者是也。气虚以四君汤加减作底，血虚以四物汤加减作底，饮食以平胃二陈汤加减作底。

四君子汤中和义，参术茯苓甘草比。益以夏陈名六君，祛痰补气阳虚饵。除却半夏名易功，或加香砂胃寒使。

四物地芍与归芎，血家百病此方宗。八珍合入四君子，气血双疗甚有功。除却芪地与甘草，加米煎汤名胃风。

---

① 天定：谓自然恢复。
② 浇薄：体质瘦弱。

平胃二陈合作汤，苍术陈皮紫厚良，炙草茯苓和半夏，姜枣煎汤甚堪赏。痰饮食滞作底用，加减在乎人之长。

凡遇风寒暑湿，审其的症，加入二三味去邪之药，立可解除。若病久必伤根元，肾中真水真火亏败，则八味六味丸兼用。

六味汤中加附桂，上热下寒必须用，脉来浮洪按微弱，此是阴虚假热候。麦冬五味应所加，衄血齿血牛膝用，甚加龟胶二三钱，大热如烙尽皆退。

或脾气下陷则肺气先绝，一切危症俱现，用补中汤合生脉散，多能转危救败。

补中益气生脉合，麦冬五味参芪术，归陈升柴草生姜，脾肺虚喘用元肉。

或阴虚气浮，则独用贞元饮。

贞元饮中归地草，杨氏加入女真好，精不化气子午烦，呼吸难接喘不了，解散不退用此方，当在方内多加药。

或精气两减，则必用大补元煎。此七方加减，神明而用之。

大补元煎参归地，枸杞杜草山枣皮，精气两虚诸危症，扶元救败寒热宜。

凡遇久病，先固胃气，饮食得入，药乃有济，参术频频，勿厌多剂。若逢新病，先审宿根，或因血虚，或气凋零，或挟宿食，痰饮气凝，是三因者，病之根底。气虚补气，四君为君，血虚补血，四物亦灵，痰食宿食，平胃二陈，气郁逍遥，以审其因，风寒暑湿，随症加增，精专数味，重重轻轻，随脉而施，合宜而行，用之得法，王道如神。

丑未二年，太阴湿土司天，太阳寒水在泉，土胜水衰。

太阳寒水在泉之岁主病主治

寒淫胜，小腹控睾引腰脊冲心痛，血见，嗌痛，颌肿，病本于心，治以甘热，佐以苦辛。

麻黄汤　真武汤　大青龙汤　人参白虎石膏汤　葛根汤
四君汤　大承气汤　调胃承气汤　贞元饮　四逆汤　小承气汤
附子理中汤　猪肤汤　苦酒汤　六味地黄汤　甲己化土汤　乌
梅丸　半夏汤　八味地黄汤　麻黄附子细辛汤　黄连阿胶汤
黄连解毒汤　通脉四逆散

（温散）桂枝汤　（温散）麻黄汤　（凉散）九味羌活汤
（凉散）小柴胡汤　（凉散）柴葛解肌汤　（补中散）人参桂枝
汤　建①中汤　理阴煎　补中益气汤　大温中饮　（和中散）五
积汤　小青龙汤　葛花醒酒汤　香苏散　（云蒸雨散）炙甘草
汤　参脉散　人参白虎汤　玉女煎　七味汤　补阴益气煎

上汗下和温补五法之中，而又立五散法，曰温凉补和滋五
法，此五者施之得当，一汗而愈矣。

伤　寒

伤寒另立一科，诚危剧大症。非精通仲景书，不能治之。
今立六经大略，以示初学。一日、二日来在太阳，太阳分三症。
上太阳者，中风是也，即前论治也。中太阳者，伤寒是也。其
症头痛身痛，呕逆，拘急，脉浮紧而无汗，为寒伤营。仲景用
麻黄汤以发汗。

麻黄汤中用桂枝，杏仁甘草四般奇，发热恶寒头项痛，伤
寒服此汗淋漓。加入石膏与姜枣，风寒两解青龙宜。

下太阳者，或中风症见伤寒脉，脉浮紧而有汗；或伤寒症
见中风脉，脉浮缓而无汗，更加烦躁是也。为风寒两伤营卫也，

---

① 建：原作"健"，据《伤寒论》改。下同。

仲景以大青龙汤两解。但麻黄、青龙二汤，用之或误，即变亡阳。仲景设真武汤为救法。

大青龙汤麻桂草，杏仁石膏生姜枣，真正伤寒用此剂，服后见汗只宜早。

真武汤中壮肾阳，茯苓术芍附生姜，少阴腹痛有水气，悸眩瞤惕保安康。

二三日病传阳明，阳明亦分三症。前阳明症者，太阳风寒之邪传入胃经肌肉之间，其邪在于经络也。目痛，鼻干，不恶寒，反恶热，汗出头痛，脉浮而长，汗少，项强。不呕者，葛根汤加花粉主之。

葛根汤治阳明经，麻黄桂枝生姜枣，白芍甘草和内热，脉浮而长为所祖，汗出头痛不呕症，正治阳明加花粉。

汗多干呕，口大渴者，人参白虎石膏汤主之。

人参白虎石膏煨，知母甘草粳米培，亦有兼用人参者，躁烦热渴舌生胎。

正阳明症者，邪已入胃腑也，里实症也。其症谵语自汗，潮热应时而作，胸腹坚满，大便鞕，舌起黄胎芒刺，无一毫头痛恶寒之表症，可速下之，先与小承气汤。

小承气汤朴实黄，谵狂痞鞕上焦强，益以羌活名三化，中风闭实可消详。

如转矢气者，方可以大承气汤下之。

大承气汤用芒硝，枳实大黄厚朴饶，救阴泻热功偏擅，急下阳明有数条。

后阳明症者，邪将入少阳经也，是在经之邪也，然症有真假。真阳明下症者，热症也。脉必尺中带长滑，胃脉沉分细数，或时又复滑大。宜加大黄二钱，芒硝钱半，甘草八分，为调胃承气，以涤胃中之燥热也。

调胃承气芒黄草，甘缓微和将胃保，不用朴实伤上焦，中焦燥实服之好。

若大满大坚，大黄加至五钱，芒硝加至三钱，枳实、厚朴各钱余。阳明假热症者，身热不退，腹不坚满，自言独语，口干不能饮冷，亦不大便，向壁而卧，时昏时醒，虽则谵语，问之即明，口虽烦渴，一饮即止，此气虚津少，阳明阳虚假症也，误作胃实，下之则死。宜四君汤加黄芪一两，当归三钱，麦冬、茯神、百合、竹茹，安之清之。

四君子汤方见前。

三四日病传少阳，其症寒热往来，口苦耳聋，胁痛，默默不欲饮食，或时恶寒战栗，肌虽热而不发渴，少顷又发热恶寒而不知，寒热相往来，一日数作，非如疟之先寒后热，先热后寒也，脉浮而弦者是也，或弦数、弦缓、弦滑。宜以小柴胡汤和之。渴，去半夏，加花粉、竹茹。呕、咳，必用半夏。此邪在三阳经也，未入于腑，可汗而已。

太阴症，足太阴脾之经，此病多从胃病而归太阳。脉沉细，或沉濡而短，或沉迟，腹满，自利而痛，或呕痰沫，气硬而溏泻，宜温之，以附子理中汤。

理中汤主理中乡，甘草人参术黑姜，呕利腹痛阴寒盛，或加附子总扶阳。

若不大寒，则和之以甘草、芍药。若腹痛满，不大便，脉沉滑数者，此为传经热邪，宜加桂枝以解之，重加大黄、枳实以除下之。此经病多虚寒少实热，宜温者多，宜下者少。

少阴症，足少阴肾之经也。阴虚水涸之人，复加热邪煎逼，遂成热燥亡阴之症。亦有汗下太过，至损真阴，为阴脱阳飞之症。脉或沉细而数疾，或见沉微，咽干大渴，自利，或咳喘呕，身倦，足冷，欲寐，或时烦躁，谵语。阴经病原无头痛，恶寒发热者，但有头痛，恶寒发热，邪犹在表也，少阴有发热，时时烦躁而热也。阴虚病，亦无汗，有汗则解，若时时自汗出，或烦躁，倦卧昏沉者，阳脱也。少阴经，多咽干而干涩，烦躁谵语，脉细数者，阴虚阳胜也。若倦卧喜寐而便利，口和，烦躁，脉沉微而汗出者，阳虚阴胜也。二症在今人多先内伤阴阳。得之阴虚者，宜大剂贞元饮、六味地黄汤，阳虚者，八味地黄汤、附子理中汤，此治内伤之法也。若仲景伤寒正法，则多重外邪。阴虚脉细数一种，宜用黄连阿胶汤、猪肤汤；阳虚脉沉微一种，宜用四逆汤，咽痛用苦酒汤、半夏散及汤。

黄连阿胶汤（仲景治）阴虚脉沉细。

黄连四两　黄芩一两　芍药二两　阿胶三两　鸡子黄二枚（生用）

猪肤汤

四逆散柴胡炒芍，枳实面炒甘草炙，咳加五味子甘姜，治胃中积聚。

苦酒汤　咽痛。

少阴症亦有从表解者。脉沉及发热，此乃少阴阳虚之人，寒在太阳，必入少阴，故仍有头痛发热之症，以脉沉欲寐为少阴，宜用麻黄附子细辛汤以温经而散寒邪也。

麻黄附子细辛汤

麻黄（去节）二两　细辛二两　附子一枚

少阴症亦有宜和者。或内停水邪，膀胱失其气化，外热从而与水内结。其症腹痛，咽痛，口渴，小便不利，小便烦数，或呕、痰、喘，四肢微冷，又无阳虚脱症，亦无阴躁急症，脉沉细，或带弦长。宜用四逆散和之。少阴症有宜急下者。舌黑，引饮，唇焦，烦躁，腹痛下利，粪色纯青。此阳明躁热之甚，转入少阴，一线真阴为火所劫。在《伤寒》书宜大承气汤急下救阴，余用黄连解毒汤，加入玄明粉、大黄，而重用生甘草，曾有奇效。此症最少，总之少阴热症，宜滋水解热。少阴阳虚，宜回阳固本，是其法也。

黄连解毒立为方，加入玄明与大黄，重用甘草至一两，少阴热症即消亡。

厥阴症，邪转至腹中下，下反逼而上，乃留腹胁，上冲胸膈，乃在肝经血室，为阴中阻绝，不得生阳也，故曰厥阴。厥者，尽也，其病故多。见心烦，如饥不食，闻飧臭，消渴，胸中时时痛，吐蛔，或四肢厥冷数日，复热数日，然以热多有阳为生机，以厥多无阳为死兆，甚则脉不至，舌卷囊缩，昏不知人，厥阴之脉，亦只沉微、沉细两辨，然细而数者，多阳也，若细而短涩，虽不至危，亦宜防阳之绝。其法不出救阳、救阴二者。若本经寒热之邪交杂，似逆复热，吐蛔，消渴，泄利，或带浓血，或脉不通，则宜通脉四逆汤、乌梅丸，是其要药也。

通脉四逆汤

生附五钱，甘草三钱，姜一两，加当归，名当归四逆汤。

凡脉浮紧，或浮细弦紧，或弦滑弹指，或浮大而弦，头痛恶寒，四肢重痛，身热无汗，拘急欠伸，及腹痛胃痛者，寒也。身痛身热，宜表散之。腹痛胃痛身热，宜温之。表散宜加羌活一钱，川芎八分，细辛五分，防风八分。温内宜加附子一钱，炮姜一钱。又伤寒宜按六经病症，用药按内伤三方作底加之，即陶节庵治伤寒秘法也。

伤寒病，变症百出，条理多端，然大要必先识六经病症，其传经不必尽拘日数，但按症辨之。盖伤寒有一日传一经者，有一日即传数经者，有始终不传者，随症用药，自是活法。详识经症，然后分辨表里阴阳虚实六字，用汗下和温补五法，斯尽矣。

伤寒首重表里二义。总而言之，经络为表，脏腑为里。分而言之，皮毛为表之表，筋骨为里之里，腑为里之表，脏为里之里也。分表里在脉，以浮沉辨之，浮为表，沉为里。然脉浮亦有里症，沉亦有表症，不可执一，必参症之与病。症之大略，有头痛恶寒者，在表；身痛发热者，在表；鼻衄咳嗽者，在表；胸满胁痛在表，是将入里，在里之表也。干呕者在表，不渴小便利者，病未入里。气喘者，表多里少。大便未鞕，小便利，热不潮作者，未入里。脉虽沉，身热头痛者，尚在表。口渴而小便数者，病在里。心烦谵语者，在里。潮热大便坚，按之腹中如竹鞭者，在里。下血无热者，在里。气短腹满者，在里。咽干口燥者，在里。自利咽痛多睡者，在里。凡此有一毫表症在者，不可下也。若万一表症轻，里症急者，亦只以轻小下剂和之，或用表药，随后下之，但表药非必定大汗，里药非必定大下也。至寒热往来，口苦耳聋，胁痛，此半表半里之症，惟以小柴胡汤和之。

伤寒病，阴阳虚实之辨虽多，然阴则寒，寒者多虚，阳则热，热者多实，可以通论。其最切要之法，全在脉之有力无力辨之。其脉虽浮大滑数，而无神力，是阴症也；其脉虽细小沉伏，而硬抟有力，是阳症也。辨阴阳虚实，必当以脉为主，以其症有真假也。

治伤寒之法，不过汗下和温补，而汗居先。汗法有解肌，有发表。解肌者，取微微皮毛开起，邪出不伤营血。发表者，必使汗大出，肌肉筋骨之邪尽透也。行二者之法，又有五诀，一曰温散，一曰凉散，一曰补中以散，一曰中和以散，一曰滋养血阴为云蒸雨散。

温散者，寒凝之时，其人无火，或皮肤闭密者，宜温散也，如桂枝汤、麻黄汤之类是也。凉散者，暄热之时，其人内有伏火，宜凉散也，如九味羌活汤、柴葛解肌汤、小柴胡汤之类是也。今余有温散、凉散二方，却又兼补散之法也。补中以散，其人禀气素弱，或受外邪，其病一来，即身重如山，背恶寒极，或面惨少神，或眩晕，手麻身颤，必先补元气以托邪，始得汗也，如人参桂枝汤、建中汤、补中益气汤、理阴煎、大温中饮之类是也。和中以散者，其人或脾胃气滞，或伤饮食，胃气不行，亦不得汗，必兼和之，如挟食者用五积散，挟饮者用小青龙，挟酒者用葛花解醒汤，挟气者香苏散皆是也。滋血养阴为云蒸雨散者，其人血液素亏，或肾中阴精枯竭，或胃中津液干枯，屡发无汗，必用滋之，如津液干者则炙甘草汤，或生脉饮，兼火盛者人参①白虎汤、玉女煎，肾精亏者七味汤、补阴益气煎之类是也。此五诀者，施得其当，一汗而退，无劳余力矣。

以上数方见后。

寒凝之时，其人无火，或皮肤闭密者，宜温散也，如桂枝汤、麻黄汤。

甘草芍药姜枣同，桂麻相合名各半，太阳如疟此为功。

温散：麻黄汤中用桂枝，杏仁甘草四般施，发热恶寒头项痛，伤寒服此汗淋漓，加入石膏与姜枣，风寒两解青龙宜。

---

① 参：原作"生"，据医理改。

凉散者，暄热之时，其人内有伏温散：桂枝汤治太阳风，火，宜凉散也，如九味羌活汤、柴葛解肌汤、小柴胡汤之类是也。

凉散：九味羌活用防风，细辛苍芷与川芎，黄芩生地同甘草，三阳解表益姜葱，阴虚气弱人忌用，临时加减任变通。

凉散：柴葛解肌羌芷草，黄芩桔芍加姜枣，阳明头目痛不眠，六脉洪微服之好。

凉散：小柴胡汤和解功，半夏人参甘草从，更用黄芩加姜枣，少阳百病此为宗。

今余有温散、凉散二方，却又兼补散之法，如人参桂枝汤、补中益气汤、理阴煎、大温中饮之类是也。

兼补散：人参桂枝汤，白术甘草姜，温凉补三法，助正脱邪方。

补散：补中益气芪术陈，升柴参草当归身，虚劳内伤功独擅，亦治阳虚外感因，木香苍术易归术，调中益气畅脾神。

补散：理阴煎中熟地归，炙草肉桂共佐之，散邪补阴温润剂，脾肾中虚当用之。

补散：大温中饮地黄术，当归人参炙草药，柴麻肉桂白甘姜，四时寒疫皆可服。

和中以散者，其人或脾胃气滞，或伤饮食，胃气不行，亦不得汗，必兼和之。如挟食者，用五积散，挟饮者，用小青龙汤，挟酒者，用葛花解酲汤，挟气者，香苏散是也。

和散：五积散治五般积，麻黄苍芷芍归芎，枳桔桂姜甘茯朴，陈皮半夏加葱通，除桂枳陈余略炒，熟料尤增温散功，温中解表除寒湿，散痞调经用各充。

和散：小青龙汤治水气，喘咳呕哕渴利慰，麻黄姜桂甘芍药，细辛半夏兼五味，内外合邪善能开，少阴肾虚暂所忌。

和散：葛花解醒香砂仁，二苓参术蔻青陈，神曲甘姜兼泽泻，温中利湿酒伤珍。

和散：香苏散治理气功，陈皮甘草加姜葱，内外伤感皆所治，气畅邪散有殊功。

滋血养阴之散，如其人血液素亏，或肾中阴精枯竭，或胃中津液干枯，屡发无汗，必用滋之。如津液干者，则用炙甘草汤，或生脉散；兼火盛者，人参白虎汤、玉女煎；肾精亏者，七味汤、补阴益气煎是也。

滋血散：炙甘草汤生姜桂，麦冬生地火麻仁，枣子阿胶加酒服，滋血解散妙若神。

滋散：生脉麦味与人参，保肺清心治暑淫，气少汗多兼口渴，病危脉绝急煎斟。

滋散：白虎汤用石膏煨，知母甘草梗米陪，亦有兼用人参者，躁烦热渴舌生胎。

滋散：水亏火盛六脉浮，玉女煎汤最当求，生膏熟地牛麦母，阳明余热不可留，烦躁干渴头牙痛，洪滑实大血症尤。

滋散：七味汤中君熟地，山茯丹泽枣皮桂，无根虚火来上炎，用桂引降从其类。

滋散：补阴益气人参地，当归山药陈皮配，炙草升麻与柴胡，便结阴虚外感症。

金水煎中当归地，陈皮半夏茯苓配，炙草姜煎食远服，肺肾虚寒痰嗽症。

茯苓补心人参苏，夏葛前陈枳桔芎，归白术香草熟地，心烦脉大细数需。

大柴胡汤用大黄，枳实芩夏白芍将，煎加姜枣表兼里，妙法内攻并外攘，柴胡黄芩义亦尔，仍有桂枝大黄汤。

下法：伤寒病，表症已罢，邪入里，须用下法，分缓、急、和三治。如大承气，急法也。必兼腹大满痛，胸痞，烦躁，潮热，脉实，气壅，大便实坚，按之如竹鞭状，是为痞满燥实坚俱备，上中下三焦气血分俱实也，始可与之。如燥满坚而无痞实，即以调胃承气缓下之，不用枳实、厚朴以伤气分。如痞满而不燥坚，则用小承气，不用芒硝以伐下焦阴气也。至于表症未除，里症已急，无已则用轻下小剂，少少与之，此为微和胃气也。此外又有下血一法，如太阳经不解，热入膀胱，至下焦蓄血，其人如狂，大便黑，小便利，少腹痛，则用桃仁承气、抵当汤下之。又有下饮一法，如太阳中风，下利，呕逆，心下痞满，引胁下痛，汗出不恶寒，为外邪挟饮，两相抟结，今汗出不恶寒，则表邪已解，而水饮横结胸胁，故用十枣汤以下之，且大、小陷胸亦兼下饮之意。然又有热药下之一法，如传经热邪既盛，而真阳又素亏，则用下药加附子下之，如附子泻心汤之意。至如寒邪结实，或腹中寒物积留，尤当以热下之。

和法：伤寒和法有二，皆从胃而和之。和者，如两家争斗而使之和也。其一为表里不和，如少阳症，寒热往来，为半表半里，为其外有头痛恶寒，眩咳表症；内有胸胁满，默默不欲食，腹痛里症，故用小柴胡汤。柴胡以治表邪，黄芩以治里邪，人参甘草半夏姜枣以养胃而和于中，此和表里也。其一为上下不和，如伤寒胸中有寒，丹田有热，舌上白胎，腹痛，邪在胃中，用黄连以治下，桂枝以治上，人参甘草生姜大枣以和于中，此和上下法也。知此意也，则无往而非和法矣。

温法：伤寒用温之法有三，有温表者，有温中者，有温下者。温表者，如阳气素亏，或阳症脉反逆，四肢拘急，或用温经散寒之法。如麻黄附子细辛汤、附子桂枝汤之类是也。温中者，理中汤、建中汤之类是也，此治胃寒也。温下者，真武汤之救亡阳，四逆汤之救阴厥是也，此治肾以救其阳也。

补法：伤寒补法，有固表以止漏汗者，有壮表气以助发汗者，有补中以顾胃气者，有补阴以退阳邪者，有补阳以防脱绝者，有滋津液以使大便出，而汗自出者，其用弘多，总虚者补之，随所宜而无不可也。

伤寒治法，虽阴阳两重，而其实大意以救阴为主。盖传经原系热邪煎熬津液，当以救阴为先着，其用理中回阳者，总由其人阳气素弱，或汗、下以致欲脱，无阳则阴无以生，不得不急为权宜也。所以伤寒偏死于下虚之人，以其神精素耗，邪易入也。余于伤寒危症，每见大渴，舌干，发汗不出，热久枯槁，烦躁等症，每用六味汤，连连与之，无不应手。至少阴标寒里热，当用下之，而脉浮沉无力，何可轻下？则用六味加桂枝，以治太阳之标邪，以消少阴之内热，亦无不应手愈也。伤寒两症见者，死症也。其病太阳，即与少阴俱病；传阳明，即与太阴俱病；传少阳，即与厥阴俱病，一脏一腑，表里俱伤。如初感有太阳头痛，恶寒，身痛项强，即兼少阴自利口燥，咽干，烦躁，多睡等症也，其法当三日死，三日不死，至六日水浆不入，不知人而死矣。仲景原无治法，后贤立大羌活汤救之，以望十中之一活也。喻嘉言又谓以麻黄附子细辛汤两治其表，附子泻心汤两治其里，亦是一法，然必先为告之，而后可为治也。

伤寒三阳合病，必兼见三阳经症候一二，其脉浮大关上，目合则汗出，此症甚多，夏月尤盛，人多不识，误治多矣，方用：

麦冬　甘草　竹叶　知母　白芍　龟板　天花粉　百合

三阳症，胀满，谵语，面垢者，人参白虎汤加百合主之。

大承气汤用芒硝，枳实大黄厚朴饶，救阴泻热功偏擅，急下阳明有数条。

调胃承气硝黄草，甘缓微和将胃保，不用朴实伤上焦，中焦燥实服之好。

小承气汤朴实黄，谵狂痞鞭上焦强，益以羌活名三化，中风闭实可争长。

桃仁承气五般奇，甘草硝黄并桂枝，热结膀胱小腹胀，如狂畜血最相宜。

短气躁烦邪上结，大黄甘遂芒硝泄，阳邪下早陷胸中，荡涤苦寒除内热。

小陷胸汤治结胸，脉浮而滑按痛凶，黄连半夏括蒌实，痰滞驱除胸内松。

十枣解里除干呕，胁胸满痛饮结搏，甘遂芫花大戟末，枣汤调服痰涎剖。

小柴胡汤和解功，半夏人参甘草从，更用黄芩加姜枣，少阳百病此为宗。

黄连桂枝汤，伤寒冷热方，胃寒丹田热，疼痛不可当，参草煨姜枣，上下通和汤。

麻黄附子细辛汤，发表温经两法彰，若非表里相兼治，少阴反热曷能康。

桂枝附子治伤寒，风湿相搏痛难延，脉浮而涩不呕渴，因本温经真妙哉。

附子泻心用三黄，寒加热药以维阳，痞乃热邪寒药治，恶寒加附始相当，

大黄附子汤同意，温药下之妙异常。

理中汤主理中乡，甘草人参术黑姜，呕利腹痛阴气盛，或加附子总扶阳。

小建中汤芍药多，桂枝甘草大枣和，更加饴糖补中脏，虚劳腹冷服之瘥，增入黄芪名亦尔，表虚身痛效无过，又有建中十四味，阴阳劳损起沉疴，十全大补加附子，麦夏苁蓉仔细哦。

真武汤壮肾中阳，茯苓术芍附生姜，少阴腹痛有水气，悸眩瞤惕保安康。

四逆汤中姜附草，三阴厥逆太阳沉，或益姜葱参芍桔，通阳复脉力能任。

六味汤中君熟地，山药泽泻茯苓具，丹枣二皮为佐使，喘嗽麦冬加五味，舌生芒刺甜花粉，滋阴降火用此类。

大羌活汤即五味，己独知连白术暨，散热和阴表里和，寒伤两感真堪慰。

九味羌活用防风，细辛苍芷与川芎，黄芩生地同甘草，三阳解表益姜葱，阴虚气弱人禁用，加减临时在变通。

白虎汤用石膏煨，知母甘草粳米陪，亦有兼用人参者，躁烦热渴舌生胎。

卯酉二年，阳明燥金司天，少阴君火在泉，金胜火衰。

少阴君火在泉之岁主病主治

热淫胜，腹中常鸣，气上冲胸，寒热喘不能久立，皮肤痛，目瞑，齿痛，颔肿，恶寒发热如疟，小腹痛，大腹大，病本于肺，治以咸寒，佐以甘苦。

六味地黄汤　逍遥散　人参败毒散　升降散　合香正气散　余粮散　人参白虎汤　天水散　清暑益气汤　天暑丸　附子理

中汤　大顺散　清暑宜神汤　四苓散　五苓散

瘟疫验舌法

凡瘟疫病，其舌胎①先白，俨如敷粉，邪入于胃，始见黄色，当下失下，然后见黑。凡病舌上皆有浮薄黄胎，盖原有病之人，胃气薰蒸，舌必黄也。终不似瘟疫之症，先有敷粉之白，而后有黄，若但见舌上黄胎，便指为瘟疫，辄用承气、三消等下之，则草菅人命矣，故余谆谆辩白。然应下诸症，如白胎变黄，舌黑，舌裂，舌硬，舌卷，目赤，胸满痛，腹满痛，二便结等当下。

辨明伤寒时疫

伤寒发热恶寒，时疫但热不恶寒；伤寒不传染人，时疫能传染人；伤寒汗解在前，时疫汗解在后；伤寒下后即能脱然而愈，时疫下后有未能顿解者。以疫邪中有表里分传故也，必俟里气通，表气乃顺，方能尽发于肌表，或斑，或汗，然后脱然而愈。如外感之症，必参以头痛，恶寒发热，不徒以经络受风寒为定外感也。盖内伤亦有筋骨皮肤而痛者，此盖精血不足之故耳。如在脏腑内而胀而痛者，或气逆血滞痰食之类，然皆有所因，当从其因而治之。

验舌症三十六种

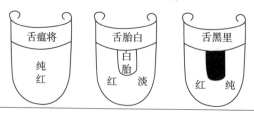

①　胎：通"苔"。下同。

舌见红色，内有干硬黑色，形如小舌有刺者，此乃热炽火盛，坚结大肠，金受火制，不能平木故也，急用调胃承气汤下之。

舌见白胎滑者，邪初入里也。丹田有热，胸中有寒，乃少阳半表半里之症，宜小柴胡汤、栀子豆豉汤之类治之。

舌见红色，热蓄于内也。宜用透顶清神散，当归白芷细辛牙皂共为细末，病者先噙①水一口，以药少许吹于鼻内，吐其水，取嚏为度，如未嚏，仍用药再吹。

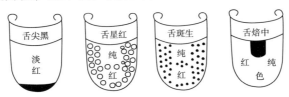

舌见纯红，内见黑形如小舌，乃邪热结于里也，君火炽盛，反兼水化，宜用凉膈散、大柴胡汤。

舌见红色，而有小黑点者，热毒乘虚入胃，蓄热则发斑矣，宜用升麻葛根汤加玄参化斑汤解之。

舌见淡红，中有大红星者，乃少阴火热之盛所不胜者，假火热以侮脾土，将欲发黄之候，宜用茵陈五苓散治之。

舌见红色，尖见青黑色者，水虚火实，肾热所致，宜用竹叶石膏汤治之。

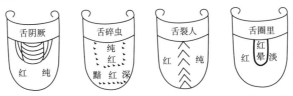

舌见淡红，而中有红晕，沿边纯黑，乃余毒遗于心包络之

---

① 噙（qín 琴）：含。

间，与邪火郁红，二火亢极，故有是症，宜以承气汤下之。

舌见红色，更有裂文而成人字形者，乃君火燔灼，热毒炎上，故发裂也，宜用凉膈散治之。

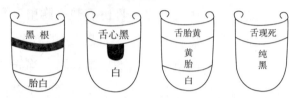

舌见红色，更有深红色斑点，如虫蚀之状者，乃热毒炽盛，火在上，水在下，不能相济故也，宜小承气汤下之。

舌见红色，内有黑纹者，乃阴毒厥于肝经，肝主筋，故舌见系形，宜用理中、四逆等汤温之。

舌见纯黑色，水克火明矣，患此者，百无一生，治者审之。

舌见尖白根黄，其脉表症未罢也。宜先解表，然后攻之。如大便秘，用凉膈加硝黄，小便涩，用五苓，加木通，合益元散，加姜汁少许，白汤调服。

舌见外白而心黑，脉沉微者，难治。脉浮滑者，可汗。沉实者可下。此乃危殆之候也，速进调胃承气汤治之。

舌尖白胎二分，根黑一分，必身痛恶寒。如饮水不至甚者，五苓散主之；自汗渴者，白虎汤主之；下利者，解毒汤主之。

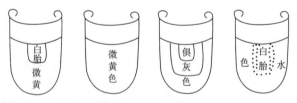

舌见白色，中有黑点乱生者，尚有表症在也。宜用凉膈散，微表之即退，

舌见白色，中有黑点乱生者，尚有表症在也。宜用凉膈散，微表之即退，速当下之，下用调胃承气汤。

舌见如灰色，中间更有黑晕两条，此热乘肾与命门也。宜下之，服解毒汤，下三五次，迟则难治，如初服量加大黄。

舌见微黄色者，初病即得之。发谵语者，由于失汗，表邪入里也。必用汗下兼行之，以双解散，加解毒汤生之。

舌中见白胎，外则微黄者，必作泻利。宜服解毒汤，恶寒者，五苓散。

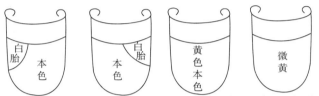

舌见微黄者，乃表症未罢。宜用小柴胡汤合天水散主之。可下者，大柴胡汤下之，表里双除，临症时当审之。

舌见黄色者，必初白胎而变黄色也，皆表传里，热已入胃，急宜下之，若下迟必变黑色，为恶症，热邪深也，宜用调胃承气汤。

舌左白胎而自汗者，不可下，宜白虎汤，加人参三钱服之。

舌右白胎滑者，宜在肌肉，为邪在半里半表，必往来寒热，宜用小柴胡汤和之。

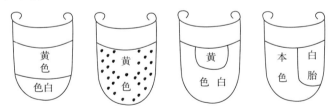

舌左见白胎滑者，此脏结之症，邪并入脏，难治。

舌见四围白，而中黄者，必作烦渴呕吐之症，兼有表者，五苓散、益元散兼服，须待黄尽，方可下之。

舌见黄色而有小黑点者，邪遍六腑，将入五脏。急服调胃承气汤下之，次服和解散。

舌见黄而尖白者，表少里多。宜服天水散一剂，脉弦者，宜服防风通圣散。

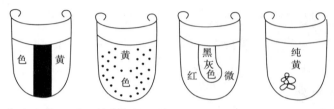

舌见纯黄而有膈瓣①者，热已入胃。心口烦渴，急宜大承气汤；若身发黄，用茵陈汤；下血用抵当汤；水在胁内用十枣汤；胃结甚者，大陷胸汤。

舌见四边微红，中央黑灰色者，此由失下所致。宜大承气汤下之，热退可愈，必下三四次方退，五次下之而不退者，难治。

舌见黄色，而黑点乱生者，其症必渴谵语，脉实者生，涩者死，循衣摸床者不治，若下之，见黑粪亦不治，宜大承气汤。

舌见中黑至尖，而左右黄者，热气已深，两感见之，十人九死，恶寒甚者亦死，不恶寒而下利者不治，宜调胃承气汤主之。

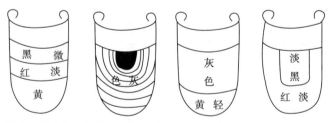

舌见心淡黑，外淡红者，如恶风，表未尽，用双解散加解毒汤相半微汗之，汗罢即下。如结胸烦躁直视者，不治，宜双解散加解毒汤。

---

① 瓣：原作"办"，据文义改。

舌见灰色，尖黄而不恶寒者，可下之。若恶风、恶寒者，双解散加解毒汤主之，三四下之。见粪黑者，不治。

舌见灰黑色而有黑纹者，脉实，急以大承气汤下之，浮脉，渴饮水者，用凉膈散。

舌根微黑尖黄，中淡红，脉滑者可下之。脉浮者当养阴退阳，若恶风寒者，微汗之，用双解散，若下利用解毒汤，十救七八也。

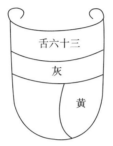

舌见灰黑色，尖黄隐见，或有一纹者，脉实，急用大承气汤下之。脉浮，渴饮水者，以凉膈解散，十可救二三也。

以上三十六舌，乃伤寒验症之要，临症时，当细心察之，治无一失耳。

温　症

多由于冬不藏精，其病热自内出，外加风邪，其症如伤寒，太阳症备，而口渴恶寒，此冬月太阳温症也。不可汗下，六味汤加桂主之；不解，以逍遥散主之；热未退者，乃时行瘟疫，或众人皆同，或咳嗽、发热、泄泻，俱以人参败毒散治之，无人参不效也。

人参败毒茯苓草，枳桔柴前羌独芎，薄荷少许姜三片，时行冒感有奇功，去参名为败毒散，加入消风治亦同。

夏月时行症，或寒热，或腹痛呕利，或目胀胸满等症者，俱宜以藿香正气散主之。

藿香正气枳大腹，苏术茯苓半夏曲，桔梗甘草和陈皮，木瓜姜枣紫厚朴，四时一切不正气，驱邪辟恶效尤速。

伤　暑

夏月人奔走于道路，外受暑邪，则元气痿惫，大汗发热，口大渴，气高而呕，或大泻，头晕呕吐欲死者，伤暑也。人参白虎汤主之，或饮粮散汤尤妙。若小便不利疾疮生于头面者，天水散主之。

石脂余粮治下焦，带利小水并固脱，伤寒诸药利不止，惟用此方效神速，又有天水滑甘草，头面生疮当研服。

暑病，其人脾胃素弱，元气亏损，易于受伤，一至夏月，即加痿顿，再加饮食不节，复伤暑邪，四肢因弱，无气以动，身重，体节疼痛，口不知味，腹满溏泄，气喘烦热，以清暑益气汤主之。

消暑益气参草芪，当归麦味青陈皮，曲柏葛根苍白术，升麻泽泻枣姜随。

暑症，脾弱脾湿者，易于招暑也，消暑丸，夏月方中多当可用。

消暑丸中三般药，头痛发热与烦渴，脾胃不利夏秋间，茯半去湿草解毒，又方添用黄连者，伏暑内热之圣药。

暑病，其人因辟暑寒凉，或食生冷瓜果，以致发热吐利，腹痛烦躁，口渴不喜水，名曰阴暑，此实寒非暑也，大顺散、附子理中汤主之。

大顺姜桂杏仁草，腹痛烦躁渴不了，名为阴虚实寒邪，研末为服病自好。

暑病暴死，昏不知人，名暑风也，道旁地浆救之。

伤暑霍乱腹绞痛，上不得吐，下不得泻，甚则转筋，先以烧盐阳①与之，后以藿香正气散与之，愈后勿骤与粥食。

藿香正气枳大腹，苏术茯苓半夏曲，桔梗甘草和陈皮，木瓜姜枣紫厚朴，四时一切不正气，驱邪辟恶效尤速。

暑病，其人素血亏，一伤其邪，即心跳动慌急，发热不退，余制清暑宜神汤主之。

清暑宜神参麦参，五味青蒿熟地施，丹皮朱砂石莲子，心跳慌急发热宜。

伤暑水泄，车前子一味为末，米汤下，即效；或以白沙糖，用烧酒调服；如不应，则四苓、五苓分利之。

五苓散治太阳府，白术泽泻猪茯苓，膀胱化气添官桂，利便消暑烦渴清，除桂名为四苓散，无寒但渴服之灵。

猪苓汤除桂与术，加入胶阿滑石停，此为利湿兼泻热，疸黄便闭渴呕宁。

白虎汤用石膏煨，知母甘草粳米倍，亦有加入人参者，躁烦热渴舌生胎。

瘟疫一症病多般，未曾服药此为先，蝉退一钱去头足，姜黄三分大四钱，蜜酒调匀冷而服，酒炒二钱白姜蚕。

辰戌二年，大阳寒水司天，太阴湿土在泉，土胜金衰。

太阴湿土在泉之岁主病主治

湿淫胜，病饮积，心痛，耳聋浑浑焞焞②，嗌肿，喉痹，

---

① 阳：温和。《诗经·豳风·七月》："春日载阳。"
② 浑浑焞焞（tuī 推）：盛大貌。

阴病见血，小腹肿痛，不得小便，病冲头痛，目似脱，项似拔，腰似折，髀不可回，腘如结，病本于肾，治以苦热，佐以酸淡。

清热渗湿汤　金匮肾气汤　全真一气汤　五味异功散　人参败毒散　六味汤　瓜蒂散　附子理中汤　补中益气汤　白术附子汤　五积交加散　苍术除湿汤　五苓散　除湿汤

中　湿

湿者，地气也，自下而升。人感之者，从足而受，轻则流于四肢关节，皮肉筋骨，重则伤于五脏六腑。《内经》谓诸痉强直，积饮，痞膈中满，霍乱吐泻，体重，肉如泥，按之不起，皆属于湿。湿之为害亦大矣，然有内外之分，又有风湿、热湿、寒湿之异。外者，地之阴邪。自足而受，或衣服汗湿浸冷之气，自背而受，或雾露之邪，自头而受。其病轻则头重身重，四肢疼痛，皮麻，或下为腰重足软，重则周身疼痛，浮肿，或为脚气攻心，或是呕吐泄泻，腹痛骨痹。从外受者，从外治之，法当温取微汗，是为开鬼门也。或湿流下部，为小便不利，为腰足以下肿，又当利小便，是为洁净腑也。内者，脾之气本属湿土。脾中阳气既伤，则水谷不能以时宣化，水饮注而为湿，由脾气下陷，肾先受伤，湿病身热体重，发黄口渴，小便不利，或大便作溏，以清热渗湿汤主之。

清热渗湿黄连柏，二术茯苓甘草泽，身热体重腰足肿，利其小水为上吉。

湿病下焦虚寒，脾土亏败，湿化为水，肢肿，腹胀，气喘，小便不利者，金匮肾气汤主之，亦主虚人痰饮；若气分虚极者，全真益气汤主之。

金匮肾气汤，下焦虚寒方，脾败湿化水，肢肿腹胀良，气喘便不利，数服即安康，八味加牛膝，车前合成方。

全真益气地术冬，五味附子参膝功，三焦俱到成妙剂，培元反本第一功。

湿邪凌肺，面肿，气喘，脉沉，小便不利，身重者，五味异功散加桑白皮、苏子、枇杷叶、麦冬主之；不已，六味汤加车前、牛膝、苏子、麦冬与之。

湿病上甚而热，烦热头痛，如物裹蒙者，或目赤，气高而喘，以人参败毒散小剂微汗之。《经》曰汗出如故而止，故主汗也。

湿上甚而热，头痛目赤者，以瓜蒂散蓄鼻中，其黄涕出，而即愈也。

瓜蒂散中赤小豆，治湿上攻头目痛，研末开水调服之，吐时闭目紧束肚，不止即用葱白解，亡血诸家忌所用。

湿热腹痛泻，身重，脉沉迟，或沉弱者，附子理中汤主之。

理中汤主理中乡，甘草人参术黑姜，呕利腹痛阴寒甚，或加附子总扶阳。

夏月风湿相抟，一身尽痛，脉缓而细者，补中益气汤加茯苓、羌活、防风主之。

补中益气芪术陈，升柴参草当归身，虚劳内伤功独擅，亦治阳虚外感因，木香苍术易归术，调中益气畅脾神，更加茯苓羌防风，除风去湿甚有功。

风湿相抟，脉微，一身重痛，不能反侧，四肢拘急而肿，便利者，不可反汗利小便，阳虚故也，白术附子汤主之。

白术附子甘草汤，姜枣作引合成方，又有加桂去姜枣，风湿相抟正相当。

湿病，脚气上逆，寒热呕吐，脚胫肿痛，补中汤加苍术、防风主之。

湿病，胃停痰饮，气上冲逆，口渴，饮水不止，舌生白胎，气喘，烦热，小便不利，上热下寒者，以理中汤加茯苓、肉桂主之。

湿流胸胁，心肺亦无不受其侵凌，其病轻则为痰饮、泄注、腹痛、腰重，重则为水肿，留饮喘促，面肿。法当培补脾气，升阳除湿；下焦真阳不足者，法当滋化源，补真火；上乘肺者，法当清肺利气，切不可同外邪之法治之。风湿者，外伤于风，复伤于湿，风湿留恋，必伤皮肉筋骨也。寒湿者，中虚脏寒，外受凄凉，必为拘挛及寒泄。热湿者，湿郁生热，必多发黄及生疮疖也，当分而治之。

湿病，头闷身重，背寒皮麻，关节微肿，小便不利，或发热身重，脉缓而细，或浮细者，以五积交加散主之。本方合人参败毒散，即名五积交加散。

五积交加治湿积，麻黄苍芷芍归芎，枳桔桂姜甘茯朴，陈皮半夏加葱通，除桂枳陈余略炒，熟料尤增温散功，温中解表除寒湿，散痞调经用各充，加薄柴前羌独活，脉浮而细甚有功。

湿病，脾胃不足，或不服异方水土，以致腹胀、口渴、呕吐，腹痛泄泻，四肢软缓不收，身重，便涩，脉沉缓，或沉短者，以除湿汤主之。

除湿汤中羌独活，藁本防风知神曲，麦芽甘草蔓京子，猪苓泽泻除湿疟，又方苍术与厚朴，陈皮半夏甘草藿，六者亦名除湿汤，临用在乎人斟酌。

湿病，小便不利，或为水泻，或腰重，口渴，水入欲吐，腹中痰饮，五苓散主之。

子午二年，少阴君火司天，阳明燥金在泉，火胜金衰。

阳明燥金在泉之岁主病主治

燥淫胜，病呕，善叹息，心胁皆痛，不能反侧，干嗌，面尘，身无膏泽，足外反热，病本于肝，治以苦温，佐以甘辛。

加减理阴煎　清燥救肺汤　清燥门冬丸　东垣清燥汤　导滞通幽汤　六味地黄汤

燥　症

燥者，秋气也，肃杀之气，遇物则枯落。故其为病，干燥皲揭，津枯液少，筋痿毛焦。《经》曰：燥甚则干。又曰：诸气膹郁，诸痿喘呕，上气而咳，皆属于肺。燥为肺邪，其病也，肝先受制，故血枯筋痿，甚极则自伤本脏，故气膹郁不行。肺司气也，或为喘呕，或咳白血，则肺将枯矣。故治燥之法，以清肺为主。然有内因、外因之不同，在气、在血、在脏腑之各别，当详辨矣。

凡秋月感受燥邪，洒淅恶寒，发热口干，咳嗽频仍，脉浮而短，或紧而涩，是邪中肺也。宜先以苦温辛润之剂治之，不可大发其汗，加减理阴煎主之。不愈，咳益甚者，急以清燥救肺汤主之。

清燥救肺桑石膏，参草胡麻与阿胶，麦冬杏仁枇杷叶，肺受燥邪用水熬，痰加贝母瓜蒌子，热加犀角羚羊高，血枯生地和沙参，咳嗽寒热不可饶。

燥病，诸气膹郁，胸胁引痛，气逆咳嗽，贲贲而喘，干呕，肺痿叶焦，嗽吐脓血，皮毛枯燥，两足痿软，急以清燥救肺汤主之，此肺经气分药也。

燥病，咳嗽见血，或咽喉有物如梅核状，发热口干，肺欲成痿者，清燥门冬丸主之，此肺经气血药也。夏末秋初，湿热交加，至肺经受邪，渐洒寒热，皮毛不舒，两足热痿，行步欲斜，多生疮疖。此脾土不能生金，金燥而水源竭也，东垣清燥汤主之。

东垣清燥二术芪，参连黄柏草陈皮，猪泽升麻五味曲，麦冬归地痿方推。

燥病，大肠血液枯少，便难者，导滞通幽汤主之。

导滞通幽汤，生熟二地当，升麻槟榔草，桃仁与红花，大肠血枯少，便难最为佳。

燥病，精血枯竭，下焦燥热，小便频数，或失血，口渴咽干，夜热，筋痿，皮燥，一切等症，在阴分者，俱以六味地黄汤主之。

六味汤中君熟地，山药泽泻茯苓具，丹枣二皮为佐使，喘嗽麦冬加五味，舌生芒刺甜花粉，滋阴降火用此类。

己亥二年，厥阴风木司天，少阳相火在泉，火胜金衰。

少阳相火在泉之岁主病主治

火淫胜，病泄赤白，小腹痛，溺赤，便血，少阴同候，病本于肺，治以咸冷，佐以苦辛。

六味地黄汤 黄连解毒汤 八味地黄汤 十全大补汤 升麻葛根汤（钱氏） 阳达原散 阴达原散 四逆汤 神应散 丹栀逍遥散 小柴胡汤

火 症

火之为病最多，然不出内外二因。内因之火，脏腑君相亢龙之火也；外因之火，饮食六淫郁遏之火也。其病则为烦躁，昏瞀，寒慄①，口燥，舌裂，喉痹，口疮，疮疡，发热，狂乱，目赤，头痛等症，必当分真假而治之。假者，里寒外热，虚火也；真者，内外俱热，实火也。实则正治，以凉以寒；虚则反治，从温从补也。

凡火症，大热不止，或时热时止，间休歇者，口干，舌裂，目赤，耳鸣，喉痛，失血，火从内作者也，是无水也，六味地黄汤大剂主之。

若邪方暴急，脉数有力，或洪滑鼓指，实火也。可与黄连解毒汤，少少进之，此方不可妄投也。

黄连解毒汤四味，黄柏黄芩栀子备，躁狂大热呕不眠，吐衄斑黄均可利，若云三黄石膏汤，再加麻黄及淡豉，此为伤寒温毒盛，三焦表里相兼治。

火症大热，烦热欲卧水中，舌裂生刺，大渴不止，目赤气壅，眩晕，咽痛，头面生疮，一切纯热之症。脉来浮洪而虚，沉分不鼓者，此下寒极而阳脱于外，虚火也。八味汤主之，再用十全汤以补纳之。

六味汤中加桂附，上热下寒必须用，脉来浮洪按微弱，此是阴虚假热候，麦冬五味应所加，衄血齿血牛膝奏，甚加龟胶二三钱，大热如烙尽皆退。

十全大补君人参，四君四物芪桂心，诸虚百损吐泄症，吐衄斑黄均可利，若云三黄石膏汤，再加麻黄及淡豉，此为伤寒温毒盛，三焦表里相兼治。

火症大热，烦热欲卧水中，舌裂生刺，大渴不止，目赤气壅，眩晕，咽痛头面生疮，一切纯热之症。脉来浮洪而虚，沉

① 慄：原作"慓"，据文义改。

分不鼓者，此下寒极而阳脱于外，虚火也。八味汤主之，再用十全汤以补纳之。

六味汤中加桂附，上热下寒必须用，脉来浮洪按微弱，此是阴虚假热候，麦冬五味应所加，衄血齿血牛膝奏，甚加龟胶二三钱，大热如烙尽皆退。

十全大补君人参，四君四物芪桂心，诸虚百损吐泄症，阴阳两济即回春。

当归补血汤

当归三钱　西芪一两

钱氏升麻葛根汤，再加甘草芍药强，时疫寒热与阳斑，无汗恶寒均堪赏。

阳达原槟厚草果仁，知母白芍草黄芩，疟邪游溢此为最，加减变化在乎人。

除达原饮果草姜，槟厚陈皮肉桂相，分定阴阳诚妙剂，药到病愈始见良。

四逆汤中姜附草，三阴厥逆太阳沉，或益甘姜参芍桔，通阳复脉是其能。

壮热头痛每憎寒，身疼口苦咽又干，四肢无力腹满闷，姜虫蝉退与黄连，神曲银花并生地，木通黄柏及车前，桔梗黄酒和蜂蜜①，当教一服即平安。

心气寒痛汤

心气寒痛良姜桂，白术苍术草乌配，甘草管仲水煎服，再加散寒去湿类。

---

① 蜜：原作"密"，据文义改。

卷　六

且夫人得天地之阴阳而生，为之先后二天。先天之根，根于水火。水火者，万物之父也，先天之至重者也。后天之根，根于脾土。脾土者，万物之母也，后天之至重者也。二者不可损伤，如一有损，万病丛生矣，岂可忽乎哉，立方于后。

附子理中汤　补中益气汤　人参黄芪汤　清暑益气汤

以上补中之意。

四君子汤　五味异功散　六君子汤　白术散

以上四君之意。

归脾汤　养荣汤

以上脾经血分之意。

建中汤　枳术丸　平胃散　调中益气汤　黄芪甘草汤　升阳散火汤

以上建中之意。

凡病之生，多由脾胃；百病之成，必伤脾胃。脾胃为水谷之库仓，故称五脏之母，乃元气长养之地也。元气亏，则百病生，故百病之生，多由脾胃。脾胃居中而应乎四旁，四旁之邪必趋之，故百病之成，必伤脾胃。治脾胃之法，在复其健运之常而已。但脾阴而胃阳，脾统血而胃行气，气血当分治焉。脾胃之伤，多由饮食劳倦。劳倦伤则困四肢，故脾先病而不能为胃行气也；饮食过则滞气积胃，故病而因使脾倦弱也。治之亦当分焉，然脾虽阴而借以司健运者，实阳气；胃虽阳，而借以出纳者，实津液。故治脾在顾阳气，治胃在顾津液，此先贤之秘也。

脾胃病必四肢困，胸痞满，不嗜食，口淡，或干或苦，或吐泻，反胃，短气，口中多涎沫，当脐有动气，水饮停胃中，按之有声，身烦热，口欲饮水而愈甚，甚至气喘，四肢麻，或胃痛，腹痛，头目闷重，此皆中脘之阳亏损，不能升降运用也，附子理中汤主之。

理中汤主理中乡，甘草人参术黑姜，呕利腹痛阴寒盛，或加附子总扶阳。

脾胃病，身热，四肢烦困，外症似伤寒，口不知味，五心烦热，气高而喘。此劳倦过，热伤元气也，补中益气汤主之。

补中益气芪术陈，升柴参草当归身，虚劳内伤功独擅，亦治阳虚外感因，木香苍术易归术，调中益气畅脾神。

脾胃素弱，偶感外邪，或伤寒暑，俱补中益气汤主之。脾胃不足，或劳倦伤气，中风症，补中汤加桂枝、防风主之；伤寒症，补中加羌活、防风主之。

脾胃病，遇长夏时湿热相蒸，四肢痿软，眼黑头旋，气喘身热，人参黄芪汤主之。

人参黄芪当归术，陈皮升麻甘草曲，黄柏苍术麦五味，脾胃气虚宜此药，湿热相蒸四肢软，眼黑头旋气喘服。

脾胃病，伤暑邪，作疟痢者，清暑益气汤主之。

清暑益气参草芪，当归麦味青陈皮，曲柏葛根苍白术，升麻泽泻枣姜随。

此以上补中益气之意也。

脾胃病，腑气无所生，四肢瘦削，不嗜食，呕吐，泄泻，气短，气喘，面白，失血，或泄血。此脾气亏，无以行气而统血，四君子主之。兼滞闷碍补者，五味异功散主之。

四君子汤中和义，参术茯苓甘草比，益以夏陈名六君，祛痰补气阳虚饵①，除却半夏名异功，或加香砂胃寒使。

脾胃病痰涎壅盛，或呕不止，或脾虚臌胀。此宜以辛行气致津液也。六君子汤主之。

脾胃病，外见血者，宜嘘②以归经也，四君子加熟地、当归主之。

脾胃病，作渴不止，胃中热，或泄泻，津液不行者，白术散主之。

参苓白术扁豆陈，山药甘连砂苡仁，桔梗上浮兼保肺，枣汤调服益脾神。

以上皆四君子汤之意也。

脾胃病，兼心不嗜食，四肢困，失血，怔忡，健忘，不寐。此脾阴不足也，归脾汤主之。

济生归脾参术芪，归草茯苓志远随，酸枣木香龙眼肉，煎加姜枣益心脾，怔忡健忘俱可却，肠风下漏总能医。

脾胃病，寒热自汗，瘦削喘咳，上为心跳，神魂不宁，下病遗泄。此心脾肾阴虚也，养荣汤主之。

人参养荣即十全，除却川芎五味联，陈皮远志加姜枣，脾肺气虚补方先。

以上脾经血分药也。

脾胃病，四肢烦痛，或胁痛，腹痛，腹中如绳急，或伤寒邪将入内，或肝木侮土，或大病后寒热瘦削，或虚劳谷不生精。欲固脾缓中御侮者，建中汤主之。

小建中汤芍药多，桂姜甘草大枣和，更加饴糖补中藏，虚

---

① 饵：原作"饼"，据清·汪昂《汤头歌诀》改。

② 嘘：吹送温热之气。此喻温脾摄血之法。

劳腹冷服之瘥，增入黄芪名亦尔，表虚身痛效无过，又有建中十四味，阴班劳损起沉疴，十全大补加附子，麦夏苁蓉仔细哦。

脾胃病，饮食停痰，胀闷嗳酸，发热者，宜消之。气病者，调中益气汤；伤热物者，枳术丸；伤冷物者，平胃散；伤酒者，解酲汤。

葛花解酲香砂仁，二苓参术蔻青陈，神曲甘姜兼泽泻，汤中利湿酒伤珍。

调中益气参术芪，木香苍柏广陈皮，当归升柴炙甘草，调中益气畅脾神。

枳术丸用两般药，二两枳实与白术，荷叶包烧饭为丸，胃伤热物效尤速。

平胃散是苍术朴，陈皮甘草四般药，除湿散满驱瘴岚，调胃诸方从此出，或合二陈或五苓，硝黄麦曲均堪养，若合小柴名柴平，煎加姜枣能除疟，又不换金正气散，即是此方加夏藿。

凡脾胃空虚，大越于外，口渴身热，或口舌生疮，牙床出血，浮痛，脉缓洪，以黄芪甘草汤主之。

黄芪甘草两般药，生熟兼用退烦热，脉浮而缓火越外，脾胃空虚为上吉。

凡火病，因外邪拂郁经络，或寒饮食抑遏脾胃，阳火不得泄越，大热不止，身如火烙，口疮喉痛，心神昏瞀，烦闷，脉沉而紧数，或弦数者，升阳散火汤主之。

升阳散火升柴葛，参芍防风羌独活，生炙二草兼大枣，善除阳经之火郁。

饮食类立方

加减六君汤　枳术丸　木香干姜枳术丸　理中汤　神香散

越鞠加枳术丸　藿香正气散　备急丸　除下汤

饮　食

饮食过节，脾胃不及运化，因累其气。其病必胸痞闷，恶食，嗳酸，或胃痛，噫气，矢气如败卵气，或夜热，头痛，懊侬，甚有阻闷阳气，为厥什①暴死者。此虽食物为祸，实由脾胃运化之能病矣。时下所用之方，杂乱无取，今只用加减六君子汤。

加减六君白茯陈，半夏炙草西砂仁，神麦山楂煨姜引，调气消食妙如神。

通畅三焦参芪术，麦芽青陈与神曲，西砂厚朴姜甘草，为丸作散皆可服。

若积成宜缓化者，枳术丸主之。尤当分寒热所伤，伤寒物者，木香干姜枳术丸；伤热物者，黄连枳术丸。

木香干姜枳术汤，消去冷积好良方，温顺却食扶正气，攻补兼施保平康。

黄连枳术陈皮煎，除却热积不为难，胃冷之人宜慎用，病退即止亦得全。

凡脾胃屡消伤者，总由胃中阳衰，理中汤主之。若食伤致痛者，宜行其气，神香散主之。

神香散中丁香蔻，哕胀膈噎功最凑，气逆疼痛难解者，诸药不效必所用。

如热痛者，越鞠加枳术主之。

越鞠丸治六般郁，气血痰火食湿因，芎苍香附羌栀曲，气

---

① 什：通"甚"。"什么"亦可作"甚麽"。

畅郁舒痞闷伸，又有六郁苍芎附，甘茯橘半栀砂仁。

吐泻霍乱者，藿香正气散主之，如外受风寒暑湿，俱皆可用。

藿香正气只大腹，苏术茯苓半夏曲，桔梗甘草和陈皮，木瓜姜枣柴厚朴，四时一切不正气，驱邪辟恶效尤速，凡食积下脘而不行者，始可除下之，用除下汤。

除下汤中术实黄，查麦陈皮炙甘当，食积下脘攻所用，视其强弱再调良。

伤食暴病骤急，吐之不得，消之不及，危剧者，备急丸主之。

三物备急巴豆霜，大黄干姜合成方，阳明胃病寒热积，食结胀满此为良。

泄泻类立方

人参理中汤　五苓散　加减六君汤　四神丸　清暑益气汤
抑肝散

生脉合天水散　胃关煎　藿香正气散　四君子加附子汤
四苓散加黄连汤

补中益气汤　八味加菟丝、故纸（以补中汤吞之）　人参
安胃汤

附子理中汤加肉蔻、故纸

泄　泻

泄泻总由脾胃受伤，传化失常，清浊不分而作也。五泻俱由于湿。湿，脾土也，非必外受湿邪也。以人参理中汤主之。如小便不利，泄下清水，腹痛，口渴而恶水者，以五苓散分

利之。

五苓散治太阳府，白术泽泻猪茯苓，膀胱化气添官桂，利便暑消烦渴清；除桂名为四苓散，无寒但渴服之灵；猪苓汤除桂与术，加入阿胶滑石停，此为利湿兼泄热，疸黄便闭渴呕宁。

饮食未化，呕作酸臭，腹痛痞闷者，食泻也。加减六君子与之。口大渴，暴下如注，困倦痿急者，暑伤气也。生脉合天水散主之。或气高而喘，身热而烦，四肢重痛者，清暑益气汤主之。或先伤于风，后伤于暑，身热呕吐，暴泄有声，此夏月时行症也，藿香正气散加桂枝、防风主之。脉弱，面白，泄下痿顿，气虚而不固也，四君汤加制附子。或久泄气陷，补中益气汤主之。如不止，兼吞四神丸。

生脉散合天水散，滑草参麦五味攒，夏月暴泄暑伤气，困倦口渴为所揽。

清暑益气参草芪，当归麦味青陈皮，曲柏葛根苍白术，升麻泽泻枣姜随。

四神故纸吴茱萸，肉蔻五味四般奇，大枣八枚姜八两，五更肾泄火衰珍。

小儿惊泄，夜多惊啼及搐搦，粪色青者是也。宜用六君汤加附子、柴胡，或用抑肝散。

抑肝散用白术陈，茯苓半夏与钩藤，柴胡白芍炙甘草，小儿惊泄搐搦宜。

肾泻，五更溏泻是也。古用四神丸，余用八味丸加菟丝、故纸，更以补中汤吞之，或景岳胃关煎亦妙。

六味汤中加附桂，上热下寒必须用，脉来浮洪按微弱，此是阴虚假热候，麦冬五味应所加，衄血齿血牛膝奏，甚加龟胶二三钱，大热如烙尽皆退。

胃关煎中地术草，吴扁山姜俱用炒，脾肾虚寒久作泻，腹痛不止冷痢好。

如泻下清白，腹痛喜按，口不渴，是寒泻也。泄泻之症，大抵寒多而热少，附子理中汤。不止，加肉蔻、故纸。

泄泻病，若口渴喜冷，泻下黄赤色多沫，一日数十行，腹痛，泄下痛止，脉沉滑，或滑数有力，是真有热也。四苓散加黄连，或人参安胃汤，或一味姜汁炒黄连汤。治法用姜汁浸透黄连，用东壁土炒微焦，研细，入沙锅内，隔纸一二重，加连在上，缓火微焙，炒至色红为度。

人参安胃汤陈皮，茯苓芍药黄连芪，生炙二草合全方，热伤吐泻必所宜。

呕吐哕类立方

八味四君倍参、术　丁香柿①蒂汤　补中汤加黄柏、知母人参败毒散（以上治哕法）　理中汤　人参连理汤　人参养胃汤　神香散　旋覆②代赭汤　藿香正气散　十全大补汤　理阴煎（以上呕吐法）

呕　吐　哕

呕出上焦，有声无物；吐出下焦，有声有物。然皆胃之中气有伤，不能传化受纳而然。至哕则中气脱绝之坏症，其症哕哕作声，似干呕而声长连连，自丹田而冲上，中元元气不相接续也。哕症，多伤寒大病及久病后见之，急以八味合四君倍参、

---

① 柿：原作"苐"，据下文"丁香柿蒂汤主之"句改。
② 覆：原作"伏"，据下文"旋覆代赭汤主之"句改。

术与之。若稍轻者，由寒气在胃，脉必弦也，丁香柿蒂汤主之。若下焦火邪冲上者，此冲脉之逆也，脉或浮数，或见冲脉之应，恶热躁急，补中益气汤加黄柏、知母主之。若痘症中见是者，痘毒盛也，人参败毒散投之立止。此治哕法也。呕吐之症，治法虽多，同责胃败，理中汤专司也。

丁香柿蒂草良姜，人参半夏陈皮相，茯苓生姜水煎服，胃虚呃逆吐利良。

人参败毒茯苓草，枳桔柴前羌独芎，薄荷少许姜三片，时行感冒有奇功，去参名为败毒散，加入消风治亦同。

呕吐病，食药不入者，与理中汤，自得入也。甚者去甘草，加姜汁，时时与之。若寒拒于中不纳者，理中煎加姜制黄连少许，微煎一二沸与之，或冷与之。

呕吐病，口渴，烦热喜冷，吐酸，嘈杂，脉滑数者，热也，人参连理汤主之，人参养胃汤亦主之，或只用黄连、石莲子、半夏、陈皮多加生姜即止。呕吐之症，多吐酸嘈杂，不可不用人参连理汤，即理中汤加茯苓、黄连是也。呕吐病，嗳酸，痞闷者，食也，神香散。胃痛者，亦神香散。不纳，以热酒和沙糖调服。如呕吐气逆不已者，理中汤服后，旋覆代赭汤主之。

旋覆代赭大枣姜，半夏人参炙草良，七味和同煎入药，心下痞鞕噫气长。

夏月多由暑邪也，藿香正气散主之。无阴则呕，故血虚者亦呕吐也，十全大补汤屡效，余意不若理阴煎之简捷也。

十全大补汤人参，四君四物芪桂心，诸虚百损吐泄症，阴阳两济即回春。

理阴煎中熟地归，炙草肉桂共佐之，散邪补阴温润剂，脾肾两虚当用之。

疟疾类立方

六味汤 逍遥散 归脾汤 香连丸 藿香正气散 四兽饮 小柴胡汤加常山 柴胡桂姜汤 补中汤 二术柴葛汤 补阴益气汤 六君汤 归柴汤 理阴煎 参柴饮 人参露姜饮 除湿汤 术柴饮 去麻五积散 十全大补汤 人参白虎汤 柴苓汤 清暑益气汤 常柴煎 常山草果饮 四物汤

疟 疾

疟者，虐也。课①其病邪，刚猛暴悍，寒来如水，热来如火，头痛欲裂，口渴不止，凌虐病人，不可受也。其病必有常期，或一日一作，或两三日一作，按时而至，方名为疟疾。如不定时候者，寒热也。凡病似疟非疟者极多，或久病气虚而寒热，或虚劳阴虚而寒热，是皆不可以疟治，误则死。疟病之因，古人谓无痰不作，无食不作，皆非确论。《内经》谓伤于暑者，夏必痎疟，秋风发为疟。是因暑、因风也。大抵六淫之邪皆能病疟，而邪非风不能独伤人，疟必责于风也明矣。故疟邪之发，专重少阳一经。少阳，风木所属也。但是病脾胃强者多不生，而病疟者必脾胃愈损。古人谓痰、谓食，皆不责脾胃之本，而责脾胃之标病也。故治之之法，首先健理脾胃为主，使元气旺，足以御邪，然后分所因治之。外邪甚者，专力去邪，兼内伤者，和其脏腑，辨早晚以分气血，审寒热多寡以分阴阳，无不愈矣。

凡夏月饮食不节，复受伤寒，头痛，腰痛，呕吐，大渴不

---

① 课：考察。《管子·明法》："故明主以法案其言而求其实，以官任身而课其功。"

止，寒热并作，脉来两关俱弦者，将成疟也。成疟易治，急以
藿香正气散主之，即可愈。否则，次日即成疟矣，成疟以四兽
饮治之。

四兽饮中人参术，陈皮半夏乌草果，甘草生姜枣茯苓，消
痰和胃治诸疟。

疟病先寒后热，热多寒少，口苦耳聋者，小柴胡主之。

小柴胡汤和解功，半夏人参甘草从，更用黄芩加姜枣，少
阳百病此为宗。

疟病先寒后热，寒多热少，或无热者，柴胡桂姜汤主之。

柴胡桂枝甘姜汤，黄芩牡蛎栝蒌根，疟病多寒热又少，有
寒无热呼羊羔①。

疟病多由脾胃弱，外受风暑也，二术柴葛汤主之。

二术柴葛汤，炙草陈皮相，疟由脾胃弱，外受风暑伤。

二术柴葛汤，治疟之总方也。本方有加减法，然不必尽执。
久疟不止，饮食少进，或食反饱，或间一日作，或三日一作，
倦困者，脾病甚也，补中汤加煨姜主之。邪未解者，加桂枝、
川芎。在阴分者，补阴益气煎主之，多服妙。

补阴益气人参地，当归山药陈皮配，炙草升麻与柴胡，便
结阴虚外感症，阴分疟疾是所需，不必他求另立例。

疟病间日作者，邪入深也。病日，服治疟之方；不病日，
服六君子汤加白蔻、砂仁、扁豆、麦芽，大剂与之，开胃健脾。
疟病在魄，热多寒少，或无汗，发汗不出者，劳虚也，余制归
柴饮与之。不愈，理阴煎主之。

归柴饮中八分草，二两当归为君好，五钱柴胡和水煎，去

① 羊羔：酒名。功效驱寒暖胃，温中补虚。

疟出蒸功更早。疟病气虚而不解者，参柴饮主之。中虚不解兼湿邪者，术柴饮。

参柴饮内炙粉草，三味正药引姜枣，气虚疟邪不解者，助正舒肝取效早。

术柴饮方却湿邪，五钱白术三钱柴，炙草五分姜枣引，一剂疟疾去不来。

疟久无邪，或虚甚不任发散者，人参露姜汤主之。

人参露姜饮，疟久无邪矣，二味各一两，水煎露宿服。

疟邪初作，周身紧痛，恶寒，腹痛，甚不食者，此外有寒，内有食，用五积散去麻黄加柴胡、桂枝主之。

五积散治五般积，麻黄苍芷芍归芎，枳桔桂姜甘茯朴，陈皮半夏加姜葱，除桂枳陈余略炒，熟料尤增温散功，温中解表除寒湿，散痞调经用各充。

年老之人，劳倦之人，病久之人，不可截之，十全大补汤加柴胡、桂枝治之。

疟病，暑邪甚者，必口大渴，鼻干，目赤，热甚，汗多，气喘欲死者，人参白虎汤主之。

白虎汤用石膏煨，知母甘草粳米陪，亦有加入人参者，躁烦热渴舌生胎。

小柴汤和解功，半夏人参甘草从，更用黄芩与姜枣，少阳百病此为宗。

三日一疟，寒热暴盛，盗汗，瘦削者，非刚剂能治也。首乌一味二两，隔夜煎，空心与之。首乌大补阴分气血，而治风治疟之仙品也。

久疟在夜，或渴，或不渴，热多寒少，六味汤加桂枝、柴胡、白芍、炙草主之。先热后寒者，六味汤合小柴胡汤主之。

六味汤中君熟地，山药泽泻茯苓俱，丹皮枣皮共佐之，喘嗽麦冬加五味，舌生芒刺甜花粉，滋阴降火此为最。

疟病因抑郁而得者，脉必沉，食必减，善太息不乐也，逍遥散主之，后用归脾汤调之。

疟久有疟母者，不可截也，必大健脾胃，以消疟母，药中加鳖甲、柴、首、青皮、肉桂，不可少也。

疟变痢者，危症也，补中益气汤主之，或吞香连丸。或脾胃素弱者，清暑益气汤主之。疟病，湿邪甚者，必身重，头痛，脉细也，除湿汤主之。如湿热小便赤者，柴苓汤主之。

除湿汤中羌独活，藁本防风和神曲，麦芽甘草蔓京子，猪苓泽泻除湿疟，又方厚朴与苍术，陈皮甘草加夏藿，湿甚脉细身头痛，此亦名为除湿药。

柴苓汤中白术参，茯苓半夏甘草芩，泽泻姜枣除湿热，湿去便利疟邪清。

疟病可截者，必脾胃无大损，乃可截者，小柴胡加常山主之，常柴煎主之，常山饮主之。

常山饮中知贝母，乌梅草果槟榔主，姜枣酒水煎露之，却痰截疟功堪诩①。

妇人经来时病疟者，四物汤、小柴胡汤主之。

四物地芍与归芎，血家百病此方通，八珍合入四君子，气血双疗甚有功，加上黄芪与肉桂，十全大补功更雄，除却芪地与甘草，加米煎之名胃风。

疟病发时，右胁不痛，左胁独痛，口苦脉弦，急以香连丸

---

① 诩（xǔ 许）：夸耀。谭作民《沪宁遇险风传被杀作此自遣》："镜中自诩头颅好，拔剑犹堪一世雄。"

主之。

香连丸中两般药，连廿四两碾为末，四两八钱生木香，醋糊为丸米饮服，又法用甘草四两，蒸晒九次令其熟，同入木香作为丸，疟疾变症效尤速。

痢疾类立方

人参败毒散　藿香正气散　东风散　六君汤　宣胃汤　和荣汤　泼火散　香连丸　甲己汤　建中汤　补中汤　四君汤　参术膏　附子理中汤　归脾汤　十全汤　四神丸　八味丸　胃关煎（以上治中法也）　大黄黄芩甘草汤　姜连丸　天水散　四苓散　参苓白术散　枳术丸　清暑益气汤　二术防风汤　胃风汤　桂枝汤　小柴胡汤　黄芩芍药汤　黄连解毒汤　大和中饮　平胃散　黄龙汤　小承气汤　感应丸　附子理阴煎　独参生姜汤　来复丹　千金方

泻　痢　论

痢疾有寒湿、热湿、水谷风杂痢，名曰滞下。乃肠胃气不宣通，清气陷而浊气壅之病也。惟清阳下陷，所以不固而痢；惟浊阴与寒热之气壅郁于下，故下滞而不利也。古法多用活血清热消积，然治不一途，大概赤者在血分，原从小肠丙火；白者在气分，原从大肠庚金；庚为燥，火为热，赤白兼作，血气兼病也。治之当有表、里、中三法。

表者，通其表气，以清外来之暑之原。荣卫一通，则脏腑之气不壅，且使清气上腾也。如风寒暑湿，用藿香正气散。风寒时疫，用人参败毒散。暑用清暑益气汤。风湿用苍白术防风汤。里虚用胃风汤。脾寒用桂枝汤，倍用芍药。风热交来寒热者，用小柴胡汤。此皆表法也，此法宜先用，然亦有久而邪陷，非升腾不止者。先辨所因，用前项药，后专服补中益气汤，升清固阳，然后得愈。

中者，调之于中也。有温中、清中、和中三法。中寒不运，虽纯血身热，而脉细迟，非回阳不能化浊，非建中不能止痛，非补中不能摄血，如理中、建中、补中归脾汤，加干姜、木香之类，皆温中法也。清中者，湿热在中，湿热结而津液反不行，非清中不可，如香连丸、姜连丸、黄芩芍药汤、黄连解毒汤、东风散之类。和中者，水谷寒热之气混杂于中，有形之物积滞于中，而寒热之气依傍而结，故多寒热相抟，而以水谷为据，宜和之。如消食化滞，理气调中，皆和法也。要之补与消导并行，清热以寒凉，而辛热为反佐，如大小和中饮、平胃散、姜连丸、枳术丸之类是也，此痢症正治法。

里者，病已深入在脏内也。有真热在里，而为痼燥之症，宜用甘苦寒药润下之，如大黄黄芩芍药汤、陶氏黄龙汤，此除下泻热也。热在气分多者，利其小便，未可遽下，如天水散、四苓散之类。有久积在里，而宜除下者，如平胃加山楂大黄汤、小承气汤，大抵先消导而后可除下。若寒积者，宜用感应丸。有阴寒入里，而宜大温者，此寒多在阴分，必附子理阴煎、来复丹之类，此治虚寒也。亦有积而寒实者，宜以热药下之，即《千金方》附子、大黄、陈皮、厚朴、干姜、甘草、白术是也。血分滞者，加当归。过此以往，则脾肾两虚，阴阳虚竭，肠垢剥削之症，惟补中升清，养肾以固胃关，如补中汤、归脾汤、胃关煎、八味、十全、四神丸等汤。虽小儿元气素薄，乳食不调，寒暑暴乘，亦有病至此者。儿科不达，惟以消导，清凉散寒丸治之，夭损不少。愚以八味合理中加阿胶，曾经验效。又一人外则大热，血痢甚频，一日下有五六十次，余诊其脉，大而空，用补中益气，加附子、干姜、肉桂各一钱余，服一剂而大热血痢如故，遂疑不敢服。适有一老医至，诊之，与余用同，姜、桂、附各加三钱于补中汤内，病家以其未见余方，不谋而合，遂放胆服之，一剂而热退血痢减，反作白痢，后用小建中汤，加和药二剂全瘳，此可知也。

然则夏有伏阴，中寒假热之症不少，可尽执之为热哉？噤口痢者有二，一是热在胃口，一是胃气真绝者，非噤口也。多系中寒之症，或脾胃素衰，久病而更加时症，土气暴绝；或是时医因痢多用寒凉消伐除下，以致胃绝。方用附子理中汤，倍加人参救之。又时时饮独参汤、姜汤，服此方而脉细欲脱不应，则不可治也。若热闭胃口，但用姜汁炒黄连、石莲子、人参、甘草、石菖蒲、荷叶，或为散，米饮调服。或煎清汤，徐徐呷之，咽入即效。如散药则用檀香易荷叶。

痢　疾

痢疾，总由夏月不能节养脾胃，或纵食生冷瓜果，兼受暑湿之邪，伏郁营卫，流归肠胃，杂浊不清，以致气化不行，滞而生痰。治之有表、里、中三法。表者，疏通营卫，使暑湿之邪仍从外出，营卫转行，胃气自然流通，阳气畅达于表，阴邪疾趋而去矣。中者，调和脏气，疏滞清热，使内和平。里者，邪陷入深，滞着留恋，或通下之，或利小水，并使急去。行此三法，酌量虚实，无使错误。然痢有四忌，一发散，二利大小便，三骤补。惟导痰消积，活血清热，自获全愈，百不失一。如痢初来，面色惨惨不舒，淅洒恶寒，或兼发热，里急逼迫而腹痛，脉浮弦，而或沉短，先以人参败毒散主之。

人参败毒茯苓草，枳桔柴前羌独芎，薄荷少许姜三片，时行感冒有奇功，去参名为败毒散，加入消风治亦全。

此表法也。

痢症，外受暑邪，烦躁头痛，内由积滞，痞胀痛坠或赤白黄赤，去时无有，起即逼迫，先以藿香正气散，加姜制黄连与之。

痢症无表症，下赤白者，中气滞而湿热留也，东风散主之。

东风黄芩青木查，槟壳厚归芍草和，赤白痢中加减用，惟有此方活人多。红加地榆与红花，白加香附涩加桃，内热黄连须用桂，疟痢相兼柴胡高。

痢疾禁口者，热在胃也，石莲子火炮为末，米饮下，即纳食，后服东风散。痢似禁口甚少，当分寒热、虚实、真假而治之，有热闭胃口而不食，寒闭胃口而不食，胃气已绝而不食，宿食未消而不食，以上皆非禁口。如呕吐不食者，方是真禁口也，以禁口治之则效，如不是呕吐，而以禁口治之，反杀人矣。如禁口不食，用田螺捣烂，以麝香一分和而纳于脐内，再以黄连二钱，姜汁二钱，人参一钱，水煎，终日呷之，得三口下咽即愈。如日久不愈，用六君汤①加大黄酒炒服。如不愈，加芒硝更妙。

痢下白脓，腹痛里急，脉沉者，卫气不行也。卫气起于下，与荣并行于胃。如卫气不行，则陷而病白痢也，宣卫汤主之。

宣卫汤中治白痢，桔防姜枣生西芪，木香桂枝同白芍，里急腹痛脉沉微，卫气不行多下陷，寒加白蔻热加芩，诊脉视症用合法，王道平平效如神。

---

① 六君汤：原"六"字下衍"六"字，据文义删。

痢赤，腹痛急，而脉沉滑者，荣受病也，和荣汤主之。

和荣汤中君熟地，热甚生地易熟地，归芍川芎侧柏叶，红花红曲炙草配，赤痢腹痛脉沉滑，此为荣阴之受病。痢症纯下鲜血者，热伤血也，泼火散主之。

泼火散中赤地榆，青皮去白黄连宜，痢症下血热伤血，中暑昏迷效亦齐。

痢疾赤白，腹痛者，气滞也，香连丸主之。痢疾腹痛急，宜和者，白芍甘草汤主之。不止，加炒槐花、吴萸、黄连、乳香与之。

白芍甘草汤，和痢好良方，痛急痢不止，再加炒槐花，连乳吴萸炒，一服便安康。

痢下清白，腹微痛，喜热者，寒也，六君子加白蔻仁、木香主之。

或建中汤，此汤不论赤白皆效，惟火邪宜下之症忌之。痢久疲惫者，气虚不固也。其症必下坠之极，虚坐努挣①，必胀满也，补中益气汤主之，四君加陈皮、当归亦可。

痢似禁口，脉弱无热者，胃气欲绝也，参术膏救之，或附子理中汤。痢久脾肾两惫，腰痛足痿，口渴气促，手指麻木，身重，急以四君汤，吞八味丸，或胃关煎亦妙。

此中治法也。

小建中汤芍药多，桂姜甘草大枣和，更加饴糖补中藏，虚劳腹冷服之瘥，增入黄芪名亦尔，表虚身痛效无过，又有建中十四味，阴班②劳损起沉疴，十全大补加附子，麦夏苁蓉仔

---

① 虚坐努挣：又作"虚坐努责"。言虽欲便，却登厕努力而不得。

② 阴班：班，通"斑"。谓阴证发斑。言斑之属于虚寒者，多由于体虚，内有伏寒；或误用寒药，阴寒内盛，格阳于外所致。

细哦。

胃关煎中地术草，吴扁山姜俱用炒，脾肾虚寒久作泄，腹痛不止冷痢好。

痢下窘迫，一日数十行，或纯赤色，腹痛燥闷，脉沉数有力，或弦滑搏指，急下之，以进退承气法，或大黄黄芩甘草汤主之。

大黄黄芩甘草汤，进退承气法最良，寒热互用人不识，管教一服即安康。

痢疾，小便短赤，口渴，脉数者，可利小便，天水散主之。

天水散汤利小便，口渴脉数灯心引，滑石六两甘草一，呕吐生姜为佐使。

邪热微者，四苓散主之。

四苓散中猪茯苓，泽泻白术利如神，热邪微者宜用此，无寒但渴服之灵。

此里法也。

痢下赤白，一日数十次，六脉浮大而虚，疲惫之极。乃用药攻消太过，荣卫大伤，气血上腾而然。急当大健脾胃，甘温以缓敛之。或用参苓白术散、建中汤、补中汤，如六脉沉微亦妙。

咳嗽门立方

排风藤方　苏风散　桂枝汤　麻黄汤　陈香饮　麻桂饮二陈汤　理中汤　消暑丸　六君子汤　鸡鸣丸　清暑益气汤逍遥散　桔梗杏仁煎　清金化痰丸　清燥救肺汤　六味地黄汤六郁煎　八味地黄汤　金水六君煎　还少丹　五苓散　参苏散天王补心丹　葛花解醒汤　门冬散　发散汤　枇杷叶散

咳有所因，分而治之，自无不效

故有风咳、寒咳、暑咳、食咳、燥咳、火咳、气咳、郁结咳、阴虚咳、湿咳、惊咳、酒咳、干劳咳、脾虚咳、两感风寒咳，皆各有主方。

风咳：排风藤方、苏风散、桂枝汤。

寒咳：麻黄汤、陈香饮、麻桂饮、发散汤、二陈汤、理中汤。

暑咳：消暑丸、鸡鸣丸、清暑益气汤。

食咳：六君子汤加去食药。

燥咳：逍遥散、桔更杏仁煎、清金化痰饮、清燥救肺汤。

火咳：用方如前。气逆咳，逍遥散、六味地黄汤。

郁结咳：六郁煎、逍遥散。

阳虚咳：八味地黄丸。

阴虚咳：六味地黄丸、金水六君煎、还少丹。

湿咳：五苓散。两感风寒咳，参苏饮、冬花饮。

治感寒久嗽如神

炙冬花三钱　炙苏子一钱　炙麻茸二钱　甜杏仁三钱　银杏三钱　酒芩三钱　半夏三钱　炙桑皮三钱　前胡三钱（生姜引）

内脱仙方活命饮，川甲白芷防风粉，赤芍归尾乳木香，贝刺陈草酒为引，已成未成即溃消，内脱仙方第一准。脱里消毒参芪术，归草川芎和白芍，连翘白芷芩银花，虚人内脱第一药。

痰　嗽

痰之源不一，有因热而生痰者，有因痰而生热者，有因气而生者，有因寒而生者，有因湿而生者，有因暑而生者，有因惊而生者，有多食而生者，有嗜酒而生者，有脾虚而成者。然治不一途，大概以补脾理气为主，而察其所因，自无往而不效。

治痰通用二陈汤，如风痰，加南星、附子、皂角、竹沥。寒痰，加半夏、姜汁。火痰，加石膏、青黛。湿痰，加苍术、白术。燥痰，加括蒌、杏仁。食痰，加山楂、麦芽、神曲。老痰，加枳实、海石、芒硝。气痰，加香附、枳壳。胁痰，加白芥。四肢痰，加竹沥。气虚，加人参、白术。热痰，加黄芩。隔上热痰，加黄连、栀子、生姜。滞痰，加砂仁、枳壳。顽痰胶固，加南星、枳实。

二陈汤用半夏陈，益以茯苓甘草臣，利气调中兼去湿，一切痰饮化为尘，导痰汤内加枳星，顽痰胶固力能任，若加竹茹与枳实，汤名温胆可宁神，润下丸中陈皮草，利气却痰妙绝伦。

如痰嗽初起，因外感而成者，以苏陈九宝汤主之。

苏陈九宝薄荷陈，桑桂麻黄甘杏仁，大腹皮同煎入药，诸般咳嗽效如神。

风寒之咳，桂枝汤加杏仁、五味子主之。

桂枝汤治太阳风，甘草芍药姜枣同，麻桂相合名各半，太阳如疟此为功。

胃寒之咳，理中汤加茯苓、五味子主之。

理中汤主理中乡，甘草人参术黑姜，呕利腹痛阴寒甚，或加附子总扶阳。

外寒挟饮者，以小青龙汤，内外开利之。

小青龙汤治水气，喘呕哕咳渴利慰，麻黄姜桂甘芍药，细辛半夏兼五味，内外合邪善开之，肾虚之人所当忌。

如其人正气虚弱，六脉细数而致嗽者，以下方主之。

咳嗽甘桔陈皮冬，元参贝母姜汁童，初起六脉细数者，加味煎汤有神功，又方龟板知柏实，生熟二地作丸配，早晚二药相兼服，虚劳之症称神剂。

凡咳嗽失血，以致肺虚，五脏齐损者，并以枇杷叶散主之，此方能保肺下气，而兼养五脏。

杷叶沙参二冬苏，归术苡仁贝母同，山药茯苓阿地枣，牛膝炙草附子功，寒加款冬热加合，嗽久百药桔梗通。

如郁火嗽者，加味逍遥散以开之，六味地黄汤以润之。

逍遥散用当归芍，柴苓术草加姜薄，散郁除蒸功最奇，调经八味丹栀着。

六味汤中君熟地，山药泽泻茯苓俱，丹枣二皮为佐使，喘嗽麦冬加五味，舌生芒刺甜花粉，滋阴降火用此类。

如阴虚嗽者，六味地黄丸以滋之，金水六君煎以温润之。

金水煎中当归地，陈皮半夏茯苓倍，炙草姜煎食远服，肺肾虚寒痰嗽症。

如阳虚嗽者，八味丸、六君汤、还少丹以补之。诊脉视症，先清后补，固本以相生，何病之有哉？

六味汤中加桂附，上热下寒必可用，脉来浮洪按微弱，此是阴虚假热候，麦冬五味应所加，衄血齿血牛膝奏，甚加龟胶二三钱，大热如烙尽皆退。

四君子汤中和义，参术茯苓甘草比，益以夏陈名六君，祛痰补气阳虚利，除却半夏名异功，或加香砂胃寒饮。

嗽症既平后宜补之，此乃治脾肾虚寒之要药，先后二天之的剂也。

还少丹中熟地蒲，牛枸山茱杜苁蓉，茯回楮远巴五味，枣作丸服老还童，一切羸弱皆能治，脾肾心经妙无穷。

卷　七

中风门立方

参附汤　巴戟地黄饮　六味汤　外搽颊车方　一阴煎　内服救阳汤　二阴煎　芪附菊花汤　通关散　八味顺气散　术附汤　全真一气汤　芪附汤　六君子汤　益智仁汤　左中风汤　补中汤　左归饮　右归饮　大补元煎　四物汤　当归桂枝汤　小建中汤　导滞通幽汤　五苓散　八正散　六味合生脉散

中　风　论

中风一症，多属真阴真阳亏损所致。真阳虚，则脾肾之关不固，腠里之护不密，或一遇虚邪贼风，则喘汗顿作，或痰涎上壅，呕吐水液各色，此乃阳不摄水而浊水泛上，或土气败绝而涎出也。或下则遗溺，此系脱症，必目开手散，四肢战栗，筋脉惕动，此即所谓中脏，危在顷刻。其昏厥，心神迷惑等状，乃阳神失守之故，切不可仍当痰迷及气绝论治。此症本难挽救，若冀百死一生以用药，必须与其家言透方可，惟以参附大剂救之。

参附汤

人参多则一两，少则五钱，制附片五钱，水煎频频服之。若气上喘下泻，则用人参五六钱，以至一二两，每参一两，配以酒炒故纸三钱，时时服之。

真阴虚症，其来较缓，河间所谓肾水大虚，不济心火，则为风痱。舌瘖①不能言，肢挛不能动，语言蹇涩，口眼歪斜，或身有热，面赤如醉，此即所谓类中症。论理则当补阴，而阴必须阳乃化，故河间用巴戟地黄饮，仍兼桂附。盖必火中求水，以火蒸水，水乃上升，而成既济，真阳不生，邪火不能敛锋也。宜先用河间地黄饮，候症减，然后以六味汤、一阴煎多与之，余新制有一方。

巴戟地黄饮 大熟地　杭巴戟去心，酒浸泡用　真怀药　肉苁蓉酒洗，去甲　制附片　官桂　净枣皮　石菖蒲　白茯苓　寸麦冬　远志肉　五味　石斛

六味地黄汤 熟地　枣　丹皮　怀药　茯苓　泽泻

一阴煎 熟、生地　麦冬　白芍　丹参　怀膝　炙草

新方左中风　熟地自制，一两　巴戟酒炒，五钱　黑豆童便酒炒，五钱　菊花三钱　枸杞五钱　姜汁一二匙　竹沥半酒杯冲服

若一起牙关紧急，口眼歪斜，四肢温热，痰涎阻滞，无汗出，遗溺，呕吐诸症，脉浮缓而滑，或微紧，此系阳虚，在表不固，外遇邪风，是为合症，可救。宜先以通关散吹鼻取嚏以开其窍，兼以生附子、生南星为末，姜汁调搽颊车，以开牙关，用药以救阳为主。

通关散 牙皂　石菖蒲　北细辛共为细末，吹鼻

外搽方 生南星　生附子共为细末，姜汁调搽

内服救阳方　白术一两，附片三钱，黄菊花三钱，生姜三片，水煎服。痰多加竹沥，气壅加陈皮，用盐汤泡去白三钱。如或遗尿呕吐，亦系合症，而通关窍之后，汗出迷闷，则用生黄芪三钱，附片三钱，黄菊花三钱，炙甘草六分，水煎服。痰

---

① 瘖（yīn 音）：失音。

多加竹沥、姜汁。气逆壅塞加陈皮。

如四肢冷不热，牙关紧急，昏不知人，不见痰喘，此系气厥症，其脉多沉缓，宜用八味顺气散。

八味顺气散　人参三钱　白术三钱　茯苓三钱　陈皮三钱（去白）　半夏三钱　白芷一钱　台乌五分（盐水炒）　炙草八分

亦可加木香磨汁三四分，如夹痰加姜汁、竹沥。

凡阴阳虚症，用术附、参附、芪附等汤。稍缓复苏，用全真一气汤，多服万无不效。

凡诸症渐苏，但语言蹇涩，口多流涎，用六君子汤加石菖蒲、益智仁与服。

六君子汤加石菖蒲益智仁汤　人参　白术　茯苓　广皮　半夏　石菖蒲　益智仁　炙草

凡手足顽麻，头汗，身热语漫，但用补中益气汤，加五味子、白芍、广木香与服。

补中益气汤　人参　黄芪　当归　白芍　白术　广皮　炙草　升麻　柴胡　五味　木香

凡瘫痪，左用左归饮，右用右归饮，病后平调，以大补元煎，久久多服，自效。

左归饮　熟地　山药　枸杞　茯苓　枣皮　炙草

右归饮　熟地　山药　枸杞　杜仲　枣皮　炙草　上桂　附片

大补元煎　人参　山药　熟地　枸杞　枣皮　杜仲　当归　炙草

凡手足抽掣，名曰瘈疭①，乃系筋挛，但审气血，如血虚，

① 瘈（chì 赤）疭：筋脉痉挛。

必显燥症，用四物汤加苡仁、钩藤、姜汁、竹沥。如气虚，多兼寒象，用六君子汤加苡仁、钩藤、姜汁、竹沥。但背恶寒足冷，仍加熟附子，此瘫痪中多见之。

六君子汤加苡仁钩藤汤 人参 白术 茯苓 炙草 广皮 半夏 苡仁 钩藤

姜汁、竹沥冲服。

四物汤加苡仁钩藤汤 当归 川芎 白芍 地黄 苡仁 钩藤

姜汁、竹沥冲服。熟附子亦可加入。

参附专主下元真阳亏脱危症，根本之阳一脱，则五脏气皆立尽，故惟此急挽之，后稍愈，则用全真一气汤、大补元煎二方调治。

全真一气汤 人参二三钱至一两 白术二钱四分（炒） 麦冬二钱四分（炒） 五味六分至八分 熟地八钱至一两 牛膝二钱 附片一钱至三钱

大补元煎方见前。

按：术附治中脘脾胃之阳伤败，中宫一寒，阴凝四塞，必多淫痰，故用术附以回中阳而运四肢，病后多用六君、补中二方调治。

六君子汤方见前。

补中益气汤方见前。

按芪术附治上焦及表外之阳不固，恐汗出而亡阳，且邪风鼓荡而经气散绝，故用此护救之，此后多用小建中汤，或当归桂枝汤调治。

小建中汤 桂枝 甘草 饴糖 白芍 大枣 生姜

当归桂枝汤 当归 桂枝 白芍 甘草 大枣 生姜

又方 陈皮 黄菊花 童便一杯 竹沥姜汁甘草汤可救

凡一切昏厥，如痰厥加白矾，气厥与暑厥加合香，食厥加神曲，如中风便闭症，但用东垣导滞通幽汤，不可下。

导滞通幽汤　生地　熟地　当归　升麻　桃仁　红花　炙草　亦可加槟榔。

中风小便不利，不可利小便，轻用五苓散、八正散，但用补中益气汤，重加阿胶、麦冬，以清肺化气。肺气壅者，用泻白散加麦冬、黄芩、阿胶。如服此不愈，水涸也，重用六味地黄汤，合生脉饮。

五苓散　猪苓　茯苓　白术　泽泻　桂枝

八正散　车前　木通　瞿麦　萹蓄　滑石　栀子　大黄甘草梢

六味地黄汤合生脉饮　熟地　枣皮　怀药　茯苓　丹皮泽泻　人参　麦冬　五味

诊双流县徐公脉治案

诊得左寸脉浮动微滑，此血损而心火烦扰也。浮者，阳也。滑，亦阳也。动则不能充部而短，为阳中有阴。心血减则神烦，神烦则客阳浮扰上焦而薄肺。此脉非得水而济不能宁谧也。左关先按毛皮分涩，再寻前半指微动欲出，而后半指短而俯，此阳前至而阴不随也。阳前至则冲气易发，以肝与冲为脉，同为血海；阴不随则血枯。左尺弱涩，弱则精弱，涩则精伤，合左手三部，是阴不足也，而虚阳上浮，水不济火之诊也。右手寸部短涩之甚，沉分亦迟，合气口迟涩，此主病也。以六脉中皆有涩象，而本部尤甚，浮短涩皆肺金主脉，而短涩为金气不足。短则气病，涩则液干，益之以迟，大气不布。胃中清阳升生之气已减，而肺叶不举，不能驱化涎沫，上润咽嗌以布水精，则诸经无所禀受，而虚者愈虚，滞者益滞矣。右关脉细而迟，寻之亦涩。右关，脾胃土也。细则气少，而浮沫外出；迟则中寒，而肌肤脱减；涩则荣枯，而大便时约。迟则阳虚易陷，涩则阴少易秘，此所以大便或艰或泻也。脾胃，金之母气也。土寒则金寒，所以嗽而咽紧。土燥则金燥，所以嗽而咽干。若声嘶音之不响，则肺寒、肺热皆能使然。金则寒燥相因，盖此燥非风热煎灼，郁闭之燥，乃血减液伤之燥也。气寒而减，则愈无以化液，且无以摄液，液不化之处则偏干，液不摄则化为痰而水脱，此全患之情也。右尺脉亦短而涩，则真火亦实不足，而隔上薰蒸之火乃客阳耳。客者可去，阳不可去，引之纳之，以使回宅可也。合右手三部，乃火土化源亏败，而金气大损，肺金气液俱减之诊也。

以脉与症断之，此乃久病阴虚劳损，肺胃失养，今为肺痿之病。《经》谓肺伤而咳，法当口中燥。今乃时多浊唾涎沫，此为肺痿。又肺脉数虚为肺痿，数虚由阴液减，火动而数，肺被火刑，气病而脉虚见。肺痿由气大伤所来也，今脉已不能数，而左寸心部之滑动，则与数理同。是燔灼阴膏之火，犹未尝息也。但肺以太弱，至真藏之象见，土气寒薄，遂病数脉变去，化迟数涩耳。肺气虚即痿，则咳而音哑咽痛萃见①，胃气即损，则贲门紧闭艰食，涎液时时上出，此不能以朝夕培养者也。治之当从肺痿，养土气以养其母，补肺气以养津也，滋肾水以养其子，子能令母实也。肾气足然后无盗母气，而能轮供于肺，亦以济火而免其克贼。若清肺润肺，生气降逆驱涎，乃正治肺经。宜按先后缓调，而尤在清心少虑，以安定其火，绝房断怒，以保秘其元，至饮食虽不可杂，亦不可太禁失食，温寒有节可

---

① 萃见：谓一起出现。

也。先用甘草茯苓，次用大滋肾水，后用正治肺方。

甘草茯苓汤

甘草（童便炒）五钱，白茯苓五钱，甘以泻火，甘以补土，因以镇水，甘以缓痛，佐茯苓以伐肾邪，时时呷之五七日。

大滋肾水汤

熟地八钱　麦冬四钱　女贞二钱　肉桂八分

水煎空心服下，晚兼服阿胶。

鸡子黄汤开咽闭

阿胶二钱　半夏一钱　鸡子黄一枚

米醋和水煎服。

正治肺方

怀药五钱　苡仁四钱　阿胶二钱　枇杷叶三片（炙）　茯苓三钱　桑叶钱半　杏仁（去皮尖）三分　陈皮六分（炙）　花粉二钱　麦冬二钱（去心）　沙参二钱四分　炙草五分　用大红枣为引。

二十四味宁心拨乱条煎救厥集红丹

熟地　麦冬　天冬　丹参　茯苓　丹皮　米合各五钱，当归　牡蛎　茜草根　海螵蛸各三钱　苏木　元参　降香　龙齿　羚羊角　远志各二钱　黄连　红花　朱砂各一钱　生地二钱半　飞金十五张　犀角钱半

上药共为细末，血鲜吐急者，童便下。血色黯者，酒送下。虚甚脱血者，人参汤下。时发时止，煮鳖汤下。每服二钱为剂。

论曰：《经》云脉沉细数燥者，少阴厥也。《伤寒论》云：误发少阴汗则动血，下竭上厥为难治。夫足少阴厥，肾也。心

者，肾之华；肾者，心之根也。血，水属也。与心之神火并行而赤，故心统血。诸脱者，色夺脉衰，是血为神气府也，然而阴精常为之本矣。故君火之下，阴精承之，亢者无所承，而本且为之拨①矣。《经》曰：阳气者，烦劳则张，精绝，辟积于夏，使人煎厥，目盲无所视，耳聋无所听，溃溃乎若坏都，汩汩乎不可止。此谓闭塞之候，不知节劳，或过于房劳，外以扰四肢之阳，内以扰肾中真阳，故精阴先绝，而邪气偏积于夏，遂病为煎厥。即今失血喘厥、煎热之劳症也。煎则肺金受其燎，厥则肝气奔冲，然金木病在火水之间，故以此方直救少阴之标本而治之也。

中风一症，多属真阴、真阳亏虚所致。真阳虚，则脾肾之关不固，腠里之护不密，或一遇虚邪贼风，则喘汗顿作，或痰涎上壅，呕吐水液各色，此乃阳不摄水而浊水泛上，或土气败绝而涎出也，或下则遗溺，此系脱症，必口开手散，四肢战栗，筋脉惕动，此即所谓中脏症，危在顷刻。具昏厥心神迷惑等状，乃阳神失守之故，切不可仍作痰迷及气厥论治。此症本难挽救，若冀百死一生以用药，必须与其言透，方可以参附汤大剂救之。

痱风一症病最危，参附煎汤饮频频，若是上喘下泄泻，外加故纸倍参芪，此为真阳将脱症，医家用药宜言明。

真阴虚症，其来较缓。河间所谓肾水大虚，不济心火，则为风痱。舌瘖不能言，肢挛不能动，语言蹇涩，口眼歪斜，或身有热，面赤如醉，此即所谓类中症。论理阴虚则当补阴，而阴必须阳乃化。故河间用巴戟地黄饮，仍兼桂附。盖必火中求

① 拨：断绝。《诗经·大雅·荡》："枝叶未有害，本实先拨。"郑玄笺："拨，犹绝也。"

水，以火蒸水，水乃上升，而成既济。真阳不生，邪火不能敛锋也。宜先用河间地黄饮，候症减，然后以六味汤、一阴煎多与之，余新制一方。

巴戟地黄枣皮蒲，石斛远志怀苁蓉，桂附茯苓麦五味，身热如醉最有功，口眼歪斜言语蹇，真阴虚症类中风，宜用此汤先调理，候减再用六味冲。

六味汤中君熟地，山药泽泻茯苓俱，丹枣二皮同为使，喘嗽麦冬加五味，舌生芒刺甜花粉，滋阴降火用此类。

一阴煎中生地君，熟地白菊麦冬清，炙草牛膝丹参倍，潮热疟疾水亏需。

新方所治左中风，熟地巴戟黑豆从，菊花枸杞姜竹汁，水煎温服用酒冲。

若一起牙关紧急，口眼歪斜，四肢温热，痰涎阻滞，无汗出，遗溺呕吐诸症，脉浮缓而滑，或微紧，此系阳虚，在表不固，外遇邪风，是为合症，可救。宜先以通关散吹鼻取嚏，以开其窍，兼以生附子、生南星为末，姜汁调搽颊车，以开牙关，用药以救阳为主。

通关散用牙皂蒲，细辛共末吹鼻中，外搽南星生附子，姜汁调搽左颊车，内服救阳白术附，黄菊生姜共四件，痰加竹沥气陈皮，阳虚中风如神箭。

如或遗尿呕吐，亦系合症，而通关窍之后，汗出迷闷，则用生黄芪三两，附片三钱，炙草六分，水煎服。痰多加姜汁、竹沥，气逆壅塞加陈皮。

如四肢全冷不热，牙关紧闭，昏不知人，不见痰喘，此系气厥症，其脉多沉缓，宜用八味顺气散。

八味顺气人参茯，陈皮半夏白芷术，台乌炙草和水煎，木香磨汁亦可入，痰多姜汁与竹沥，八味顺气效尤速。

凡阴阳两虚症，用术附、参附、芪附等汤。稍缓复苏，用全真一气汤。多服万无不效。

全真一气地术冬，五味附子参膝功，三焦俱到诚妙济，培本反元第一功。

凡诸症渐苏，但语言蹇涩，口多流涎，用六君子加石菖蒲益智仁汤与服。

六君汤加益智蒲，语言蹇涩妙如如，口多流涎中风症，方高药妙似掌珠。

凡手足顽麻，头汗、身热、语漫，但用补中益气汤，加五味子、白芍、广木香与服。

补中益气芪术陈，升柴参草当归身，虚劳内伤功独擅，亦治阳虚外感因，木香苍术易归术，调中益气畅脾神。

凡瘫痪，左用左归饮，右用右归饮，病后平调以大补元煎，久久多服自效。

左归饮中地茯苓，枸杞山药炙草承，加入枣皮壮水用，阴衰阳旺此为奇。

右归熟地与杜仲，山药枣皮杞桂附，加上炙草和水煎，命门火衰必须用。

大补元煎参归地，枸杞草杜山枣皮，精气两虚诸危症，扶元救败寒热宜。

凡手足抽掣，名曰瘛疭，乃系筋挛，但审气血。如血虚必显燥症，用四物汤加苡仁、钩藤、姜汁、竹沥。如气虚，多兼寒象，用六君子汤加苡仁、钩藤、姜汁、竹沥。但背恶寒，足冷，仍加制附子，此瘛疭症中多见之。

四物汤中加钩藤，姜汁竹沥苡薏仁，血虚必见烦躁症，手足抽掣名瘛疭。

六君子加仁藤汤，二汁冲服用竹姜，气虚多兼寒冷象，足冷恶寒附子强。

参附专主下元真阳亏脱危症，根本之阳一脱，则五脏气皆立尽，故惟此急挽之，后稍愈，则用全真一气汤、大补元煎二方调治。

全真一气地术冬，五味附子参膝功，三焦俱到诚妙济，培元反本第一功。

大补元煎参归地，枸杞草杜山枣皮，精气两虚诸危症，扶元救败寒热宜。

按术附治中脘脾胃之阳伤败，中宫一寒，阴凝四塞，必多湿痰，故用术附以回中阳而运四肢，病后多用六君、补中二方调治。此二方见前。

按芪附治上焦及表外之阳不固，恐汗出而亡阳，且邪风鼓荡，而经气散绝，故用此护救之。此后多用小建中汤，或当归桂枝汤调治。

小建中汤芍药多，桂姜甘草大枣和，更加饴糖补中脏，虚荣腹冷服之瘳，增入黄芪名亦尔，表虚身痛效无过。又有建中十四味，阴班劳损起沉疴，十全大补加附子，麦夏苁蓉仔细哦。

当归桂枝白芍汤，甘草大枣合成方，中风之症阳不固，用此救护妙异常。又方陈皮黄菊花，姜汁竹沥甘草汤，童便一杯冲入服，邪风鼓荡亦平康。

凡一切昏厥，如痰厥加白矾，气厥与暑厥加藿香，食厥加神曲。如中风便闭症，但用东垣导滞通幽汤，不可下。

导滞通幽汤，生熟二地当，升麻槟榔草，桃仁与红花，大肠血枯少，便难最为佳。

中风小便不利，不可利小便，轻用五苓散、八正散，但用补中益气汤，重加阿胶、麦冬，以清肺化气。肺气壅者，用泻白散加麦冬、黄芩、阿胶。服此不愈，水涸也，重用六味地黄汤合生脉散。

五苓散治太阳府，白术泽泻猪茯苓，膀胱化气添官桂，利便消暑烦渴清，除桂名为四苓散，无寒但渴服之灵，猪苓汤除桂与术，加入阿胶滑石停，此为利湿兼泻热，疸黄便闭渴呕宁。

八正车前通瞿麦，草梢栀黄蓄滑石，八味和同用水煎，中风便闭惟斯吉。

泻白散

桑皮二钱　地骨皮一钱　甘草五分　硬米百粒　易老加黄连

六味地黄合生脉，枣皮山茯五丹泽，二方滋润清肺气，水涸便闭中风吉。

膈　噎

膈噎一症，旧名膈饲。《金匮》方论本具载，但《伤寒》《金匮》本三十卷，今所存仅《伤寒》八卷，《要略》三卷，其书之失，亦无可如何，惟附之浩叹久矣。今既三念于斯，但此症诚关生死，得者十不一全，真可痛伤。而其受病之成之机，深渺玄微，又于道脉关系重大，故不可不一为之指示。

此病乃与日、月食之理交通。能深透日月之所以食，方知此病之所从来；能以日月食之理，实求诸人躬，方知此病诚不易治，必效神功以施治。《经》曰：根于中者，命曰神机，此日之光也。根于外者，命曰气立，气立则月之精也。神机出入，出入于月之窟；气立升降，升降于日之门。月窟、日门是为戊己，在天则黄道交中，在地则地球通窍。地球者，地之至阴凝精之气，处乎地之中心，其气浑浑然黑，其窍空空然通，一翕一辟，与天根相从，而出日入月，并二神团化者也。此正《老子》所谓"玄牝"。《大易》所谓"黄中"。黄中者，地之正色，从乎阳也。玄牝者，天之冲和，从乎阴也。地球阳和则开，黄道阴和则翕。玄开而黄，月无以蔽日；黄翕而玄，日无以夺月。故虽晦朔之交，月在日下，而坎戊流湿，月中之阴，从流以归中黄，则阴不凝，阴不凝则日无食也。虽望日夜半，正处乎地中，而离已就燥，则火藏玄窍，而阳得通，阳得通则月无食也。今之言天官者，亦知月掩日食，而不知所以掩。在中黄之阳亢，是令阴无资化，水泉之源塞，于是月无以化之，阴得顽而食日矣。不然，以妙之月，纵属绝阴，何得遮断阳光乎？其月食也，亦知为地球所蔽，不知地球乃系虚精，而非顽块，反谓日向不中，从地四适而照于月，今正对地球，为球遮尽阳光，月因以食。独不思大地块塞于中，日尚能环照，何一球即隔，而遂不四适照也。此不知阴月大儹，致令玄窍黄不合玄，日阳不通，正《易》所谓龙战，因而血伤也。血者，坎也，阴也，非月食而何？

　　其在人身，尤要洞悉阴阳，分清中外，其一点神机，以托阳日而生三阳，其一线气立，比载阴月而生化三阴。其三阴三阳，敷布周身，乃日月之周天也。外也，故阴阳和而不离绝乎大经，而脉各以时至。若一阳一阴，或胜或结，则各足为病，而病有名所。若三阴倍盛，则阳不能入。阳不能入，则孤阳壅于上，而曰格矣。三阳独盛，则阴不能和，于是孤阴阻于下，而曰关矣。此乃天地否闭之象。其阴阳从乎经，合乎荣卫，乃大片流通之阴阳。故关格病危而急，脉偏大而偏小，而治之亦有愈者，其来峻，其解亦可速也。不能解者，则孤浮孤沉，立即脱根，而乾坤毁。

若膈饲则不然，其阴阳在中，乃一线转机。运枢之阴阳，日月交光之地，戊己生化之门，此处为病，非粗工所能喻其微也。此乃一点真神托于气中，如日根而藏于土中一线真气；融于液中，如月本亦藏于土中。而人身三焦之气化，行水精外周者，满乎腔腹。其三焦聚精凝虚，无形有名，谓之半开半合，正藏中脘，旁应四方，乃人身戊己之机，而丹家谓之黄庭①，此人身地球也。神机气立之阴阳精，虽则同处浮沉分化，而又必相滋和会合戊己，正所谓太和妙气也。得此致和，故冰入不寒，汤入失热，坚入能柔，浊入解清。正坎离之神于土而万物滋张，惟土之启闭以大生大化。若阳稍离其神，亢出土外一分，则中窍开而不合，开而不合则气不化液，液无气化则顽液生浊，而阳神失权，开司不通，则为病噎。噎则到咽即阻，思食涎来气逼，口开目瞪，此真与日食同理。如气立之本一着，则中窍不翕，而玄阳之神不能转入。阳不入则阴僭，而液已离土，液离土则外湿中干，故其病为膈。乃中失机，气因解纽，升降顿息，传变不能，故食之半日一日，依然顽出。不出先痛，或胀或烦，涎未曾来，气先膹起，渐至肠枯便结，声细，喉中如火炷冲升，此真与月食同理。而三焦真戊己者，乃其相交相脱之门路，其机如脱出一二寸。而与周身荣卫竟不相干，故渐脱渐开，愈远愈争，而思食如故，寒热之状，悉无以在中也。

近人传一方，亦系仙传。用米一盘，取土气也，于日食当天然②之，复明即收，又于月食借地露之，复圆即收，如此三

① 黄庭：中央。
② 然：燃，犹晒。

次，或五次、七次，愈多愈效。盖合乎神理以相感也，然后逢此病，用米一撮，以蝙蝠一枚，煮羹入米成汤，与食即效。蝙蝠乃女土①之精，正与虚危同宫，其方亦妙方也，宜预作之，亦可救人之急。此病既在神气之根，非神药不能治。神药有二，一则龙虎外丹也，然伯阳②不遇，世鲜神丹，不可言矣。一则大修大药也，而病膏肓，何能内炼，又难言矣，不得已。此病坏于真元正土，先求解于真意息枢，必须病者生死全忘，饮食不计，默坐灰心，惟觉一息起处微着滞，即以意照活之，通升之，如坐定之顷，冲气浮意动，即一意凝结，归于虚秘一线气存之处，如此即以神机转气，气机摄神，打合脱离阴阳之法，而又必若存若亡，似无似有，才渐及中土。但此法行之不易，渐为而缓乃有征，非一时片日所能见效也。而病者又鲜能之，而不谓此一法非至要急图也。如用药诚不易真及其所，但以相近相似者诱之耳。《千金》有磁朱丸一方，朱砂象离日，磁石象坎月，然必细研水飞，取其轻微者。砂以生而磁用火，即阴阳相制之意。和以神曲，独恋土中，而含生发之气。再加半夏曲以燥其外涎，而辛以润坚，凡如粟米大，以人参糯米煎汤，吞下七丸，亦一法也。

千金磁朱丸

神曲一两　朱砂五钱　半夏三钱　磁石五钱，火煅

又定方

伏龙肝五钱　百草霜二钱，研细。此火土之精，有魄中存　丹桂三

---

① 女土：女土蝠，即女宿，二十八宿之一，北方七宿之第三宿。
② 伯阳：魏伯阳，名翱，号云牙子，东汉著名的炼丹家。所著《周易参同契》为炼丹之经典，被后世尊为"万古丹经王"。

钱，丹色香　蛙母四钱　人参二钱

上药共为末，以谷上露方升者，取日将入时，感阳之阴，自下而上之意，正尔送下，亦一法也。

又定方

兔胃一具　黄米半合　黑脂麻半合，同蒸为饼，日晒夜露之　赭石　人参以镇气之浮，即所以制僭阴　半夏　阿胶以解液之渴，即所以抑亢阳

以前兔胃为丹头，而和入六味，用姜盐汤送下，亦一法也。

又为之广方

米取日出月出，将交天地时晒露，乃屯、蒙、乾、坤相接之意，用蟾蜍并取雄乌肉，煎汤与服，亦有妙机。

再用鸡子黄入人参末，生地汁合煮之，生地以象地窍玄黄，人参以生气鼓液，三味煮熟，以生羊血半酒杯，羊者，心火同类，得羚羊更妙，惜不可得。血者，非月而何，以调前药与服。

再另用白蜜煎橘皮汤，少少与服，以宣通气道，亦一法也。

又方

取牛迴草煮水，与病者服之，亦妙法也。

存此数法，尔等深思，反以三隅可耳。

虚劳门立方

桂枝汤　小建中汤　复脉汤　肾气丸　暑蔚丸　补中汤　六味汤　生脉散　蘆虫丸　千金百劳丸　丹溪大补阴丸　除蒸散　秦艽扶羸汤　秦艽鳖甲散　五蒸汤　清骨散　知柏地黄汤　二母二冬汤　黄芪鳖甲散　米合固金汤　三才封髓汤　龟鹿二仙膏　人参固本地黄汤　补阴除热汤　东垣三圣汤　加味逍遥

散　加减八味汤　二富饮　补阴益气煎　清燥救肺汤　滋液救
焚汤　金匮复脉汤　茯苓补心汤　八仙长寿丹　天乙清凉饮
二甲柴胡竹皮汤　玄芍地黄汤　附子细辛地黄汤　冲气方　补
肾定风汤　除蒸汤　枇杷叶散　新拟治冲气方　吐血神方　种
子方

虚 劳 门

　　噫嘻！西蜀蚕丛①，何患虚劳之众也。岂不以五方杂集，
神志既失其醇和；食易事简，情欲得恣其斧伐。而且西金属肺，
南薄火凌，故尔精竭中残，肝枯肺燥，先已过于鱼盐而走血，
再以薄金风而生寒，营热卫寒，木金横贼，乃遂吐衄、寒热之
病作焉。而庸医重加凉以缚其卫，消以败其荣。病者不知重若
丘山，乃复贪欲，如竭沧海，至令骨枯肉削，尚自不慎风寒、
食滞、痰多，又云本属痰火。人本长生，自败灭亡，医药相攻，
冤亡谁咎。嗟乎！十男九女，方逾二八之龄，百日期年②，已
作枯顽之骨，不亦深可痛哉。

　　余昔知虚为百病长，劳属竭精根，故遵《内经》温养成法，
精不足补以味，形不足温以气，气味无偏，权衡于中土。复以
病有先入之门，乘承之路。思先师长沙云：谷不可不养，卫不
可不温。谷温卫和，长有天命。夫谷者，荣起之气也。荣起于
中焦，取汁而赤，与卫气同遵乎肺，循行十二经中，周流灌布，
无可一毫渗漏者也。卫即肺禀，动气清刚，而包运荣经之大气
也。卫不按水漏，而如天气之化水；荣依刻漏，而如百川之东

――――――――――

①　蚕丛：古蜀地名。
②　期（jī基）年：一周年。

行。夫令妻从，水下风举，故清荣如雾，可达胸中，悍卫如月，可浴肾海。则欲令肝肺金木无争，不先调和荣卫，得乎？调荣卫而不和中养胃，又得乎？

故先师于桂枝汤加姜枣，重养胃也。于虚劳即推其法以补救，从病致虚者，用小建中汤，只加饴糖一味于桂枝汤，即补也，岂非重养胃以调荣卫。至于脉损而代，全因虚来，又有复脉汤，无非建中渐广其义，重加滋濡耳，既先救胃调荣卫矣。于其脏损泉竭于下者，复救以肾气丸、暑蔚丸。而暑蔚丸中复兼风气杂错之邪，调和而驱逐之，此可谓初中末浅深之治皆备矣。纵东垣之补中益气汤，钱中阳之六味地黄汤，特其余技耳。中间惟孙真人用生脉散，大得保肺宁心。膈上一父一母，荣卫都宫之治，又岂非西南火金相济之要药金丹乎？

丹溪主寒降，补阴泻火，补阴而不先胃与脾，亦已差矣，又多加一泻火，虚劳矣，又何泻乎？吾闻劳者温之，未闻劳者寒之也。吾又闻甘寒泻火矣，未闻苦寒亦可泻火也。苦寒之剂，于血热方甚时少佐入甘，《内经》所谓甘苦寒治血热也。火则相火附精，君火感神，因妄神损精，真离而动，岂苦寒能靖化耶？

大抵虚劳一症，今人夹入多门。如肺痈、痿，并痰饮咳嗽、诸风寒热一并论治，不清原委，迄令药无效应。要知养胃以调荣卫为先，滋金宁心以温养水火为后，及至间有杂邪，仿先师暑蔚丸之法治之，以尽乎技矣。至先师又有䗪虫丸、千金百劳丸，此又血瘀、血痹、跌扑、中伤等症之治，原未成虚，非可与精血并减、五脏七情劳伤者可同日而语也。《金匮》编次，已经人乱，不可以为先师意，惟虚劳中原夹此症，无猜疑怪惑也。

桂枝汤治太阳风，甘草白芍姜枣同，饴糖加入小建中，虚劳腹冷服之瘳。

《金匮》复脉人参草，麻仁阿胶治津少，卫热生地与麦冬，荣寒虚风加姜枣。

八味肾气三阴入，丹泽地枣与淮药，桂附茯苓共八味，阴虚无火惟所托。

暑蔚归地及参阿，桂枝黄卷甘草和，神曲川芎白芍杏，白术麦冬柴胡配，茯苓桔梗与白蔹，大枣百枚作膏服。

补中益气芪术陈，升柴参草当归身，虚劳内伤功独擅，亦治阳虚外感因。

滋阴降火六味汤，病见喘嗽加麦味，水亏去利加芍草，缓火厚土以为妙。

生脉散中麦味参，保肺清心治暑淫，气少汗多加口渴，病危脉绝急煎吞。

蟅虫丸方治跌扑，大黄三两，黄芩二两，甘草三两，芍四两，桃一升，杏一升，甘漆一两，蟅虫一升，熟地十两，水蛭十个，蛴螬一升，内伤服。

虚 劳 论

近世男女，方当少年之时，形气本未衰损，乃积劳症，咳嗽失血，寒热交作，煎熬不歇，汗液四出，气厥奔促，日渐消削，旋①至食减泄泻，上则喉痛声哑而死矣。详其初起脉状多半两尺濡细，或见沉弱，而寸关多杂弦滑、弦紧、弦数，右寸短数，左寸小动。此症观其后败，乃病甚急时，全是肺气败绝，真阴溃坏，脏绝始然。而脾胃腹中大伤，不受药饼，以故治疗

---

① 旋：很快，不久。

无功，死期甚速。

余细三思，凡古所谓虚损者，皆以渐致。或因久劳，精神血气，耗用无节；或以多病积累成虚。而形气筋骨，肌肉七窍，先见衰败，形微乃觉危困，即病亦延数年，形败神昏，气尽乃死。不似今病，形窍完然，骤见精血奔溃，如水失堤，荣卫气血交争，如风纵火，外如虐攻，内如疽溃，即不越时而已告竭，临死神识如故，聪明不减，则亦知其致此之由，必有大夺，暴绝奇经，如冲、如任、如督，或在胞络心肾之脉，如着贼风虚邪，从而暴折，致令经脉断绝，乃内外合邪，上下交并，以困于中故绝。下失其橐①，阳邪奔走而作热泻，上损其籥，阴邪闭塞而生痛哑，脾中告困，五液不守，上涌为痰，下夺为汗，饮食味绝而败也。惟其邪在奇经，故病来暴乱，而往往治之无益也。

余尝谓今之虚劳，往往兼《经》所谓肺肾热病，拟以太白散、天乙新凉饮二方备用。然犹未悟病在奇经胞络也。夫奇经者，诸经之大隧冲，为血海，亦主气起伏之道。冲中阳气，即是龙火。龙火潜伏血海，即《易》潜龙，戒以勿用者也。龙不潜安，而每令其跃，则近退无恒，雷电风浪之随，乌有止息哉。

今观失血、咳嗽二症，未有不因冲脉失元，冲气奔上而致。甚者缘冲脉起于下极阴之间，为至阴之位，当海委尾闾②，焦

---

① 橐（tuó 驼）：古代冶炼时用以鼓风吹火的装置，与籥（yuè 月）一起合称"橐籥"。罩于外者为橐，鼓于内者为籥，即今之风箱。此处"橐"指肾，下文"籥"指肺。

② 海委尾闾：言冲脉起处为竭精耗液之所。委，尽头。尾闾，古代传说中海水外泄处。语出《庄子·秋水》。

釜之谷①。阴极阳生，必始于此，而诸阴沉化，亦必终于此，故为经脉终始之地，而上行夹脐两旁，以至于胃中，凡经房欲，必发隧于此焉。然非七情过极，或乱以酒，极力迫竭，施化乃人生之常，翕辟亦地脉之本，何遂溃乱不复也。至于任为诸阴之主，专主胞胎。督为诸阳之纲，总统河车②。水火升降，此三脉者，皆少阴肾之枢府，如水南北条之大源，而冲又其海尾也。若胞络者，下口则为子宫精管，上脉连肾，夹脊以贯于心包，此男施女化之专司也。近时男女未当天癸行年，而欲情早动，情想所迫，以致火缘妄起，水未盈而火则盛，则肝木之燥，肾脏之中，已有习习风生之状，何也？水不盈，则藏精之地如空洞，而心胆之火以时影射之，则海中龙火潜跃，阳木生风，而又脏如空洞，则无形之火习习时鼓矣。《易象》所谓山下有风曰蛊。医和所谓晦淫惑疾，女或③男，风落山曰蛊。正谓此也。此与仲景所谓冬不藏精，春必病温，事不同而理源则一。故不藏精，专与冬伤于寒，肾脏温热之人，一遇春令，则发渴而为温。今水未充，欲火已动，龙火易跃，一纵交接④，即发而病劳，理必然也。

故风温之热，温凉汗下，多不可除，如以水泼石中，蕴伏之火，愈浇愈炽。而今虚劳之热亦然，清散凉折，皆不可效。而又不受从治，引外火伏，不得已而缓用滋补阴精。滋补阴精，固为正法，然又缓不及事，往往煎熬逼迫，水源奔溃而不可添，

① 焦釜之谷：言冲脉起处为阴火内炽之所。焦釜，水已烧干之锅。语出《史记·田敬仲完世家》。谷，山谷。

② 河车：肾中真气运行。

③ 或：惑，迷惑。言蛊卦的卦义为长女迷惑少男，这样的婚姻如同大风吹落山上的乔木，是不祥的。

④ 交接：房事。

稍加疫困，而补阴之药已不能化矣。是热也，正与春温、风温之热稍同，是从阴火而起，中加贼风。风邪摇悍，主在少阳、厥阴。厥阴中动，必贼脾土。少阳之逆，往往凌肺金而为横。故仲景于春温之名，而又加以风温，明风以助温，非如春之温，本为化令也。

于此思维，补水固不易之法，而定风尤安水之要。水之所以涣散者，风荡之也，不竭靖其风，水不可得而静也。风之原在龙火不安，风之作在肝木不靖。伏龙火者以水而兼火，定肝木者以达而兼滋，而要必下其冲气，于此思法酌其缓急，而济其轻重权宜，或救万一乎。

今观其脉，尺必弱者，脏伤藏邪之处也。《经》谓"邪之所凑，其气必虚"是也。热将作，则尺亦必小动，或疾数矣。脉数而带紧微者，此即少阴伏寒在中未去也。喻嘉言于春温法中亦有引用附子细辛及桂枝汤治者，盖非护其阳，亦足以伏其龙雷也，其意可师也。脉数而弦细或弦滑者，此即少阳、厥阴风火旋转焚灼也。春温法中有用小柴胡及生地等方是也，亦肝肾同治之意也，如此则今之劳症可救矣。不可不急救其热，凡热虽为诸症之标，而劳热则为治病之本。盖由热以致血之溢，热以致肺枯而咳，热以鼓风而生虫，热以消形而致困。以生熟地、枸杞、玄参、龟板济之，可概以凉折耳。故古人谓阴虚之热，以生熟地、枸杞、玄参、龟板济之、镇之而又延缓不效者，非其法不善也，未明缓急之由，而达权宜之用，举一废百之过也。

余调治劳热之法，以补水为本，而其势炽盛者，亦宜凉折之。法宜施于早，若迟则形衰土败，断不可用。龙雷之火，古以从治。从治之法，亦宜审量，而暂借以引纳。若不量其阴枯如焚，而投桂附，则又助以油薪耳。因并录古人治劳热方，或从或折，或清或补，或和或散者，以为同门共商，而并论其原委云。

丹溪大补阴丸

黄柏（盐水炒）四两　熟地酒蒸　龟板（酥炙）六两

用猪脊髓和蜜为丸，盐汤下。

按此方以血药治血，而加龟板纯阴潜守之物，更加炒黄柏、知母以折火。丹溪谓龙雷不可折，当用酒炒知、柏辛苦以伏之。然知、柏究寒折也，未免有多服伤胃之弊，故后人改用六味地黄。褚氏有服知、柏无一生，服温补无一死之说，固有见矣。但阴虚而以寒降，亦是正治。若果血中热甚及相亢者，亦不可一概畏而不用也，不过其剂斯可矣。

除蒸散

熟地　川芎　白芍　丹皮　骨皮

按丹皮、骨皮，一清血分之热而通心肾，一清气分之热而兼肝肺，加入四物为养血除蒸之剂。

秦艽扶羸汤

北柴胡　北秦艽　沙参　当归　紫菀　半夏　炙草　鳖甲　骨皮

按此方治肺痿骨蒸，或寒或热，或劳咳嗽，声哑不出，体虚无汗，四肢倦怠，人参、甘草以养中气，当归、鳖甲以清营热，秦艽、柴胡以散风热，骨皮清肌热，紫菀、半夏以除痰，亦补中和剂也，稍寓治风之意，古人有见矣。

秦艽鳖甲散

鳖甲　秦艽　当归　柴胡　乌梅　骨皮　知母　青蒿

按此方治风劳骨蒸，午后壮热，咳嗽肌瘦，颊赤盗汗，脉来细数，主足少阳厥阴，大清血室风火，故标风劳。而以鳖甲、骨皮守阴入骨之品为君，凉以知母、青蒿，散以秦艽、柴胡，和以当归、乌梅，风热烦增之症宜之。歌曰：秦艽鳖甲治风劳，地骨柴胡及青蒿，当归知母乌梅合，止嗽除蒸敛汗高。

黄芪鳖甲散

黄芪　鳖甲　白芍　安桂　人参　茯苓　桑皮　骨皮　桔梗　紫菀　半夏　天冬　生地　知母　秦艽　柴胡　甘草

按此方治男女虚劳客热，五心烦热，四肢怠惰，咳嗽痰涎，自汗少食，日晡①发热，于建中汤加人参、茯苓、甘草补土也，而兼泻白、天冬、桔梗、菀、半以润肺除嗽，本脾肺补不足之剂，又以鳖甲、知母、生地除其热，佐以秦艽、柴胡兼补散和解之剂。抑东方之实，扶西方之虚，颇费奇权②。然邪之伏于肾者，卒不可达也。

《古今录验》五蒸汤

沙参　半夏　柴胡　黄芩　知母　石膏　炙甘草　生姜　大枣

按此方治五蒸。内主心肝脾肺肾，外见皮脉肉筋骨灼煎，一概除之。用小柴胡合白虎而加血药，标名《古今录验》方。然阴分精血枯损之火，究与风寒郁伏之火虚实不同。而肾中之火，有愈凉而愈甚者，未可亦恃寒折也。但火气炎炽之时，金风一生即变秋肃，小柴、白虎虽非治劳之剂，而内外烦灼，血脉沸腾，暂借一剂，则一线之阴，或从天降，亦权法也。

---

① 日晡：时辰名。15－17点。

② 权：变通。《文子·道德》："圣人者应时权变，见时行宜。"

清骨散

银柴胡　黄连　秦艽　鳖甲　青蒿　骨皮　知母　甘草

按此方主治骨蒸劳热，与秦艽鳖甲散略同。黄连之苦寒，银柴之柔缓，以除肝胆血分之深热，较鳖甲散为甚，然未免苦寒伤胃。

知柏地黄汤

熟地　淮药　枣皮　丹皮　茯苓　泽泻　黄柏　知母

按此方后人易仲景肾气丸而作纯阴沉降之剂，相火亢甚者，方可暂用。

二冬二母汤

知母　贝母　天冬　麦冬

按此方君相火迫，肺受煎熬者宜之。

米合固金汤

生地　熟地　麦冬　米合　白芍　贝母　玄参　桔梗　当归身　甘草

按此方滋阴养肺，补北泻南之善剂也。

三才封髓汤

人参　天冬　熟地　焦柏　西砂　甘草

按此方人参守中，天冬清肺，地黄滋肾，故托三才之名而少加焦柏，以制亢火之盛，佐以砂仁、甘草，化其苦滞，亦泻火之药也。

人参固本地黄汤

人参　熟地　天冬　生地　麦冬　茯苓　淮药　枣皮　丹皮　泽泻

按精不足补之以味，此方是也。一方加五味子、枸杞，精气相滋，肺肾两救，为滋化源、济枯涸之圣药。

龟鹿二仙膏

人参　熟地　龟胶　鹿胶

按此方治痰热少气，梦遗精泄，目不明精之极症，专主益精，而能补精中之气，阴阳两虚之假热宜之。

补阴除热汤　熟地　生地　当归　白芍　枸杞　玄参麦冬

按此方治精血之虚而热，亦治热之正法也。

东垣三圣汤

人参　黄芪　炙草

按人参、芪、草，泻火之圣药也。甘能泻心，其实缓火以化土，乃劳者温之之义。治气虚中土不纳，而火浮越，虚热也，此阳虚之剂也。

加味逍遥散

当归　白芍　茯苓　白术　丹皮　炒栀　柴胡　炙草

按此方肝脾郁热宜之。治劳热宜加入麦冬、骨皮、车前、沙参。赵养葵谓阴虚火热，宜用大剂地黄汤，佐以逍遥散，其方不加丹栀，而加吴萸、炒黄连，更有薄荷，谓地黄雨以润之，逍遥风以散之，亦善法也。

加减八味汤

熟地　淮药　丹皮　泽泻　安桂　枣皮　五味　茯苓
浓煎冷服。

按此方大补水而从引龙雷之剂，故必重其剂。但胃不能化药者，又当审用权酌也。

二富饮

熟地　麦冬

按此方独行滋水生津之剂，乃救肺肾枯涸之药也。

补中益气汤

人参　黄芪　当归　白术　广皮　炙草　升麻　柴胡

此东垣治劳倦发热之剂，而虚人外感亦借用之。

补阴益气煎

熟地　当归　人参　陈皮　山药　炙草　升麻　阿胶　枇
杷叶

痰多加贝母、瓜蒌，血枯加生地，热加犀角、羚羊。

按此方用甘寒，而不用苦寒，润肺除烦下气，肺热而脉洪
数、滑数、短数者宜之。

滋阴救焚汤

生地（取汁）　麦冬（取汁）　炙草　人参（乳蒸）　阿胶
胡麻　柏子仁

五味　紫石英　石膏　生犀汁　滑石　姜汁

按：当火邪初作，面赤时热，可采用也。

金匮复脉汤

人参　桂枝　阿胶　生地　麦冬　麻仁　炙草　生姜
大枣

按此乃建中复脉之剂，能治卫中有热，荣中有寒，血脉中
有虚风。津少而兼阳虚者，最宜也。

茯苓补心汤

人参　紫苏　干葛　前胡　半夏　茯苓　陈皮　枳壳　桔

梗　木香　甘草　熟地　当归　白芍　川芎

按此能利痰，治虚热，女病气郁血虚，胸满寒热，因风失解，渐作旁热，咳嗽者宜之。补血散肺邪，消痰止咳嗽，非大补药也。

八仙长寿丹

熟地　山药　茯苓　枣皮　丹皮　泽泻　麦冬　五味

此补阴纳气，金水相滋，化血归原，为善后之的剂。

旧拟天乙清凉散

熟地　麦冬　茯苓　骨皮　滑石　甘草

此乃涤除肾热之良剂。

新拟二甲柴胡竹皮汤

龟板　鳖甲　柴胡　白芍　生地　竹皮　骨皮　粉草

按此滋阴补阴，清热却邪，少阳温热，邪火伏甚，每热先从胸胁而起，先热后寒，或先寒后热，脉弦多数者，宜之。

新拟玄芍地黄汤

熟地　白芍　淮药　玄参　枣皮　茯苓　泽泻　桂枝　骨皮　玉竹

此治房劳肾虚，外受风邪，风热迫血，阴虚作热等症。

新拟附子细辛地黄汤

熟地　枣　竹皮　淮药　茯苓　丹皮　泽泻　附子　细辛　玄参　花粉　牡蛎

此治肾虚感寒邪，激阳遂作热，脉来两尺紧数，先背微寒，随即壮热，腰酸头眩，咳嗽兼呕。

新拟补肾定风汤

熟地　玄参　生艾叶　芍药　麦冬　石斛　淮药　茯苓
远志　菊花　丹砂　甘草　磁石　豆黄卷

治肾虚风湿，心肾并损，烦热惊悸，喘促战摇，头面先热，两颐涂朱，热甚汗出，伏火定风。

古治冲气方

安桂　茯苓　五味　甘草

仲景云：咳逆气上壅，当攻气冲，气冲即低，后用治嗽，桂苓五味甘草汤。肉桂以通脉下气伏火，此乃龙火同气以相引制；茯苓以伐肾邪，从逆而上之；五味子酸以收之，粉草以甘缓之。息其攻冲，敛使还元，仿此法而师其意可矣。此方不用阴药者，如太阳之照，不翳微云①，则龙雷无藉②而起也。又东垣先论冲脉为邪，当因时寒暑而治，夏日用补中益气汤，加酒浸黄柏、知母，冬月则用汤泡吴萸、益智。按此数味皆苦，苦者直行而泻，故可以降逆气。其用补中，只是脾胃正药，非以治冲，治冲者单以知、柏、萸、智，可随宜而用，只分寒热。盖以冲气逆上，随热令即为焰而火化，随寒令即为阴邪而生气，是其特解也。以仲景之法参之，仲景为经，东垣为权，神明变化，存乎人矣。

除蒸汤

除蒸当归二地芍，丹皮龟板蒿叶米，鳖草地骨生沙参，老姜乌梅作引使。

---

① 不翳（yì义）微云：言太阳的光芒不会被些许云彩所遮蔽。翳，遮蔽。

② 藉（jiè介）：缘由。

枇杷叶散

杷叶沙参二冬木，归术苡仁贝母同，山药茯苓阿地枣，牛膝炙草附子功，寒加款冬热加合，嗽久百药桔梗冲。

新拟治冲气方

熟地　当归　茯苓　香附　五味　陈皮　紫石英　竹茹

加姜煎。寒令及脉迟细，少加安桂。热令及脉滑数，加酒浸黄柏少许。

按：《本草》香附理诸气，能治冲脉为病，逆气里急。而以陈皮、竹茹下逆气，佐以熟地、当归，以滋血海，使其倚于血也。茯苓安心以泄水，石英镇润，五味敛纳，其或加桂加柏，则师仲景、东垣成法而用之也。

乾隆四十五年，师治陈某虚劳失血，久嗽喉痛。大熟地八钱，山药三钱，茯苓二钱，丹皮五分，牡蛎钱半，麦冬二钱，金银花一钱，百合二钱，桔梗一钱，蚊合（蜜水炒）五分，桑叶五皮，苡仁三钱，甘草（童便炒）四分，枇杷叶一张（擦去毛，净炙），治一切呕血、吐血、咯血、咳血，神效。

桑白皮（蜜炙）三钱，合欢皮（去粗皮，炒）三钱，麦冬（去心）五钱，生白芍五钱，炙草一钱，续断三钱，此六味先煎，煎成，入后三味，淮生地五钱（水浸汁），真阿胶三钱入生地汁内，盛中隔汤尽化，俟胶尽化，入鸡子黄一个搅匀，随前药冲匀服。

此方能调停金木，益水定火，救脏腑脉络损伤，服之血当即止。若两剂不即止者，再佐以神龟食墨，无不止也。

西山夫子新拟种子丸方

人参一二两　大熟地（酒蒸十五次）一斤　鹿茸（炙）八两　甘

枸杞八两　鹿角胶四两　菟丝一斤　何首乌（酒拌黑豆，蒸九次）八两　龟胶四两（炒酥）　夜合花（酒拌，蒸）四两　北五味三两　归身四两

欲壮力加鱼漂四两（炒酥），杜仲四两（盐、酒炒）。女用加益母草八两（酒蒸），艾叶三两（醋炒）。

失血症立方

枇杷叶散　归脾养荣汤　除蒸汤　吕真人方　甲己汤　全真一气汤　桂枝汤　理中汤　小青龙汤　六味地黄汤　左归饮　右归饮　都气丸　补中益气汤　八仙汤　建中汤　归脾汤　天王补心丹　补血汤　逍遥散　真元饮　八味肾气丸　复脉汤　琼玉膏　资生丸　大补元煎

失血一症，大抵由于肝不藏血，脾不统血。肝不藏血，则阴虚生火；脾不统血，又阳虚生痰。此火与痰本从虚生，而不可独治火清痰也。古人立法云：宜补肝不宜伐肝，宜下气不宜降火，宜和血不宜止血。又褚侍中云：血虽阴类，唯须运以阳和。盖血赖气生，亦随气行，气升则升，气降则降，气和则治，气敛则藏，而火之升亦气也。惟安固藏气，使气归元，若有浮越怒激逆上之气，和而降之。如童便侵香附，童便磨郁金，及枇杷叶、苏子、竹茹、茯苓、甘草之类，先调其气，气降则火降，而血治矣。失血之人，肝已大虚，木枯火焚，若不重加滋补，养其血液，救其枯槁，补肾生肝，如熟地、阿胶、当归、鹿胶、枣仁、甘草之类，而唯用柴胡、青皮、枳壳、茯苓、桂枝等，伐伤肝木生气，肝风愈鼓，血愈不藏，乃渐生寒热，或陷阳于阴，遂尔彻夜不眠。又忌用芩、连、知、柏、栀子、龙胆苦寒折火之剂，盖血逆气乱，或咳或呕血，从肺冲喉而出，肺络开张，肺如蜂窠中虚，血从络出，一遇寒凉，气孔随闭，

未尽余血，不能归经，瘀留肺窍，被火薰蒸，化为白血红痰，动阻清气，遂生咳嗽，究竟血症随节而发，寒热咳嗽并生，劳热成矣。故失血未必成劳，而成劳者，皆庸医以寒苦泻火，闭肺之所致也。

若呕吐血、咯血，未有不从胃口而出咽门，此时胃口如翻，胃气大伤，一受苦寒大凉之药，胃中阳和之气大损，随致吞酸嗳气，饮食不思，胸中磨闷。医者反以为停食气滞，而用消食化痰，破气之剂治之，如枳实、青皮、厚朴、台乌、槟榔、山楂、神曲、麦芽之类，动投全派消伐，甚则硝、黄、牵牛、巴豆，公然敢下。不知脾胃真气大虚，不能运用，反攻其食，是操刀杀人矣，必致生痰日多，食药俱不行化，因而泄泻不食，故虚劳多死于脾败。下泻上嗽，喉痛声哑者，庸医以寒凉消伐致之也。知斯弊而切戒之，始而语治失血虚损矣。

余之治法，凡失血初起先责重肝脾。盖阴虚而肝火易生，木胜而脾气受克，气上脉急，阴虚生热，宜以甘缓之，以酸苦收之降之。先用甲己化土汤，白芍药为甲木五钱，炙甘草为己土二钱。白芍能敛阴而泻肝火，酸以入肝，苦以下逆也。甘草泻心，即泻火之原，而兼缓肝之急，补土之虚。二味相济则脉缓中宽，气和血定，而后无木强土败之患，亦脉不至变弦数、细数之危矣。以本汤二味为主，又有随宜加味之法存后。

失血之症，气逆则火浮，多致胸中火燔，胁肋胀满，或血上有声，或烦躁闷乱，或心中觉热，或身热面赤。此宜先降其浮气，气降则火自降矣。宜芍药甘草汤原剂，加玉京①用整者，童便磨浓汁一调羹冲服，可以降气，可以凉心，可以止血，最

---

① 玉京：郁金。

妙最切之法。但心虚无火者不用。若两胁胀痛甚者，肝气厥也，再加童便侵炒香附二钱。若干呕，口苦，身烦者，胆胃俱逆也，再加青黛、竹茹钱余。只此二味，气逆烦热之症足胜用矣。加药不得过二味，以失本方之意也。

血来势暴，或呕吐成碗，或则口鼻俱出，或成块塞哽咽喉，此血既大逆大脱，不容缓治，宜先降靖其血，稍止亦宜降气。先用芍药甘草汤，加降真香色紫红者，广三七真者，俱以童便磨二三钱冲入饮之，此降血化逆之要方也。

若血来过甚，口鼻俱出，甚或倾盆，四肢逆冷，口鼻气冷，气喘不接，此血脱气败。宜先固气，使阳生而后阴得长，不可以心烦身热，而再用凉剂及单用治血之药。宜以芍药甘草汤，用好人参三钱为末，飞罗灰面生者钱余，以鸡子清调如稠糊，以匙挑和入本汤频服，自然气回血定。若在急者，以参、术、鸡清、面糊再加独参汤调服，不用芍药甘草汤矣。此一症危急，无钱服参者，多不可救。余曾遇一贫人且无处购参，不得已以峨参强救，亦幸回生，然偶然获效耳。存此以备急用，不可恃此不求人参也。

素来阴虚血热之人，必先见五心烦热，手足心如烙，颊颧带赤，心战心忡，目黯眼黑，口干鼻燥，或妇人经脉先期胁胀，口苦目眩，渐至咯血、痰血、嗽血，血色鲜紫者，是血燥血热也。宜遵《内经》甘苦寒治血热之法，不用芩、连、知、柏，宜以芍药甘草汤加粉丹皮二三钱，真怀生地捣汁一杯，隔汤罐①上蒸炼数十沸，冲入童便一酒杯频服。丹皮治血热而伏龙火，生地生血而大寒降火，且心肾兼清兼滋，是诚养阴泻火良

---

① 罐：原作"灌"，据文义改。

剂，无知柏败胃之弊也。

金水两脏精枯津耗之人，乃真阴亏败，化源枯竭，易于失血，或因失血渐久，以致阴伤，渐生夜热，至夜舌干咽干，干咳无痰，或痰硬成子，宜化土汤合二富饮，多服必效。芍药甘草依前加入熟地，九蒸九晒，八钱或一两，麦冬去心二钱四分，是合二富也。

血症零星既久，或连日接发，欲急吐血者，用芍药甘草汤，加入侧柏叶一两捣汁，茅根一两，冲童便服之。

有一样失血之症，大呕大吐，血多不止，足冷气逆，胁胀，胸膈闷滞，甚或身痛筋惕，此兼阳虚，肝之阴风内鼓。不可见一毫凉剂，宜芍药甘草汤合入《金匮》柏叶汤，加入侧柏叶一两，艾叶生用三钱，白干姜二钱，《金匮》用白马通作引。马通，一作马屎取汁，一作马溺，然皆可用。或换童便作引亦可也。

血症既久，随止随发，胸胁多胀，时闻血腥，未吐时微闻血响，或大便黑色，目黯血凝，黑紫不鲜，此有瘀血，宿血不去，新血不生也。宜芍药甘草汤，加茜草根三二钱，茅根七八钱，大蓟根捣汁一酒杯冲服，此瘀血可行也。

血症有脾不统血者，血症多中热，此反中寒，多呕吐恶心，饮食不化，或四肢微冷，或时畏风寒，喜见日光。此最忌凉药，虽清剂亦不宜用，宜芍药甘草汤，加白术三钱（米炒），黑姜（童便浸）一钱，枣仁三钱（炒香）与服，此兼取理中、归脾二汤之意也。

夏月为火暑所伤，劳役奔走之人，有暴失血者，或身烦热，口渴便赤。或汗多，夺血无汗，此反汗多，暑邪外迫也。或手足引疭，热入血分，血燥生风也。宜芍药甘草汤，加滑石三钱，粉丹皮（童便浸）五分，白扁豆（炒）八钱，煎服，暑清，血自止也。

血症暴吐，或久吐、大吐，或咳血渐久，血液大虚，必至精神不振，目黯痿黄，行步倚斜，四肢酸痛，或彻夜不寐，心惕怔忡，或不能侧卧，口干，若渴①而不能多饮，此血海大虚也。极宜填补之，但吐血多后，气渐顺下，即宜滋补其血，不可稍慢。亦不可以一二轻剂，望其血生，而妄云不可轻补。血乃形体资养之物，不加填补滋润，渐成枯柴矣。宜芍药甘草汤，加入真阿胶三钱，真龟胶三钱，鹿角胶三钱，酒化冲服。此法血脱后必用，必多服，即无寒热喘嗽之患。唯脾虚滞闷恶心者，宜先健脾和胃，不利胶之滞浊也。

便血宜芍药甘草汤，加灶心土五钱，真阿胶三钱，百草霜一钱五分与服。其热甚者，以生黄芩一钱易百草霜。

溺血以芍药甘草汤，加炒蒲黄三钱，茯苓三钱，前仁②三钱治之。

鼻衄血，宜芍药甘草汤，加白毛花③三钱，不得时，茅根五钱，真犀角分余，生白④合三钱治之。

以上一甲己汤耳。余于血症，独重肝脾，为其能缓肝守中补虚，故首推用之。然加药之法，则气逆者调之，血热寒之，血寒温之，血滞行之，血逆降之，血脱固之，血虚补之，气脱收之，脏虚填之，上之下之，扶之抑之，无法不在其中。机变原自无穷，并非胶柱鼓瑟，先机预防，立乎无弊，虽其中有未

---

① 渴：原作"汤"，据文义改。
② 前仁：车前子。
③ 白毛花：即白茅花。功效活血止血，消瘀止痛，止血疗伤。
④ 百：原作"白"，据文义改。

尽者，学者引伸其意，推而广之，不患病多术穷矣。

凡咳血、嗽血亦有分。咳血者，咳即纯血出也。嗽血者，嗽而涎多，痰涎与血并出也。咳、嗽血专主于肺，以肺之伤也。肺家伤，有先从咳嗽而来者，多半先从风寒外乘及胃受寒伤，停痰积饮。《经》曰：形寒饮冷则伤肺是也。外寒之咳以温和之，导其痰饮，而咳即止。如桂枝汤加杏仁、五味子，理中汤加茯苓、北五味。或外寒夹饮者，无过小青龙汤，内外开利之，邪解气顺，其咳即止，舍此不图。或惟投破气，气伤而津液遂损。或遽用芩、栀，外邪得寒闭遏不解，遂至久咳。其外入之寒闭遏，肺气转郁为热，并肺叶张举，津化痰垂，渐至气液枯弱，肺成痿燥。《经》曰：诸上气逆喘痿，皆属于上。上者，肺也。于是因而伤脏，以致血随气逆而上奔。肺本少血之脏，而复夺血，故惟咳血、嗽血，为难治难复也。且肺为华盖，覆五脏之上，居清虚之所，为相傅之官，以总司五脏之气。今肺既大伤，而制节不行，则五脏齐损矣。故治咳嗽血，固当以肺为主，而亦当兼养其四脏，以气损则脏损也，以此多成劳瘵①。

庸医不固脾胃，以养其母，复不及肾脏命门，以保精气之根源，而惟知清火降痰，行气止血，未有不寒热旋生，喘泻并作而速其死矣。此症余家传枇杷叶散保肺下气，而兼养五脏，用之屡效。其有先因脏虚，真阴亏损，不因外感而来嗽血者，兼服大剂六味地黄汤。若脾胃不足，母气失养，致肺虚寒虚热，宜佐以补中益气汤。虚寒者，加干姜、五味、冬花之类。虚热者，加麦冬、百合、鲜石斛之类，是其治也。

---

① 劳瘵（zhài 寨）：病证名。一作痨瘵，又名传尸劳、劳极、尸注、鬼注。指有传染性的痨病。

枇杷叶散

枇杷叶七皮（去毛，蜜炙）　生沙参四钱　天冬一钱（去心）苡仁一钱　麦冬一钱五分（去心）　阿胶二钱（阳虚加鹿胶）　白芍钱半（酒炒）　白术钱半（米炒）　当归二钱　茯苓钱半　苏子一钱（若感风易苏梗钱半）　熟地三钱　炒枣仁钱半　淮药钱半　淮牛膝（生用）钱半　炙甘草五分　附片（蜜炙炒透）钱半

水煎，临卧服。此方用附子以行药力，补阳纳火甚妙，不可去。又肺寒嗽者，加款冬花蜜炙钱半。肺热甚者，加生百合钱半。若嗽久咽痛，加百药煎五分，贝母、桔梗各钱余。其余不可加。

方歌

杷叶沙参二冬苏，归术苡仁贝母芍，山药茯苓阿地枣，淮膝炙草附子功，寒加款冬热加合，嗽久百药桔贝冲。

凡咳血、嗽血后，必兼咯血。咯血者，但觉喉间滞塞，一咯血即成块片而出，或吐血丝、血点，或带痰结如硬子。此乃咳久气不归元，肾气厥逆，冲至会厌之间。盖肾脉夹喉咙，循舌本，阴虚而阴火上泛，肺肾子母相连，病必俱病。救肺之法，固当养土以生之，土为金母，尤当养水培元。所谓病在上者，治在下，肾气足则能充养于肺矣。孙真人谓补脾不如补肾者，此也。故咯①血及血丝、血点全主于肾，而较冲喉吐出者尤甚。惟用纯净补水之药以济火，如六味地黄汤，或景岳左归饮、右归饮。如气不收纳，重加五味，名都气丸。火炎加麦冬，为八仙汤。胃寒者不加麦冬。

---

① 咯：原作"络"，据文义改。

失血固属阴虚，亦多病久。下元虚甚生寒，反致龙雷之火妄发，此则下寒上热，阴阳并虚矣。但龙雷之火一动，亦令人心烦颧赤，舌干唇焦，或五心如烙，或身发大热，口渴，面上带阳，气喘，小便赤涩等热症。人谓之火，何常非火。但此火乃阴火，若用寒折，则反躁烦，欲卧水中而死矣。

惟赵养葵《医贯》用六味地黄丸全料分两，加真肉桂一两煎浓，冷水冰冷，大碗频服，诚救危妙法。余曾用之，亦起危急。设病势尚微，不至斯甚，余有妙方。但用六味地黄汤，熟地必两许，加肉桂一钱，生白芍三钱，炙甘草一钱与服，此六味合建中。不惟引伏龙雷，而亦能治肝守中，脾胃兼顾，而无败胃之患。其有果火壮盛者，加入酒炒焦黄柏三分，半引半折，不至有入口添上热之弊。按丹溪云：下焦龙雷之火，不可以寒折，惟用酒炒焦黄柏，化苦为辛，可以伏之。而薛立斋辨之云：若用焦黄柏，依然是寒折矣。惟桂附可以从其类而息之，随即补阴滋水以固之。二先生之论，薛说真确而丹溪之说亦有相宜者，余从其缓急而权之，故为此法也。

凡失血之症，食少不食，胸胃闷痞，及恶心嗳酸，食不运化。多痰者，先当专养脾胃，不得急治血症，而治血即在其中。若心肺上焦气血双病，救胃尤在所先。盖胃气能上禀津气于肺，亦惟脾运精华，上输于心而生血也，若气绝则真阴竭矣。

但专治脾胃之药，古惟三方，宜分别而用之。一仲景小建中汤，此治脾胃久病寒中药也，兼治木邪乘土，精寒气衰，腹痛等症。一东垣补中益气汤，此治脾胃病，始为热中，阴虚生内热，劳倦清阳不升，而表畏寒，营中热，及头痛身热下泻等症。建中汤，虚寒者宜之。补中汤，虚热、劳热者宜之。一仲景理中汤，理中者，理中焦，助脾胃运化，分理清浊药也。治中痞满，而兼上呕下泻，胃痛肠鸣等症，其有血症正作，勿畏干姜之热，但烧干姜成灰而用之，反足以止血而化瘀。此三方者，先圣后贤，救脾胃活人之的药也。至于归脾汤，名虽归脾，实乃肝、心、脾三经之药。《金匮》治未病之说云：见肝之病，先当防脾。以酸补肝，焦苦益心，益以甘味之药调之，肝虚即用此法，实不可用之。后人因仿此意，而制归脾汤，调肝脾之气，而中益心血，欲使全嘘血归经也。

余常治血症，多是经时医难治，每至阴阳两虚，脾胃并败，辄见痰多嗽深，气促身瘦，寒热兼作，饮食减少，从而补救。其血按节气乃发，或连三五日，止而复见。惟选得冯氏方中归脾养营汤一方用之，每效，救十数人矣。此方兼养五脏，实重心脾，不论一切失血皆宜，新者能止，久者能固。但其方内有肉桂，盖遵仲景建中之意，不可轻去。然肆市多假，每以丁皮、椒皮蜜煮充之，刺喉燥肠为甚，故此一味别当斟酌，而中下虚塞者必需，每必亲赏而后用之。其中沙参一味，则余所加，以能补肝肺之血，善退虚热也。又有加各品胶法，填虚，靖火，化痰，惟宜是用。

归脾养营汤 方出《冯氏锦囊》

熟地要极熟透者、干者或七钱、八钱、一两　淮药四钱　白术二钱（米炒）　麦冬二钱（去心）　白芍钱半（酒炒）　枣仁二钱（炒）　五味四分至八分　肉桂八分（去皮）　莲米三钱（去心）　茯苓二钱　淮牛膝钱半（酒炒）　生沙参四钱至八钱

水煎服。无桂而胃不运者，余用童便浸黑姜五分。但欲引火，必须用桂。肺燥咳甚者，加阿胶，制净枇杷叶。阴虚火燔血不止者，去桂加真龟胶三钱，女真子二钱。痰血胶固者，加霞天胶三钱，即黄牛肉熬胶。失血遗精，腰痛身痛枯弱者，加

鹿角胶三钱，龟胶三钱。

方歌

归脾养营地麦术，五味茯莲山枣芍，生鲜沙参膝肉桂，失血虚劳神妙药。

凡遗精失血，治之不善，积日既久，五脏损伤，遂成虚劳。虚劳症，古今五劳七伤六极之名，随脏而治。然五脏六腑，五行之气循环相生，且病生于脏，其病深矣，故未有一脏独病，而余脏安和者也。又五脏所存，无非精气血液，而神于是寄寓。神者，无形之元灵也。血液与精同类，血属阴，气属阳，精气为物，形体由成。此所谓五行一阴阳也，但当分精虚、气虚，别阴阳孰损，以为治之先后。何者？精气虽分阴阳，而阴阳互根。气能生精，气弱则精亦减矣。精能化气，精竭则气亦亡矣。始当知病之属精属气，从其重而施疗，次即兼而调补，以使阴阳和冲，相资生化。景岳谓以寒热分阴阳，则阴阳不混也；以精气分阴阳，则阴阳不淆也。此至言也。寒热者，邪气也。精气者，本元也。本元之有精气，犹人之有夫妇也。阳为阴之卫，阴为阳之守。无阳则表泻，下降而脱；无阴则里绝，上越而脱。故精气竭则神离而死矣，精气固则神望而生矣。此以知救虚劳者，在明五行生化之理，阴阳互生之道，推本而治，务使化源生生不绝，而不在多歧亡羊①，头痛治头，脚痛治脚也。

仲景先师于虚门寥寥数方，而惟首重黄芪建中汤一方。其药只黄芪、白芍、肉桂、甘草、饴糖、生姜、大枣七味，纯甘而稍佐以酸辛，其意乃遵《内经》脉虚、气虚、形虚者，不可

---

① 多歧亡羊：言歧路太多，不知羊之所往而丢羊。此喻头绪太多，不着要领。语出《列子·说符》。

加以针灸，惟调以甘药。又劳者温之，损者温之。温之之法，而取道专于补土。盖土运四旁，救中宫之土，即所以补五脏，而握其枢要也。且胃受谷，而脾运化之，乃能清者化气，而汁化液变血以生精，精生于谷，谷气不盛，阴乃亡也。乃方下明列亡血，失精，衄血，目眩，咽干，阴寒精自出，瘦削不能行等症。似乎首当补阴，而先师独重阳者，以阳生而后得阴长也，先师乃不用门冬、归、地等物，而后人反尚黄柏、知母之苦寒，何其与医圣相左之甚哉！

建中一汤，纯甘之中用芍药、肉桂以和营，而桂之辛温，本足以去寒，芍药之酸寒，亦足以去热，而黄芪、甘草除虚热之圣药，而方下并无寒热者，以无夹外邪之寒热也。时人治外感中风伤寒之症，解肌发表，用之不当，清凉攻下，损人元气，每致人已虚羸，伏邪仍在，积日既久，寒热夜作，似疟非疟，非能顾主逐邪，终不能愈，此后人风劳热病之所谓也。故仲景于虚劳言无寒热以别也。然芍药、肉桂善治肝邪。肝邪，脾土之贼也。扶脾制肝，有御侮固中之义。此余所以首用甲己汤，亦遵先师之遗训也。

虚劳病固当先用建中，以培土扶阳矣，然是偏于阳虚，或阴阳俱虚者为宜。若吐血下血，真阴告竭，舌燥唇焦，中馁心跳，易饥消食，目昏目黯，大渴肌热。此则脾阴久亏，又宜变建中意为柔脾意，专补脾阴。其方炙黄芪、白芍药、熟地黄重用两许，炙甘草入粳米一撮，同煎服。建中汤以芪、芍、甘草加姜、桂辛温，则进而从阳；易生姜、肉桂而用地黄之凉润，则退而从阴。阴阳之治虽殊，而先调于中则一也，皆先圣法中之余法也。

前症若在，妇人失血过多而大渴大热，烦躁，全似白虎汤症，误服白虎汤即死，此血虚、血燥症也。惟用大补血汤治之，药只二味，炙黄芪一两，当归身三钱是也，连服数剂必愈。盖归、芪调营养卫，合用使阳生而阴长而甘和，为退虚热之神方。此东垣先师所制，为善师仲景者也。

虚劳之有热者，或有风邪伏而未解，或妇人郁怒，肝火内煎，灼于血脉，其人目眩，口苦，腹胀，或熇熇①作热，彻夜不休，汗出稍快，或至晚微寒，便作蒸热。宜用逍遥散以和解之，加平贝母二钱，地骨皮三钱，生姜煎服。其有久虚，不任疏发者，换硬柴胡为银柴胡一钱余可也。

前症有热伏阴分，阴独虚而肝郁者，或因夏日伏暑伤阴，巨热煎烦不解者，宜熟地五钱至一两，当归身三钱，青蒿叶童便浸三五钱，炙甘草一钱，退热如神，此景岳真元饮，加药一味也。

虚劳，肌虚脉虚，心肺俱虚，营卫俱竭，其脉或结或代，歇止断绝，咳嗽痰沫，寒热，并遇风畏寒，见热恶热，食少心战，四肢微冷。或因大病久病之后，真气既惫，邪气未除。宜用《金匮》炙草汤，一名复脉汤，此乃救脉损肺伤，调和营卫之圣药也，方如本方，勿妄加减。

咳血、吐血、咯血、呕血，梦遗不禁，治之不善，至于日久以成劳损，必致咳嗽不已，寒热日作，此乃元气既惫，病速倾危。其寒热非解散清凉可治，其嗽亦非桑、贝、款、菀可愈。恶寒者，乃肺胃之阳虚于上，而卫外无护也。发热者，乃脾肾之阴虚于下，而营内无守也。故热之不热，谓以热除寒，而不能温；寒之不寒，谓以寒治热，而不能清。以病在本元，阴阳

---

① 熇熇（hè 贺）：炽盛貌。

迭盛迭衰，乱而相迕矣。其嗽本于脏气之寒，脏精之枯，中干而冲气上迫，非清肺、温肺之所得而除也。其精气、阴阳既两虚，必两救而并行之。又必从其性用顺养之。唯用补中益气汤，以甘温升举而扶肺胃之阳，使清阳通天。用六味地黄汤，以甘凉降润，而济脾肾之阴，使浊阴归地。两方交进，朝暮兼服以交养之，以臻于和。然朝暮之用，又有其宜，理法不同。如其寒热，上半日阳时畏寒，下半日阴时作热者，此阳虚于阳分，阳虚生寒，阴虚于阴分，阴虚生热也。宜朝服补中汤，暮服六味地黄汤，顺其阴阳之时而补之。如于午未微寒，随即作热，日下晡微汗热减，夜又作热，至天明必汗出乃退，其潮汗又续出不已，额上冷汗，此阳陷于阴，而争热，阴泛于阳，而潮汗出也。汗者，阴之湿气也。如此又宜暮服补中汤，于阴中升出下汗之阳；朝服六味地黄汤，于阳中敛其上越之阴。而法用得其宜，阴阳顺而寒热除，咳嗽亦渐止矣。此法在识其机而早用之，不致危败，大有殊功。若病已甚，而始延医，病家惜钱，医者迁就，至极败而后图之，亦已晚矣。

《难经》论损，其源有二：有从上损下者，有从下损上者。其从上损者，一损于肺，皮聚而毛落。二损于心，血脉衰少，不能荣于营①卫。三损于胃，饮食不充肌肤，从上而损至于胃，病已甚矣。而终必下极于肝肾也。其从下损者，一损于肾，骨痿不能起于床。二损于肝，筋缓不能自收持。三损于脾，饮食不充肌肉，四肢懈㑊②，下损而至于脾，病已甚矣。而终必上极于心肺也。此论损症渐积而成者，而各见著于所部皮肤、血

---

① 营：原作"管"，据医理改。
② 懈㑊（yì 义）：病证名。以肢体困倦，懈怠无力为主要症状。

脉、肌肉、筋、骨五廓之间，而其义则分上下二源，以辨阴阳精气，先后偏衰之所至也。故从上损者脉多损，损者脉渐益迟，以见阳气之衰也。下损者脉多至，至者脉渐愈数，以见阴精之衰也。然脉之日迟而损者，必见沉短可推也。脉之日数而至者，必见浮细可知也。推其类可悉脉症之变也。但古人所论损，及见几早图，不过平时养衰弱之人，即已诏而示之以补救，未若今之大夺暴虚，内外交病，而尤讳忌言虚。曰痰曰火，病者自讳，医者贪求旦夕之效，而皆舍本求标者也。

今按上损之症，必多由于劳倦忧思及袭风冷之人，而病作必先于咳嗽、失血、心战、气促等症。下损之症，必多由于纵欲嗜酒及强力奔负之人，而病作必先梦遗、淋浊、盗汗、夜热等症。总其由上损生于想，想则阳浮而气耗。下损生于欲，欲则阴弛而精脱。故治上下之损，总当求要于心肾。心肾者，水火之脏。水火者，阴阳之微，而为精气之主也。故从血病而来者，治当先心。天王补心丹，治心疗血之仙方也。论心总司阳气，补宜以温，而补心丹反用寒药者，盖火必以水济，离中含阴元，阴在心，午半阴生也。王太仆[1]言寒亦补心是也。从精病而来者，治当先肾。《金匮》八味肾气丸、加减八味丸，补肾益精之圣药也。论肾总统阴精，补宜以寒，而肾气丸反用热药者，盖水以火蒸，坎中藏阳元，阳在肾，子半阳生也。王太仆言热亦补肾是也。此乃水中求火，乃得火源；火中求水，乃得水主。阴阳互根，天地之妙化也。而上下之损，既相沿而递及，则心肾之方，亦先后而交进。得此二方，从源而治，可以挽天命而救危败矣。然水火之交媒在于土，脾主中宫，阴土能引火

---

① 仆：原作"璞"，据文义改。下同。

而下伏。胃为中宫，阳土能载水而上升，此先师于首用建中之意。而当精血既病，补心肾气交用之时，或养胃之阳，或补脾之阴，尤当酌宜调济于其间也已。

虚劳之症，杂治既久，耽延积日，至五液俱枯，五脏气竭，必至下为遗泄、盗汗，上为咳促、怔忡、痰中血丝时出，或嗽白血，或咯黄痰，肌肉消瘦，肢体倦乏，寒热日夜无间，甚则下为泄泻，上见喉痛声哑，饮食少进。此死期已在旬月，本在不治，但医道以活人为心，彼既求生而来，焉忍使之绝望，不得已于其间补，未见全为败症者。处以琼玉膏，此药能大填五脏枯槁。资生丸，能助脾醒胃，厚固肠脏。汤药则景岳大补元煎，此药精气交补，纯粹不杂，但泄泻者去当归易炒白芍，喉痛者加百药煎七八分。一膏、一丸、一汤，三药频频交进，或可以救余生于万一。此等之药，若病未至此，极早见机而用之，诚乃接命仙方。但三方俱大用人参，或无力与并忌参不服者，皆命也，于医又何尤哉。

又有一种骨蒸劳者，其来不因吐血、衄血，或暗耗血，或妇人经病，寒热不调，或男子遗精淋浊，女子带下，大抵嗜酒多欲，积欲多怒之人易生。初则五心昼夜潮热，继则常热，并甚者无已时，扪之外不灼手，隐伏于肾间，或有汗，或无汗，热不随汗解，纵稍减不尽彻，但觉骨脉苏软，脑重目干，视物 暅暅①，余无他症，渐觉肌瘦，此热在骨髓也。或因大病失调，而遗热在内。或冬不藏精，阴不能秘，阳激为热所致。因仿古法，新定除蒸汤。

---

① 暅（huāng 荒）暅：同“晄晄”，视不明貌。

除蒸方

当归身三钱　白芍三钱（或生或炒，酌宜用之）　大生地（酒炒）
二钱　熟地六钱　沙参八钱（用鲜者佳）　龟板二钱（酒炙）　鳖甲
三钱（醋炒）　丹皮二钱（酒洗）　地骨皮三钱（酒洗）　建连二钱
（去心）　青蒿二钱（童便炒）　甘草五分（童便炒）　老生姜一片
乌梅一个为引

又有传尸①、尸疰、劳瘵者，其病最为恶毒。由先病劳者，
内有瘀血夹痰，与血蒸热而生化为虫，及其人脏气既绝身死时，
虫不死，夹尸气而变化，传附亲人，病遂暴作，虫鬼交祟，乱
其神气，蚀其五脏，得则必死，死不过百日，甚至灭门，更祸
疏远。其病一染尸气，便心跳心烦，时燥时怒，每默默不食，
面色乍赤乍白，觉一身无处非病，亦不能自言所苦，每辄梦见
亡人，或梦与交与食，甚有独自见其形者。因而咳嗽，失血，
梦遗，盗汗，气喘，心颤，寒热，泄泻，凡劳之症，杂沓②并
见，服药亦不受补，亦不受寒，亦不受热，此乃虫祟夹攻，元
气必尽。惟《紫庭经》有图有论，言之甚详。《千金》诸书亦
略著论。但其药全是杀虫辟祟，药亦难得难用，且纵虫祟得减，
而人精气谷气皆败，不免于死，止可以免后来，而不能救其现
病者也。余于古法中选其易简平近者，庶于初病未败之时，以
救疗焉。

试传尸劳法

烧安息香，令病人闻之，嗽不已者，传尸也。以病人手用
白绢覆之，烧乳香于炉，薰手于上，须臾其手背及臂，有白毛

---

① 传尸：又名尸疰、劳瘵。即今肺结核。
② 杂沓：纷繁众多貌。

如衣者，传尸也。

吕祖传方

银花一斤（此味善治尸疰）　　黄精一斤（补五脏，杀虫）　　熟地一斤（补精血）　　白茯苓一斤（安神）

四味煮酒饮之。

按此四味乃于补阴养脏之中，寓辟尸杀虫之意，其法诚允善，出自仙传，当有灵应，宜遵用之。但虑其药大缓，宜既用四味为酒常服，复以四味为汤，加入桂元，此能养心脾，而亦伏脾虫；再加青蒿节，并其节虫用之，此能治劳虫；退大热，更用檀香，能清人神，化虫辟鬼祟。合此三味，并前药四味各五钱，煎汤与服，必速效也。

选古方，有肘后獭肝散，治传尸劳瘵。用獭肝一具，阴干为末，酒冲服，杀虫去劳瘵。

古方有七星鱼汤，有降香并服北斗符方，见李士材《三书》，宜录而用之。《锦囊》亦同。

《千金方》用桃树根皮一味，煎汤数碗服，及吴茱萸树根皮，皆可用之。

《千金方》用桑白皮烧灰淋汁，取汁浸赤小豆三日夜，晒干煮汤，或和米煮粥服。

《石室秘录》用鳗鱼一味，善杀尸虫，可与病者服食，兼《秘录》有药佐者，宜录而用之。

虫祟交攻病人五脏，一时大亏，不急救脏气，难免人亡。惟琼玉膏，有臞仙[1]加入真琥珀、沉香者，可急同与服救之，

---

[1]　臞（qú 臞）仙：明代宁献王朱权的字。朱元璋第十七子。一生著述数十种，人称"贤王奇士"。

庶攻邪与扶正交致功也。

上失血、虚劳、劳瘵等，论治方药系余上溯《素》《难》经旨，确宗先师仲景、东垣心法，并采薛立斋、赵养葵、张景岳、冯楚瞻及诸书简要之法，并余历验斟酌者著为书，非偏见臆妄也。学者宜详而细通之可。

卷　八

妇　科

妇科总说

妇人法乎坤，地道也。其体厚重，其性静守，其道卑而上行，顺承阳气，生成子息，其数七。故《经》云：女子七岁而齿更发长，二七而天癸至，任脉通，太冲脉盛，月事以时下。天，谓天真之气。癸，谓壬癸之水。每月如期而至，故曰月信，此应月盈则亏之义。天癸调和，百病不生，癸水与阳精抱合，是以妊子。有子则经血养其子，化生血肉，所以月信不来。及其产后，经血又上行而化为乳汁，以哺婴儿，所以月信亦不至。过此以往，月信复来，此地道生生不息之象也。迨至四十九岁，天癸闭，地道绝，形坏而无子。老阴之数，受水谷之气，以养其天年而已。若夫少壮之时，天癸少有不调，则百病生焉，天癸闭而不行，则地维倾而不能终其天年，是以妇人之病，以调理天癸为要务。

调　经

　　妇人月信来时依期而至，或前一日，或后一日，此是一月节气迟速不同，或月大小多少不一，不得为病。经来时其色要鲜红，其所下血不多不少，或两日半，或三日而即止。经来前后，内不腹痛，外不腰痛，此为经水调和，不须服药。若经来时或早三五日，或迟三五日，未来之前若作寒热，胃痛腹痛，头痛腰痛，既来之经，其色或淡红或紫，或成块而色黑，已行之后，或一日即止，或六七日淋沥不止，皆为不调。按其外症，切其脉候，求其得病之由，当用古方何方何药，当加当减，如法治之，无有不愈。

　　论女人经病，头痛，眼胀，身热，口渴，心神恍惚，饮食无味，其脉心与小肠大而无力，肝肾两部弦而数，肺脉浮洪，脾胃脉大而无力，命门脉或浮而细，或大而短，此是血虚有热也。盖得之劳心劳力，其经当早来三五日，以加味四物主之。

四物汤

　　熟地一钱　当归一钱　白芍（酒炒）六分　川芎七分

　　加黄芪、麦冬、阿胶、白术、陈皮、炙草、甘枸杞、牡丹皮，共成剂服之。

　　论妇人经病，头重，腰酸，胸膈胀满，小腹微痛，面白唇青，手足微冷，背上恶寒，喜饮热汤，其脉心与小肠沉而迟，肝肾两部或沉或微，肺虚而短，脾胃盛大以涩，命门脉浮而无力，此为气虚有寒也。盖得之劳役过多，外洗冷水，内伤生冷，其经当迟来三五日，以加减温经汤治之。

温经汤

芍药　当归　川芎　桂心　丹皮　牛膝　人参　甘草（内去）蓬术　（加）香附　砂仁　（外加）玄胡索　小茴香　艾叶　木通　白术

论妇人经病，经将来时头痛，眼胀，胃脘胀痛，腰胁痛连小腹，甚至痛不可忍，其脉心与小肠沉而迟，肝脉弦急，肾脉虚迟，肺弱脾虚，命门脉沉而弦，名曰痛经。此得之经行时怒气伤肝，悲愁伤肺。法当以四物汤加白术、炮姜、肉桂、黄芪、玄胡索、艾叶、香附、砂仁、木香主之。

论妇人经病，午后寒热，心战心恍，饮食少进，四肢无力，其脉心与小肠浮大无力，脾胃脉大而弦，其经来之色或如赤豆汁，或如淡赤水。此得之忧伤心，思伤脾也，以归脾汤主之。若右关弦迟，外加肉桂。心脉细数，加麦冬、山栀仁。肝脉弦细，加牡丹皮、柴胡。

归脾汤

黄芪　茯神　白术　当归　人参　远志　枣仁　木香　甘草　龙眼肉

论妇人经病，腹痛，腰痛，脐下胀痛，胁痛呕哕，其肝脉沉迟而结，两尺沉而弦，累累然搏指，命门脉或浮而缓。此得之冷风伤胞门，怒气伤肝，寒凉伤脾也，其经来之色或紫而黑，或下血块。以建中汤加当归、川芎、白术、肉桂、玄胡索、附子、木香、香附、砂仁主之。

建中汤

黄芪　芍药　桂枝　甘草　饴糖　生姜　大枣

论妇人经病，面赤唇焦，身热心慌，头痛自汗，腰痛口渴，其脉心与小肠或大而无力，或急而搏指，肺脉虚大，脾脉大而弦，命门脉洪大，肝脉沉涩，经来一日即止。此得之素日操心劳力，去血过多，以血少故也。以四物汤合六味地黄丸，加白术、枣仁、丹参、阿胶、黄芪主之。

六味地黄汤

熟地　茯苓　山茱萸　泽泻　山药　牡丹皮

论妇人经病，头弦目胀，腰胁痛连小腹，四肢清冷，不思饮食，其脉肝肾大而无力，或沉而涩，脾脉浮弦而迟，命门脉浮大而散，其经来六七日淋沥不止。此得之郁怒伤肝，劳倦伤脾，肾气虚而脾气陷也。以补中益气汤合六味地黄汤，加何首乌、阿胶主之。

补中益气汤

人参　黄芪　白术　当归　柴胡　升麻　陈皮　甘草

妇人居经

论女人月信，一月一度，是其常也。每有迟至三月而后至者，名曰居经。以其人气虚血少，营卫不调，盈虚消长之数，不合乎常度，故至于三月。天道一小变也，天气变而人事应之，是以经水复来。候其寸口脉微而涩，微则少气，涩则少血，其症面黄肌瘦，口苦咽干，身热气喘，知其为二阳之病也。二阳为病发心脾，心脉必至沉细，脾脉必至沉迟无力，再候两尺若长而滑，肾无所苦，以归脾汤调其心脾。若两尺沉涩，此是冲任亏损，以四物建中加白术主之。若两尺沉而带结，小腹结痛，此有瘀血留滞胞门，以四物汤加白术、莪木、肉桂、牛膝、桃仁、红花、玄胡索、泽兰叶主之。

妇人经闭

论妇人经闭不通，此履霜坚冰①之候，非一朝一夕之故也。其初多由于先后期而致，或多或少，或一月两度，或衄血吐血，或有瘀血闭塞胞门，发蒸发热，久之遂至经年不行。其所以致病之由，多是血少。一切寒凉破血之剂不可轻用，审病切脉庶不误事。

论妇人经闭，若面黄肌瘦，饮食减少，食下倒饱，四肢无力，其脾脉小而滑，或沉迟无力。知其为脾虚血少也。以六君子汤加当归、川芎、山药、吴茱萸主之。

六君子汤

人参　白术　茯苓　陈皮　半夏　炙草

论妇人经闭，若素多思虑，愁惨不乐，心下胀满，言语懒出，精神减少，脾脉沉迟无力。知其为思伤脾而血少也。以六君子汤合越鞠汤，倍加香附、砂仁、泽兰叶主之。

越鞠汤

苍术　香附　山栀　川芎　神曲

论妇人经闭，若口舌生疮，多喜饮冷，胃口嘈杂，四肢发热，其心脉洪而大，胃脉弱而数，或短而滑。知其为胃火盛而致血少也。养胃汤去人参，加麦冬、酒炒黄连、葛根、山栀主之。

---

① 履霜坚冰：言阴寒渐盛。此处引申为病症根深蒂固，坚不可摧。语出《周易·坤卦》："初六，履霜坚冰至。"《象辞》曰："履霜坚冰，阴始凝也；驯致其道，至坚冰也。"

养胃汤

苍术　陈皮　厚朴　甘草　茯苓　草果　生姜　乌梅

论妇人经闭，若身热少气，四肢倦怠，饮食不进，其右关脉大而无力，或盛大而涩。知其为脾弱而血少也。以补中益气汤加肉桂、茯苓、砂仁、神曲主之。此属劳倦伤脾。

论妇人经闭，若两颧带赤，心神恍惚，或烦躁不宁，其心与小肠脉或大而无力，或细而数。知其为劳役伤心而血少也。以茯神补心汤主之。

茯神补心汤

人参　苏梗　陈皮　桔梗　前胡　半夏　茯神　甘草　干葛　木香　枳壳　当归　川芎　芍药

论妇人经闭，若多生怒气，头痛，胁胀痛，其肝胆脉沉而急。知其为怒气伤肝而血少也。以加味逍遥散加川芎、陈皮、砂仁、香附主之。

加味逍遥散 去丹皮、山栀即逍遥散

当归　芍药　茯苓　白术　甘草　柴胡　丹皮　山栀

论妇人经闭，若头眩腰痛，下部无力，或浮肿，时作胀满，两尺脉浮弦无力。知其为肾虚不能生血故也。以地黄汤加附子、白术主之。

论妇人经闭，若面白气喘，时时多汗，胸满背寒，其肺脉大而无力，甚至微涩。知其为肺虚不能行血故也。以四君子汤倍加当归、黄芪、白术、陈皮主之。

妇人崩中

妇人病血崩，由于肝不藏血，脾不摄血故也。非暴怒伤肝，

肝何以不能藏血；非劳倦伤脾，脾何以不能摄血。惟二脏先损其气，以故忽然下血，如山崩河决之状，最是危候。按其寸口脉弦而大，弦则为减，大则为芤。减则为寒，芤则为虚，虚寒相搏，其脉为革。妇人半产崩中，赤白不止，脉小虚滑者生，脉大紧实者死，又脉急疾者死，又尺寸脉虚者亦死，崩血脉浮者俱不治。如脉可治，先用生何首乌捣汁半盏，大蓟取汁半盏，以无灰滚酒冲服，以过其崩颓之势。后用补中益气汤，倍参、芪，外加附子、阿胶、熟地、山茱萸以与之。

妇人漏下

妇人经行，以三四日而止，是其常也。若去血过多，淋沥不止，名曰漏下。其脉关虚，而下多上少，右关弦而迟，两尺沉而数。知其肝、脾、肾三脏俱不足也。以四君子合地黄汤，加阿胶、木贼草烧灰主之。

妇人经闭辨瘀血血枯

妇人经闭，其病有二：一为干血所致，一为血少使然。其外症日晡发热，腰腹胀痛，喉肿，时闻血腥，其脉两尺与肝部沉弱而结。此寒伤下元，以致血瘀而不行也。以温经汤加附子、丹参、丹皮、泽兰叶主之。

肝肾若沉而细数，搏指有力者，此由壮火食气，煎熬经血，遂成干血，留滞冲任之间。以地黄汤加麦冬、当归、枸杞、牛膝、阿胶、白术主之，以上治干血、瘀血法也。

论枯血，若外症胸胁支满，妨于食，病至则先闻腥臊，鼻出津液，四肢痛，目眩，时时前后血病，其肝脉细而数，两尺脉沉而涩，病名血枯。法当滋水以生肝血，补肺以清化源，健脾以生津液。以六味地黄汤合生脉散，加白术、肉豆蔻、当归主之。切不可用桂、附以助阳火，而伤阴气。亦不可用知、柏以伤脾胃，而损生机。此症若不早治，即成干血劳矣。

室女、师尼、寡妇经闭

一阴一阳之谓道，偏阴偏阳之谓病。室女、师尼诸人，此孤阴也。男子愿有室，女子愿有家，人情大抵然也，室女诸人独无情乎？心思不遂，乃病心脾，抑郁不乐，乃病肺肝，故其症多两颧带赤，面黄唇焦，背坐不语，时作寒热，经水不行，腰痛胁痛，其肝脉弦长而上出寸口，或三部带牢，此将成劳症之候。治当先用逍遥散，加香附、砂仁以开其郁。次用归脾汤，加山栀、柴胡以补心脾。后用八珍益母丸，令其多服，其病自愈。

八珍益母丸

益母草紫花煮蒸　熟地　当归　白芍酒炒　川芎　人参　白术　茯苓　炙草　砂仁　茯神　黄芪蜜炙　木香去油　阿胶　柏子仁

上蜜丸，或以益母熬膏为丸，尤妙。

妇人水肿

妇人经水不通，则血化为水，汛溢皮肤，遂成水肿。其症四肢浮肿，小腹肿胀，小便不利，气上冲胸，不思饮食，其两尺脉沉而滑，脾胃脉伏滑而搏指，两寸浮大而上溢，以至月信不至，病名水分。由心火亢于上，以致肺金受伤，脾气困于中，以致肾无堤岸，血化之水，与下焦之水停留不行，水邪侵于胞门，所以月事不下。法当清心肺以滋化源。以四君子加黄芩、麦冬、枸杞、阿胶、丹皮以治其上，次用六君汤加薯蓣、木通、苡仁、椒目、车前以健脾而导水，使小便利而水邪自退，然后用八珍汤加肉桂、山药、枸杞、地骨皮主之。

八珍汤又名八物汤

人参　白术　茯苓　甘草　当归　川芎　白芍　熟地

妇人经水不通，则逆行经络，散于血分，以致月信断绝，久之血化为水，遂成肿胀，因而小便不利，其脉两尺沉滑，或大而迟，心脉、肺脉沉而细数，肝脉弦急，病名血分。以椒仁丸治之。其病虽有血分、水分之不同，其清心火，健脾土，滋化源，利水道之法则一也。

椒仁丸

椒仁　甘遂　续随仁　附子　郁李仁　当归　芫花　石膏
人言一钱　黑丑　五灵脂　代赭石　玄胡索各五钱　胆矾一钱
芫青（炒）三十个（去头足）　吴茱萸　斑蝥①糯米炒

上为末，面糊丸如绿豆大，每服十丸，陈皮汤下。

妇人疝瘕

夫疝病，男妇皆有，男子谓之疝，妇人谓之瘕。血涸月事不行，行后小腹有块，或时动移，前阴突冲，后阴痔核，腰膝痛连小腹，受病在于肝。其肝脉沉而弦急，或浮弦而迟，尺脉弦牢、弦急者生，虚弱者死。其病皆由饮食不调，气血劳伤，或胎产经行风冷相搏所致，总是虚寒，无一毫实症、热症。治法以六味地黄汤加肉桂、小茴香、吴萸、炙草、当归、川芎主

---

① 斑蝥：原作"班猫"，据文义改。

之。一若肝脉沉迟而弦者，左胁痛甚，前方内加酒炒片姜黄一钱，玄胡索一钱。

妇人癥瘕

妇人病癥瘕，当看虚实。癥者，证也。以其腹中有块，按之不移，此是瘀血凝结而成，谓之实证。其脉关内尺中必见浮而弦细。瘕者，假也。亦是腹中有块，按之动移，时大时小，时有时无，此是寒气与正气搏结而成，谓之虚证。其脉关内尺中必见浮而弦急，其外症小腹、胸胁、腰背相引而痛，月事不调，阴中肿胀，小便淋沥，面色黄黑。治法不特虚者固不可攻，即实者不可攻。诸书七癥八瘕之说，未免穿凿，故未论临症之时，审其是癥症，以四物汤加茯苓、肉桂、白术、元胡索、莪术、艾叶、醋炙鳖甲主之。审其为瘕症，以建中汤倍加肉桂、桂枝，外加茯苓、吴萸、小茴、香附、砂仁、木香、白术主之。

妇人带下

妇人元气未伤，七情和平，则无带病。带下者，面色青黄，肌肉消瘦，四肢倦怠，时下秽浊，上则心战，下则腰酸，其所下之色有五，内应五脏。此得之经行产后冷风入于胞门，或经行产后时，劳役太过，致伤腰肾之气，或七情六欲，郁结各脏，致伤腰肾之血，是以带脉散疏，其症成矣。治法按其脉候，审病所在，拣方的当，调养气血为主，不可轻用止涩之剂，徒伤津液。

妇人带下，若左关脉浮大而虚，沉分见涩，是伤足厥阴肝经也。其外症目睛胀痛，头痛眼花，日晡发热，其所下之物，色如青泥。以四物汤、小柴胡汤加黄芪、白术、炒黑枣仁主之。

小柴胡汤

人参　黄芩　柴胡　半夏　甘草

妇人带下，若左寸脉浮洪而短，沉分细涩，此伤手少阴心经也。其外症面色浮红，心神恍惚，其所下之物，色如红津。以归脾汤加麦冬、莲子主之。

妇人带下，若右寸大而无力，或见弱脉，此伤手太阴肺经也。其外症面色青白，背上恶寒，气短而喘，或自汗、盗汗，其所下之物色如白涕。以补中益气汤加山栀一钱主之。

妇人带下，若右关脉浮大而弦，按之无力而涩，此伤足太阴脾经也。其外症唇白面黄，肌肉消瘦，饮食不化，胃脘时胀时痛，其所下之物，色如烂瓜。以六君子加山栀、柴胡主之。

妇人带下，若两尺浮弦无力，或见牢脉，此伤足少阴肾经也。其外症腰胁疼痛，下部无力，大便涩结，小便频数，其所下之物，色如衃血①。以六味地黄汤加枸杞、白术、麦冬、人参主之。

妇人带下，若六脉滑大有力，是实热之邪太甚。其外症面赤身热，胸满腹胀，大便燥急，小便赤涩。以加味逍遥散外加姜炒黄连以治之。

妇人带下，若六脉沉涩，乃气血两伤。其外症必腰痛头眩，四肢酸疼，怠惰嗜卧。以八珍汤加黄芪、丹参主之。

论前人治带下，多以龙骨、牡蛎、五色石脂以收涩之。涩可去脱，收可敛散。如果久病，是脱之候也。前诸方内各量加

---

① 衃（pēi 胚）血：凝固呈黑色的败血。

涩剂，亦可权宜之法，不可执不宜用止涩之说，胶柱而鼓瑟①也。前论五脏已详，独于三焦未及，而带下之病多得之三焦。法当先用全真一气汤，加枸杞、阿胶，服两三剂，然后审其何脏，加方治之。

全真一气汤

人参　麦冬　五味　白术　附子　熟地　牛膝

妇人白浊白淫

妇人白浊、白淫与带下不同。带下者，病在带脉也。浊淫者，病在心肾也。得病之由有三：得之心思不遂者，其外症神思恍惚，独坐叹息，有时如醉如痴，饮食无味，语言懒出，其脉心见沉涩，脾见小数。以归脾汤加升麻、柴胡主之，后用平补正心丹调理。

平补正心丹

天冬　麦冬　茯苓　五味　熟地　山药（姜汁炒）各两半 远志　枣仁各二钱半　肉桂一两二钱　车前（酒浸炒）　人参　朱砂各五钱　龙骨（制）一两

共研细末，蜜丸，朱砂为衣。

得之房劳无度者，其外症腰痛腿酸，食多呕吐，头目眩晕，小便频数，其脉左尺沉涩，右尺浮芤。以八味汤加当归、枸杞、麦冬、五味主之，后用金锁正元丹调理。

---

① 胶柱鼓瑟：鼓瑟时胶住瑟上的弦柱，使之不能调节音的高低。比喻固执拘泥，不知变通。语出《史记·廉颇蔺相如传》："王以名使括，若胶柱而鼓瑟耳。"

八味汤金匮肾气丸是

熟地　山药　茯苓　枣皮　丹皮　泽泻　附子　肉桂

金锁正元丹

五倍子八两　茯苓八两　巴戟天　朱砂三两　肉苁蓉酒浸去盐

甲　胡芦巴各一两　破故纸酒炒，十两　龙骨二两，制

共为末，酒湖丸，酒汤下。

若左关沉数，是肝经有怒火也。其外症两胁疼痛，目赤口苦。以加味逍遥散主之。

妇人妊娠

《易》曰：天地纲蕴，万物化醇，男女构精，万物化生。言万物皆有男女，男法乎乾而主施，女法乎坤而主受，男以阴施，女以阳受，施受之间，交泰在焉。男子之精为阳中之阴，其气为阳中之阳；妇人之精为阴中之阳，其血为阴中之阴。故物之生也，父精化骨，母精为髓，父气为气，母血为血，气以生脏腑之灵，血以成四体之肉，虽飞潜动植，其质不同，其理一也。

万物以人为贵，明乎生人之理，而天地万物之情可见矣。人之生，成男成女，不待质备形成而后知之，始受之形已定矣。所谓乾道成男，坤道成女可考也。交合之际，女之精气先至，男之精气后至，是阴在内而阳在外也，即是乾道成男。男之精气先至，女之精气后至，是阳在内而阴在外也，即是坤道成女。男女法天地，故生生不穷。妊娠者，天施地生，万物之自无而有也。天气不健，地气不和，虽雨施云行，品物必不能成形。故妇人有娠，原无病可医，其有病者，以有娠后不善调养之所致也。

论妇人月信，一月一度，如期而至，是其常也。如过一月，月信不来，身无病苦，神气清明，颜色润泽，脉之两尺滑而长，两关缓而大，心脉动甚，肺脉缓大有力者，此孕子也。诸家以左大生男，右大生女立说，古今以为不可移易。间尝屡诊孕妇之脉，知其说不合，尝见两尺滑而长，右寸大而搏指者，多生男子。两寸平和，两尺长大而滑者，多是女孕。男女之辨，当在尺寸，而不在左右也。尺盛寸弱，女胎无疑；寸盛尺弱，男胎可必。本天亲上，本地亲下，此自然之义也。若妇人经水不至，虽身无苦，两尺沉涩，此是经病，而非孕子也。

妊娠十月调理

妊娠一月，足厥阴肝经养之，故肝脉弦缓而大，无病勿药。然一月阴阳新合为胎，易于受病。其或人迎脉紧，感寒为痛，人迎脉数，热则卒惊，尺脉大而虚，足重，腰痛，腹满，胞急，卒有所下，预当安之。治宜乌雄鸡汤，有寒加紫苏，有热加黄芩。

乌雄鸡汤

乌雄鸡一支　白茯苓　阿胶各二两　麦冬五合　甘草各一两 吴茱萸一钱　白术　人参　白芍各二两

上十味细切，煮鸡取汁六升，去鸡下药煮三升，入酒三斤并胶烊尽取三升，去渣温服，一日三次尽服。

妊娠二月，足少阳胆脉养之，故胆脉弦而长，是时儿精成于胞里，阴阳踞经。脉紧则有寒而胞不成，脉数则有热而病痿；脉或浮缓，卒中风寒；脉或弦急，有所动摇，心满，脐下悬急，腰背强痛，卒有所下，乍寒乍热，艾叶汤主之。有寒加紫苏，有热加黄芩。

艾叶汤

丹参三两　当归　艾叶　人参　白术　阿胶　麻黄各二两
炙草一两　大枣十二个　生姜

上九味细切，以酒三升，水一斗，入药煮去减半，去渣，入胶煎取三升，作三次温服。

妊娠三月，名曰始胎。手少阴心主脉养之，故左寸脉动甚，是月为胎定形。脉紧有寒，则大便清；脉数有热，则小便难。动见胆脉，受惊则恐惧忧愁，状若发惊，过喜过怒，卒然顿仆，尺脉弦紧，动于经脉，腹痛脐痛，腰痛连背，卒有所下。以和气饮倍加砂仁主之。

和气饮

白术　条芩　麦冬　陈皮　柴苏　砂仁　甘草

妊娠四月，始受木精以成血脉。手少阳三焦脉养之，故三焦脉滑而长，是月为难经。脉紧有寒，心下温温欲呕。脉数有热，胸满不食，小便如淋。脉来上多下少，脐下苦劳苦急，胎气冲胸，心烦不安。脉来浮迟，卒中风寒，颈项强痛，如或胎动，腰背腹痛，卒有所下。以菊花汤主之。

菊花汤

甘菊花　甘草　阿胶　半夏　当归　麻黄　麦冬　人参
生姜

上细切，以水八升煮减半，入胶煎取三升，分三服。

妊娠五月，始受火精以成其气。足太阴脾脉养之，故脾脉缓大而长。胎至五月，四肢已成，毛发初生。脉数有热，头眩，心乱，呕吐。脉迟有寒，腹中满痛，小便清长。肾脉急疾，或见虚迟，有所恐怖，四肢疼痛，身发寒热，胎动无常，腹痛欲仆。以阿胶汤主之。

阿胶汤

阿胶四两　人参一两　生姜三两　金沸草二两　当归二两　芍药二两　炙草二两　黄芩二两　麦冬五合　吴萸五合

上细切，以水五升，煮去一半，内清酒三升，入胶微火煮三升，分四次，日三服，夜一服。

妊娠六月，始受金精以成筋。足阳明胃脉养之，故胃脉长大有力，是月小儿口目皆成。脉来弦急，有所动摇，则寒热往来，腹内胀满，肢肿惊怖，忽有所下，痛如欲产，手足烦疼。以麦门冬汤主之。

麦门冬汤

麦冬一斤　生姜六两　炙草一两　熟地三两　黄芩三两　阿胶四两　大枣十五个

上细切，以水七升，煮减半，内清酒二升，并胶煎至三升，分三服，必如人行三里许，进糜粥。

妊娠七月，始受水精以成骨。手太阴肺脉养之，故肺脉大而长，是月小儿皮毛已成。其脉或动，有所惊恐摇动，卒有所下。手足厥阴脉来弦紧，如伤寒发热，腹痛短气，常苦腰背颈项强直。以葱白汤主之。

葱白汤

葱白十四根　半夏一两　麦冬一两　人参一两　生姜八两　甘草三两　当归三两　黄芪三两　阿胶四两　黄芩一两　旋覆花一把

水酒煎服。

妊娠八月，始受土精以成肤革。手阳明大肠脉养之，故大肠脉大而长，是月小儿九窍皆成。脉来浮紧，若中风寒，有所犯触，身体尽痛，乍寒乍热，胎肿不安，头眩头痛，绕脐下寒冷，时时小便，白如米汁，或青或黄，外发寒栗，腰背冷痛，目视茫茫。以芍药汤主之。

芍药汤

芍药　人参　当归　甘草　白术　厚朴　薤白　生姜

水酒煎服。

妊娠九月，始受石精以成皮毛，六腑百节俱备。足少阴肾脉养之，故肾脉长而滑，是月续缕①皆成。脉来细数，若卒下痢，腹痛悬急，上冲腰背，痛不可转侧，胸满短气。以半夏汤主之。

半夏汤

半夏五合　麦冬五合　干姜一两　当归二两　吴萸二两　大枣十二枚

上水九升，煮三升，去渣，入白蜜八合微火煎，分四服。

妊娠十月，五脏俱备，六腑已全，天地之气聚于丹田，故使关节人事皆备，但俟时而生。

妊娠恶阻

妊娠恶阻见于三月，精血化生，秽污攻胃，故吐而不食，其脉右关弦滑。以和气散加陈皮、砂仁、茯苓主之。

子烦

妊娠子烦，多得之四、六两个月。其症心热而烦，气逆而喘，痰留胸膈，时作呕吐，胸膈膨闷，不进饮食，其脉左寸大而数，左关大而滑，右关弦滑。盖妊娠四月受少阴君火以养精，

---

① 续缕：其余部分。

妊娠六月受少阳相火以养气。若孕妇心惊，寒热，遂成子烦。若肺心脉浮而洪大，或沉而数，此有内热也。以竹叶汤主之。

竹叶汤

麦冬　茯苓　黄芩　防风　淡竹叶

若心肝两脉沉而细，或见沉迟，是气滞也。以紫苏饮主之。

紫苏饮

紫苏　当归　川芎　芍药　人参　陈皮　大腹毛　甘草
姜引。

若脾肺脉弦而滑，是痰滞也。以二陈汤加白术、黄芩、枳壳主之。内半夏用香油炒过。

二陈汤

陈皮　半夏制　茯苓　甘草

若肝脉沉而弱，是气郁也。以分气饮加川芎主之。

分气饮

陈皮　茯苓　半夏　枯梗　紫苏　白术　炙草五分　腹毛
枳壳　山栀各一钱　生姜、枣子引。

若脾胃脉大而无力，是中气虚也。以四君子汤加陈皮、山栀、紫苏主之。

子　悬

妊娠子悬，多得之七、八两月间。其症胎气冲胸，心下胀满，气逆而喘，其脉两寸浮，关尺濡弱。因孕妇下部虚寒，以致胎气逆而上行也。以和气饮加茯苓主之。

子　淋

妊娠子淋，其症小便淋沥，烦渴欲饮，腰胁胀痛，其脉两尺细数，心肺洪大。盖肾与膀胱虚热，不能制水，心肺有热，化源不清，审脉以方治之。

若子淋，心脉沉数，或洪大有力。其症颈项节挛，语涩痰盛。用羚①羊角散主之。

羚羊角散

薏米五分　五加皮五分　羚羊角一钱　独活二分　防风二分　川芎二分　枣仁（炒）二分　当归二分　甘草二分　茯神五分　杏仁五分　木香

若尺脉细数，外见小便淋沥。以安荣散主之。

安荣散一方有芍药无细辛

人参　细辛　当归　甘草　灯草　木通　麦冬　滑石

若肝脉浮大无力，是肝脏有虚热也。以加味逍遥散主之。若肝脉沉濡，累累然滑，外见两胁痛，用龙胆泻肝汤主之。

龙胆泻肝汤

龙胆草一钱　泽泻一钱　车前　山栀子　木通　生地　当归黄芩　甘草各五分

若两尺弦牢或浮而微，外见腿足转筋，小便不利，急用八味丸治之。如脉见洪大而牢者，小便频数，加生地、茯苓、牛膝、黄柏、当归、知母、川芎、甘草。

---

① 羚：此下原衍"羚"字，据下文"羚羊角散"删。

肝脉弦急，则阴挺①痿痹，小便频数，六味丸主之。

若肺脉浮大而无力，是肺气虚而短少。以补中益气汤加山药、麦冬主之。

若尺脉濡数浮芤，是热结膀胱也。用五苓散去肉桂，加炙甘草主之。

五苓散

白术　猪茯苓　肉桂　泽泻　去桂为四苓散。

子　肿

妊娠七、八月之间，其脉关内尺寸沉而滑，其症面目微肿，手足肿过肘膝，小腹肿胀，气逆而喘，病名子肿。诊其脉若两尺细而滑者，是胎受湿热也。以四苓散加麦冬、蜜炒黄柏主之。

若两尺沉濡而滑，甚至伏者，是胎伤水气也。以四君子重加白术、茯苓，外加山药、苍术、木通、麦冬主之。

若六脉和平，妇人身体肥胖，是子肥大而肿也。以束胎丸或达生散主之。

达生散

当归　白芍　人参　白术　陈皮　紫苏　炙草　大腹毛

束胎丸

黄芩（炒）夏一两，春、秋七钱，冬五钱　陈皮三两　当归三两
白术二两　熟地二两　茯苓七钱　川芎一两　芍药一两

上末，粥为丸，梧子大，食、酒、温水下。

---

① 阴挺：病证名，即子宫脱垂。

每月经血养胎歌

一肝二胆三胞络，四月三焦五月脾，六胃七肺八大肠，九月膀胱十肾脏。

胎前禁忌

正月十月十二月皆在床房，二月在窗户，三月在门堂，四月在灶，五月在床，六月在床仓，七月在碓磨，八月在厕户，九月在门房，十一月在炉灶。

子丑日在中堂，寅卯日在门灶，辰日在杂栖，巳午日在正门，未申日在篱下，酉日在门仓，戌亥日在房。

房内游神切忌冲犯

癸巳至丁酉在房内北，戊戌、己亥在房内中，庚子、辛丑、壬寅在房内南，癸卯日在房内西，甲辰、乙巳、丙午、丁未在房内东，戊申日在房内中，己酉日出外游，四十四日非外游，乃移交日也。

临产调经

妇人怀孕，至九、十两月身多困倦，下体浮肿，喜坐不喜立，喜卧不喜行，如是所喜，必有难产之患。当令孕妇勉强撑持，时时起立行走。但所行之地，必要平坦干燥，不可登高趋下，过桥过涧。富贵之家多难产，劳苦之家多易产，正所谓生于忧患，而死于安乐也，劳逸之间，可不知乎？

孕妇八、九月间，其症背酸腰痛，腿肿腹胀，怠惰嗜卧，其脉两尺沉弱，两关虚迟，此劳役过度，致伤元气故也，若不调治，后必难产。当用补中益气汤，倍人参、黄芪，加茯苓、麦冬主之。

孕妇身体素弱，面目枯槁，时发寒热，口干作渴，心内恍惚，小便赤而大便结，其脉两尺沉细，心肝脉沉涩。此得之虚火血少故也。不与调养，亦必难产。用养荣汤主之。

养荣汤

白芍钱半　人参　陈皮　黄芪　茯苓各七分　桂心　炙草各分　白术　五味炒杵　远志五分　姜枣引。

孕妇有病无病，但见面青或黄，饮食少进，即是元气虚弱。当用四君子加当归、黄芪以养其气。盖孕妇难产，多因元气不足，不能送儿，须用人参以助其气，自无难产之患。

孕妇未产之前，可服人参助气之药，使其易产。既产之后，未满一月，虽是大虚之候，不可轻用人参，犯之则口鼻出血，立毙。

孕妇临产之时，其脉必见离经。身无他病，其脉或大或小，乍静乍乱，此离经也。见之三日内必产，勿作病治，所谓十月脉乱，反是吉祥也。

产有十一症，今有良方，写陈于后。

一曰正产

正产者，言怀胎十月，阴阳气足，忽然作阵疼痛，胎至谷道，浆破血下，是必正产。

二曰伤产

伤产者，言怀胎未足月有所伤动，以致忽然脐腹疼痛，或服催生药过早，或产母努力过早，逼儿错路，不能正生，凡分娩须待儿身转顺，头对产门，努力一送，儿即正生。

三曰催产

催产者，言欲产时儿头至产门，方服药催之。或经日久，产母困倦难产，宜服药以助其气血，令儿易生。

四曰冻产

冻产者，言天气寒冷，产母血气迟滞，儿不能速生，故衣裳宜厚，产室宜暖，背心宜温和，庶儿易生。

五曰热产

热产者，言盛暑之月，产妇温凉贵乎得宜。热甚则产母头疼，面赤昏晕，若产室人众，热气蒸逼，亦至前患，名曰血晕。若夏月风凉阴雨，亦当所避。

六曰横生

横生者，言儿方转身，产母用力逼之故也。凡产母当令安然仰卧，稳婆先推儿身顺直，头对产门，以中指探其肩，不令脐带羁绊，方用药催之，继以产母努力，儿即生矣。

七曰倒产

倒产者，言儿未转身，产母努力故也。当令产母仰卧，稳婆推入，候儿身自顺。若良久不生，令稳婆手入产门一边拨儿转顺，至近产门，却服催生药，并努力即生。

八曰偏产

偏产者，言儿面身未顺生路，产母努力，逼儿头偏一边，产似露顶，而实非也，乃额角耳。当令产母仰卧，稳婆轻正其头，使向产门，却令产母努力，子即生矣。若儿顶后骨，偏挂谷道露额，令稳婆以绵衣炙暖裹手，于谷道外轻手推正，令产母努力，儿即生。

九曰碍产

碍产者，言儿身已顺，门路已正，儿头已露，因儿转身，脐带绊其肩，以致不能生。令产母仰卧，稳婆轻手推儿向上，以中指按儿肩脱脐带，仍令儿身顺正，产母努力，儿即生。

十曰坐产

坐产者，言儿之欲生，当从高处牢系手巾一条，令产母以攀之，轻轻屈坐，令儿生下，不可坐低，碍儿生路。

十一盘肠产

赵都运恭人①每临产则子肠先出，然后产子，其肠收，名曰盘肠。稳婆以醋、水各半盏，噀喷②产母面、背才收，不可不知。

催　生

论妇人临产，血气强健，身体无病，只宜老成。稳婆左右周旋，听其待时而生，不可妄用催生等药，使母与子俱受病也。如或迟久不生，必用催生之药，不可妄投麝香、肉桂等，以耗散元气，而伤阴血也。以程松崖先生益母催生丸酒化调服，此乃催生之要药也。

益母催生丸

川芎四两　　川赤芍二两　　青木香二两

上为细末，用五月五日采取方茎紫花益母草熬成膏，以前药末和丸。每丸重三钱，以无灰甜酒化服。

---

① 恭人：古时命妇封号之一。后多用作对官员妻子的尊称。
② 噀（xùn 汛）：含在口中而喷出。

孕妇难产，必用催生之药，以柞木催生饮子与之。

催生饮子

生柞木一尺，剉　甘草大者，五寸，剉五段

上二味用水煎，纸封罐口，煎至一钟半，候胎顺至产门，徐徐温服，即时分娩，更无诸苦。切不可早于坐草，及稳婆下手催逼。

孕妇难产，服药不效者，以兔脑催生丸。

兔脑催生丸

明乳一两　母丁香二两　麝香一钱

上末，用腊月初八日兔脑髓一个，杵成膏，和前药为丸，如鸡头实大，阴干。每服一丸，温水送下，男左女右，手握出浆洗净，一丸可治二人，其功甚妙。

胎衣不下

妇人产后，儿生胎衣即下，是其常也。若儿生后，胎衣良久不下，因气力疲惫，不能努力送出。或血入胎衣，胀大而不能下，以致心胸胀痛，上气喘急。此是危候，急宜夺命丹下之。

夺命丹

熟地五钱　牡丹皮一两　干漆一钱，炒尽烟

上为末，用大黄末一两熬膏，将药末和丸，如梧桐子大。每服五七丸，温酒送下。

产后胎衣已下，令其坐草休息，即用本夫小便半盏，滚甜酒一杯冲服，一月之内并无疾。

产后血晕

妇人即产，方坐草时，晕迷不知人事，此是败血入肝，上干心肺。先用花蕊石散，化其余血，后用黑神散主之。

花蕊石散

花蕊石一斤　硫黄四两

上和均，先用纸泥封固瓦罐一个，入二药，仍封固阴干。如急用，以笼火焙炙干，用灰火煅赤，去火毒，次日取出细研。每服一钱，童便酒下。

黑神散

黄芪三钱　当归二钱　炮姜

用黑豆五钱炒熟，以酒煮汁，煎药服之。此方妇人产后十日之内，诸症皆可与服。

辨双胎胎衣

妇人产后，腹中又觉疼痛，此双胎也。若产后腹中不痛，但小腹胀痛，胸满喘气，此胎衣也。宜服药下之。

子死腹中

孕妇八九月间，或感风寒，头痛身痛，发热恶寒，其脉浮弦而紧，寒邪入里，致伤小儿，因有子死腹中之患。视其外症，舌青唇黑，口鼻时闻血腥臭气，呕吐不食，腹中重坠，胀闷不动。急用大承气汤，加桂枝一钱，去厚朴以下之。有不因他症，或行路跌扑，或与人争斗，致伤其胎。其症小腹胀满，下血不止，舌青唇青，此子死腹中也。以夺命丹下之，下后急用十全大补汤，去人参，加炮姜、炒黑豆，令服三五剂，庶可保全。

大承气汤

枳实　厚朴　大黄　芒硝

十全大补汤

人参　白术三钱，炒　茯苓二钱　当归二钱　川芎一钱　白芍二钱　熟地五钱　黄芪二钱　肉桂一钱　甘草八分　姜枣煎

凡子死腹中，昔人有云：舌青唇不青，子死母可生；舌青唇亦青，子母两命倾。症本危候，不可不察也。

恶露攻心

产后心痛，为阴血亏损，随火上冲心络，名曰心包络痛。宜用大岩蜜汤治之。

大岩蜜汤

生地　当归　独活　吴萸　甘小草　芍药　干姜　桂心　细辛

恶露不下

产后恶露自下，遂无他症。恶露不下，小腹胀痛，恶心欲吐，日晡发热。此因脏腑伤劳，血气虚损，或冷风相搏所致也。以失笑散行其血，则诸病悉退。

失笑散　五灵脂一钱，蒲黄一钱（生），用醋水煎服。五灵脂一味亦可服。前益母丸尤妙。

产后儿枕痛

儿枕痛者，产妇皆有之。其症积血作痛，脉必虚而结，以失笑散治之。若积既散而仍痛者，脉大弦缓，以四神散治之。

四神散

当归　菊花　旋覆花　荆芥穗各一钱

上为末，葱白三根，苍术一钱，水煎服。

若恶心作呕，脉濡而弱，此是气虚。以四物汤加炮姜、芪、术主之。

产后中风

妇人产后，气血两虚，易感风寒。又因素有虚痰、虚热，外邪与内邪相兼。其症眼胀口噤，四肢搦搐，或角弓反张，言语塞涩，口流涎沫，其脉虚而浮缓，或兼弦急，与中风之症不二。切不可轻用风药，重伤荣卫。先用当归一两，荆芥穗酒炒黑二钱服之。视其症稍减，即用十全大补汤，外加炮姜、附子，多与之服，自获全愈。若轻用风药发散，后必有四肢不遂之患，慎之。

虚汗不止

大凡汗出不止，固是卫气虚而腠理不密。若肾水不亏，心火不炎，内无虚热熏蒸，即汗出亦有时自止，且必有所劳役而后汗出也。今自汗不止，明系内有虚热，卫气不固。其脉左手寸尺必见洪大，右手三部必见虚散，其症必有心烦肾躁，心不安而身不宁，唇焦口渴。若不急治，轻则成痉，重则亡阳矣。以十全大补汤倍归、芪，去人参，易以麦冬，外加浮麦、五味以收之，附子、炮姜以敛散失之阳气，服后汗止。方内去肉桂，加山药、吴萸、枣仁补心肾，自可全矣。

产后发渴

产后身热发渴，其六脉洪大无力者，此是去血过多，名曰阴燥。不可轻投寒凉，用黄芪五钱，当归五钱，炙草一钱，一日连进二剂，其渴自止。

产后不语

产后不语，其症有虚实之分。虚者，肾之别脉通于心，荣舌本，舌乃心苗，肾心俱虚，不通于舌，则舌强而不能言，其脉心虚肾弱。以七珍散主之。

七珍散

石菖蒲　生地　川芎各一两　辰砂五钱（分另研）　　北细辛一钱　人参一两　防风一钱

上为细末，每服一钱，薄荷汤下。

实者，肝脉系舌本，大肠之一脉亦贯舌下。肝风内动，大肠实热，风热相搏，以致舌强而不能言，其肝脉弦急，肺脉洪大。以加味逍遥散加麦冬、钩藤主之。

产后颠狂

产后颠狂妄语，或歌或哭，坐卧不宁，其脉左寸洪大无力。此为气血两虚，神不守舍故也。以养荣汤去人参，加琥珀、朱砂各三分为末主之。

若寸关脉弦而滑，直上直下者，此属败血攻心，秽恶之气上逼神明故也。以大圣泽兰散主之。

大圣泽兰散

泽兰叶　生地　当归　芍药　甘草　姜枣引。

产后瘀血奔心

产后瘀血奔心，其人心烦不宁，胸膈胀闷，鼻中时闻血腥，或甚至昏迷不省人事，其寸口脉大而滑，或弦而溢出鱼际者，盖因产后不服童便，以致败血上行而不下也。症与血晕相似，但血晕为害急，此症为害缓耳。以金黄散主之。

金黄散

玄胡索　蒲黄各一钱（生）　　桂心二分

共末，酒调服，失笑散亦可。

产后虚烦

产后发热，而赤心烦，其脉大而浮沉无力，此乃阳随阴散，气血俱虚。以十全大补汤主之。若热愈甚，加附子。若作渴面赤，以当归补血汤治之。倘误认为火症，投以寒凉，祸在反掌矣。

产后寒热

产后寒热，有虚实之分。虚者，如大寒而甚，热之不热，是无火也。热来复去，昼见夜伏，夜发昼止，不时而热，其脉左寸右尺或弱或微。当补其火，以前养荣汤主之，兼八味丸。

若大热而甚，寒之不寒，是无水也。寒动复止，倏然①往来，时动时止，其脉左尺浮大，或见细数。当补其水，以六味汤加麦冬、白术主之。

若寒热往来不歇，是气血两虚也。以十全大补汤主之。实者因败血不散，腹中作痛，其脉沉结，或见弦急。以前益母丸通其瘀滞。盖败血流闭诸阴经则发寒，流闭诸阳经则发热。其症寒多热少者，脉寸沉而尺浮，以五积散主之。若热多寒少者，

---

① 倏（shū 书）然：迅速貌。

脉寸浮而尺沉，以大调经汤主之。

五积散

白芷 陈皮 厚朴 半夏 枳壳 川芎 麻黄 干姜 肉桂 苍术 茯苓 桔梗 甘草

大调经汤

大豆一两五钱，炒，去皮 茯神一两 琥珀一钱

共末，每服二钱，空心，浓煎黑豆紫苏汤调下。

产后蓐劳

益气汤去人参，加芍药、肉桂主之

产后口鼻黑鼻衄

产后口鼻起黑气，鼻衄者，盖阳明为经脉之海，起于鼻交额中，还出颊口，交人中，左之右，右之左，鼻准属脾土，鼻孔属肝经，诚胃虚肺损，气结血死之症。本属不治，然仁人用心，不可不求生机于万一。急用二味参苏加附子五钱，亦有得生者。

产后小便不禁

产后小便不禁，若右关、右尺脉下多而上少者，是中气下陷也。以补中益气汤加益智仁、桑螵蛸主之。

若左关左尺脉沉涩者，此阴气亏损也。以六味地黄汤加桑螵蛸主之。

肝肾脉或迟或微者，此肝肾虚寒也，以八味汤加桑螵蛸主之。

产后小便出血

产后便血，因虚热血渗于脾也。其症当分经治之，若脾胃脉大而数者，是胃中有湿热也，以清胃散主之。若脾脉虚迟者，是中气下陷也，以补中益气汤主之。若肝脉沉者，是怒动肝火也，以归脾汤主之。然症虽多端，当以治肝肾为主。盖肝主藏血，肾开窍于二阴。此症养肾气，滋肝血，为不可易之法。当以地黄汤加当归、阿胶，去丹皮，加芍药、附子、甘草主之。

清胃散 此方切莫乱使

麻黄　黄连　生地　当归　丹皮

产后玉门不闭

产后阴脱，玉门不闭；或脱肛阴挺，逼迫肿痛，小便淋沥，其脉两尺必见弦牢。盖因坐草努力，举动烦劳所致也。如不胀痛，此血虚气弱，以十全大补汤主之，加升麻少许。若因忧怒伤肝脾者，以归脾汤去人参，加升麻主之。若肿胀焮痛，肝经虚热也，以加味逍遥散主之。

妇人虚劳

万病皆足以伤人，而最惨者莫甚于虚劳。凡病审症用方，必有愈者。虚劳则对症用方，如石投水。近来男妇老幼，死于此症者，不可胜数。男女俱有劳症，诸蒸诸痓，古今辨之甚详，然皆从其后而言之也，预为治疗之法，不曾指出，此古今之一大欠缺也。余留心视劳症者久矣，其于男子之劳，十中可痊六七，其不能痊者，皆自误之也。至于妇女，以治男子之药治之，则格格不入，静中深思，始知用药之误矣。

男子与妇人一阴一阳，其道不相同也。偏阴偏阳，其病不相同也。以治男子之方治妇人，则南辕北辙①矣。盖妇女之劳其不同于男子者有三：一曰男子外阳而内阴，女子内阳而外阴，此阴阳之不同也。男子之气血为荣为卫，行流不息，妇人之气血，盈则必亏，此荣卫之不同也。男子以阴气为本，女子以阳气为根，此根本之不同也。三者既不同，而得病之由，治病之法，岂可同日而语哉？

余故叙女科，与男子症同皆不与，但言调经、产后、胎前与男子异也。又特拈出虚劳一症，以其症与男子异也，今详辨于后，以俟高明裁之。

妇人劳证之由，其因有三：一曰内因，二曰外因，三曰不外内因。内因者，先因经血不调，或停经不行，致成瘀血，或去血过多，致成血枯。内有瘀血，加以五火煎熬，久之遂成干血，俗名干血劳者是也。去血既多，加以饮食减少，不能生其精血，俗名枯血劳者是也。外因者一由劳力过度，饮食失节。一则外感风寒，调治失宜。劳役伤脾，中气亏损，加以饮食不调，重伤脾胃，遂有呕吐久泻之症，俗名稀粪劳者是也。外感风寒，内伤生冷，以致肺气受伤，当时不能去其寒邪，遂咳嗽唾痰，早晚不休，所谓久嗽不已，必成劳症者是也。其不内外因者，一在饮食失宜，壮火食气，薰蒸肠胃之间，久之发于心脾。《经》曰：二阳为病发心脾，女子不月，其传为风消、息贲者是也。一在多忧思致伤心脾，是生血、摄血之脏受病，遂成逆经，或吐或衄，久之瘀血干塞，新血不行者是也。一在欲淫

---

① 南辕北辙：欲南行，却驾车往北走。喻行动与目的相反。语出《战国策·魏策四》。

无度，耗散阴精，水枯于下，火亢于上，遂成劳症，俗名桃花注者是也。受病之因名目不同，务当审症合脉，分条治之，庶几①可望回春。

论妇人干血，其症日晡发热，小腹结痛，经血不行，胁满腰痛，小便短少，其脉两尺或迟结，两关虚大无力，两寸短滑，知其内有瘀血，已成干血矣。以四物汤加益母草，以生新血而行滞血也。

论妇人血枯，其症至夜发热，面色痿黄，或盗汗自汗，干咳无痰，经闭不行，其脉两尺细涩，两寸虚大，两关小而滑者，此是阴炎内盛，阴水枯槁。先用八珍汤加麦冬、阿胶、鹿角胶以滋其干枯；后用地黄汤加当归、麦冬、白术、人参、阿胶、丹参以生其新血。俟诸症渐退，即用八珍汤、益母丸调之。

益母丸

益母草　鹿角胶　团参　山药、荑　熟地四钱　茯苓　白术芍　广木香五钱　当归三钱　川芎三钱　香附　甘草一两

上为末，炼蜜丸，酒下。

论劳倦所伤，其症五心烦热，四肢倦怠，发热恶寒，饮食无味，周身酸痛，其脉浮弦而无力，是胃气伤而下陷也。以补中益气汤主之，如热而汗出，加地骨皮、麦冬。

论风寒所伤，其症日晡寒热，咳嗽喘满，早晚尤甚，咳唾痰涎，面色青黄，肌肉消瘦，经数月不愈，其脉右寸短滑，右关弦迟，两尺俱虚，左寸沉涩，左关细数。此形寒饮冷，以伤肺气，久而失治，遂成劳咳嗽。以后方治之。

麦、天冬三钱，去心　枇杷叶三片，蜜炙　贝母三钱，去心　白

---

① 庶几：或许。

术三钱，炒　紫苏一钱　茯苓二钱　甘杞三钱　牛膝二钱　当归二钱
丹皮一钱　附子三分　甘草五分

　　服至十余剂，咳嗽皆消止，即用六君子汤加枸杞、当归、山药、山萸之类，以健脾安肾。后用地黄汤加白术，合生脉散，以收其功。

　　论饮食失宜，致伤肠胃，水谷之气留滞胃中，胃气不得下传，水谷之气结于大肠，则大便结涩。此壮火食气，为病于二肠之腑，久而失治，发于心脾。其症发热恶寒，胸满腹胀，咳唾痰涎，心慌溏泻，月事不行，肌肉消瘦，其脉胃与大肠短而滑数，脾与心脉沉迟无力，时见汗出，肌肉消烁，谓之风消。脐上动气，上冲胸膈，气喘息贲，此为息贲。病势若此，《经》云不治。若无风消、息贲之病，先用理中汤以通胃气，次用旋覆代赭汤以开大肠之结，然后以六君子汤加麦冬、桔梗、楂肉、大腹皮之类以治之，视其病势稍减，即用八珍汤加茯神、枣仁、木香、肉豆蔻之类以调补之

理中汤

　　白术炒　干姜炒　人参　甘草　加附子名附子理中汤

旋覆代赭汤

　　人参　代赭石　旋覆花　大枣　甘草　半夏　煨姜

　　论忧思所伤，盖忧伤心，思伤脾，女子多忧思，二脏为易亏。心亏不能生血，脾亏不能统血，则血失所御，而在上则为吐咯，在下则为崩漏，斯虚劳之所从来也。其劳症已成，则发热潮热，咳嗽唾痰，骨蒸盗汗，其脉左寸沉涩，右关沉迟，右寸短涩，是其候矣。先用逍遥散加减以开郁。病若稍减，即多服归脾汤，久之愈。

论淫欲不节，其症腰痛耳聋，心神恍惚，呕吐不食，寒热往来，干呕无痰，白浊白淫，肌肉消瘦，两颧赤红，其脉右寸虚数，两尺或牢或革。此阴精竭于下，虚火炎于上也。以地黄汤加鹿角胶、阿胶、枸杞、生脉散、当归，少加肉桂以助其胃气，视虚症少减，即以本方加何首乌、茯苓、菟丝饼、酸枣仁以安心气，后用女金丹调服。

女金丹

熟地十两　香附　当归五两　白芍　术　阿胶　鹿角胶各三两　续断三两　首乌（生用）三两　茯苓　丹参　川芎各三两　麦冬（去心）　杜仲（制，蜜酥）各三两　砂仁　山萸　远志各三两　人参　炒栀各一两

蜜为丸。

妇人瘰疬

妇人瘰疬，不可以外科药治之。其症缺盆、马刀之间，累累有核，初起不觉痛痒，久之寒热交作，经水断绝，其脉左关沉急，两寸短滑，右关弦缓无力。此得之忧思伤心脾，怒气伤肝胆，以致肝胆脉弱，凝滞不通，血脉不能流行，结于经络之间，塞于肺中，以致荣病于中，而卫病于外。法当消其结滞，通其荣卫，不可轻用去子生肌等药，重伤气血。以养荣汤加夏枯草主之。病势少减，即用海粉丸以消其结核。

海粉丸

妇人乳痈痛者，六腑不和之所致；疽者，五脏不调之所生。阳滞于阴生痈，阴滞于阳生疽

妇人之乳，乳头属肝经，乳房属胃经，内有一十二格，十

二经皆通焉。病有二种，当怀孕时，乳忽作痛，一块肿硬，乍寒乍热，呕吐不食，名曰内吹。其脉左关洪数，不可外用敷药。如用敷药，则邪气内陷。以补中益气汤加通草、天花粉、金银花、白葱生茎，无灰酒少许冲服，至二三剂必愈。

在已生儿之后，或为子吹其乳，或睡卧压结乳汁，则乳汁不行，因而肿痛，名曰外吹。其症寒热交作，头痛发呕，其脉右手三部浮大带数。先用蒲公英一把，连叶带茎捣汁，用无灰滚酒冲服，避风取汁，乳通肿消。如不全愈，以补中益气汤加木通、天花粉、金银花、蒲公英服之，自可收功。以上皆乳病初起之法也，或迟久不治，或治不得法，以致肿处出头，乳汁化为脓浆，乳格伤损，当急治之。若不急治，则十格之病偏，其乳竟成无用，其人亦羸瘦不堪，甚至则伤生命。初溃之时，以四神散加木通。其浓血既出，即用十全大补汤，多与之服，则溃者自愈，而未溃者可保无伤也。溃后再用寒凉之药与败毒之药，是速其毙矣。

四神散

生西芪　当归　金银花　南花粉

乳　岩

妇人乳岩与乳痈不同，初起时在前根下，内结小核，或如鳖棋①，不赤不肿，不痛不痒，人多忽之，久至渐大，巉岩崩破如熟榴，或内溃深洞，此时六脉沉涩，坐卧不安。盖因忧思伤心脾，郁怒伤肝胆之所致。急用逍遥散以开郁行其血，后用归脾汤，每日三服，庶可全愈。若既溃之后，脓血淋沥，六脉

---

① 鳖棋：亦称别棋。民间一种棋类游戏。

沉数无力，此系不治之症。无已先用养荣汤，加参、芪、夏枯草，服至十数剂。若浓血少减，疮势稍平，即用十全大补汤，重加附子，尤妙。

儿　科

小儿审候歌　看指歌　面部五色歌　生死歌　脉纹歌　脉纹主病歌　脉纹辨色歌　神色总论　保婴秘笈　原书论治

小儿审候歌

观形审色辨因由，阴弱阳强发硬柔，若是伤寒双足冷，要知有热肚皮求，鼻冷便知是疮症，耳冷即知风热留，浑身皆热伤寒症，上热下冷伤食求。

看　指　歌

五指稍头冷，惊来不可当，若还中指热，必定是伤寒，中指独自冷，麻痘症相传，男左女分右，仔细看详端。

面部五色歌

面赤为风热，青来惊可详，心肝形见此，脉症辨温凉，脾怯黄疳积，虚寒现白光，若逢生黑气，肾败命多亡。

生　死　歌

眼生赤脉贯瞳人，囟门肿起又作坑，指甲色黑鼻干燥，鸦声忽作肚皮青，虚舌出口咬牙齿，目多直视不转睛，鱼口气急啼不得，蛇虫既出死形真，手足栉①摇冷过节，灵丹十救一无生。

鱼目定睛夜死，面青唇黑昼亡，啼而不哭是痛，哭而不啼是惊，心不安兮是烦，身不定兮是躁。

脉　纹　歌

小儿十指冷如冰，便是惊风体不宁，十指尖头热似火，夹食伤寒有何疑。

脉纹主病歌

紫热红伤寒，青惊白是疳，黑时因中恶，黄则困脾端，淡红淡黄者，斯为无病看。

又脉纹歌

青色大小曲，人惊并四足；赤色大小曲，水火飞禽扑；紫色大小曲，伤米面鱼肉；黑色大小曲，脾风微作搐。

以吾三指按儿额，感受风邪三指热，三指按兮三指冷，内伤饮食定无惑。

小儿五岁以下，未可诊寸关尺，惟看虎口三关，食指第一节寅位，为风关，脉见为易治。第二节卯位，为气关，脉见为病深。第三节辰位为命关，脉见为命危。脉纹弯里风寒，弯外积食。纹黑者多危，纹入掌为内钩。五岁以外以一指取寸关尺三部，六至为平，七八至为热，四五至为寒。半岁以下，于额前眉端发际之间，以名、中、食三指候之。儿头在左，举右手候之；儿头在右，举左手候之。食指近发为上，名指近眉为下，

① 栉（zhì 志）：梳子。此言像梳齿一样的手指、足趾。

中指为中。三指俱热，外感于风，鼻寒咳嗽。三指俱冷，内伤饮食，发热吐泻。食中二指热，主上热下冷；名中二指热，主夹惊；食指单热，主食滞。

神色总论

凡小儿病，宜先观其形证神色，然后察脉。如肝之为病则面青，心病则面赤，脾病面黄，肾病面黑，肺病面白，则知病属何脏，再看禀受盈虚，明其标本而治之，自无往而不效。

凡小儿之脉，但察其强弱缓急四者。盖强弱可以见虚实，缓急可以知邪正。无论诸症，而参此四者之因，则左右逢源矣。

钱仲阳曰：小儿之脉，气不和则弦急，伤食则沉缓，虚惊则促急，风则浮，冷则沉细，脉乱者不治。

薛氏曰：凡看小儿脉，先定浮沉迟数，阴阳冷热。沉迟为阴，浮数为阳。浮主风，沉迟主虚冷，实主有热，紧主癫痫，洪主火盛，沉缓主虚泻，微迟有积有虫，迟涩主胃脘不和，沉主乳食难化，沉细主乳食停滞，紧弦主腹中热痛，牢实主大便秘，沉而数者主骨中有热，弦长肝膈有风，紧数乃惊风为患，四肢掣颤，浮洪乃胃口有热，沉紧主腹痛有寒，虚濡者有湿气，又恐慢惊，芤主大便利血。

保婴秘笈叙

己丑岁，余生一子，病脐风。因思此症药多难于救疗，彷徨无措，叩祷神明，询问高年，以望求生于万一。忽遇老人授书一册，言单救小儿脐风惊风，方论得之仙传，治之百不失一。余得方惊喜，即按法治疗，药到病去如扫，因保秘之。后以授余婿王生，其子亦得斯病，治之即愈。随经治数孩，俱得保命，真至论神方也。迴思老人授书之日，曾嘱勿传时医，患以射利①，但广告忠厚好义长者，使得广救婴孩，以延人子嗣，此乃初传方之仙誓也。今因友人周爱莲好善施药，重出斯方。周子谋欲刊布，以广其传。余善周子之用心广普，因与并叙其始末，使后得方者，知珍重不疑云。

原书论治

凡临症之际，细别根由。而用药加减之旨，宁简勿烦，宁良勿毒，宁固本之品多，勿攻邪之药甚，分水、火、土而论治。脐者，中气土也。水胜则寒，火胜则热，阴邪伤阳，元阳败而命倾；阳邪伤阴，元阴损而命绝。所救者，元阳、元阴二端。所去者，邪火、邪水二件。平和归于土中一气，自保太和矣。所论随证而治，即是活法，即是定法，即是画一法。若执一，反有所不妙。论水火阴阳有两端，而一点阳火衰败，生气不能透出土中，即是木郁，即是机息，即是神困。可见扶阳抑阴，乃真画一法也。泻火也要救阳，去寒也要救阳，去风去痉，调燮②十二经八脉也，只是救阳，可知道妙也。

先服救元阳根本丸方

人参七钱，力不及者，茋参代　干地黄（九蒸）一两　黑姜三钱　附子五钱　藿香叶四钱　破故纸二钱五分　肉桂三钱　石菖蒲（饭上蒸）二钱五分　艾叶七钱　焦术八钱　白茯苓七钱　黄连（酒炒）二钱　牡蛎三钱　龙胆草二钱　全蝎十四枚，去足翅　蜣螂三枚，烧乳香（制）二钱五分　僵蚕十四枚　薏苡仁一两　当归五钱，全用

---

① 射利：谓牟取钱财。
② 调燮（xiè 谢）：调理。

血竭一钱五分

上为细末，炼蜜和丸如元核大，研朱砂金为衣。每用一丸，生姜薄荷汤下。如寒热拒隔，病甚者，童便葱白汤下，外用老桑中粪末如虫蛀面，填封脐上，加以槐皮盖之，艾火于皮上缓炙，令热气渐蒸透内，此救法也。尔等将吾所论熟服于心，然复作此药，以救身不及视者。如业医者势必亲临，治用活法。如一时无主，即先与此药救元阳之根本，如风火寒湿一概推除，开关复脉，统而用也，须知之。

固元为主方

炙草五分　人参三五分，此二味中上太阴阳明　茯苓一钱，伐肾邪、宁心　附子五分，温经复阳，此二味关元元海要药

上四味，固元要药。凡临症用药以此作底，加减后论治。云加者，皆先以此四味成方，而再加诸药也。

如脐湿含水，腹痛脐硬，四肢寒，呕吐，面青，呻吟者，中寒湿也。加白术、苍术、薏米、藿香、广木香、艾叶、当归主之。呕甚者，加丁香、砂仁、陈皮主之。

如脐肿，腹软胀而大，身热，面赤，便黄，湿热挟相火生风也。加姜炒黄连、龙胆草、木通、灯心、朱砂、真牛黄主之。如无牛黄，加天竺黄。如果见热甚，再加牛黄，加苍术、薏苡仁。

如身热口噤，背反折，唇干，惊啼，腹热腹胀，此风挟湿气而成痉也。有汗身热，手足时寒，额上冷汗者，加桂枝、白芍、天花粉、葛根、僵蚕、白术、防风，此从太阳、阳明柔痉论治。如身热无汗，脉沉数，兼项强，声不出，气粗而喘，加当归、防风、羌活、僵蚕、台乌、川芎、生地、白芷、细辛、黄芩、天花粉，此刚痉也。喘甚加厚朴、杏仁，去台乌。

兼三阳而治，并阴经治法，如伤寒分经论治也。如背折而目上视，独重太阳一经。加当归、防风、黑芝麻、生地、独活、台乌、薏苡、全蝎、豆黄卷、荆芥酒炒主之。如无豆黄，即用豆炒，炒焦，内独活，或易羌活。

如目左右视，手足偏掣，此在少阳。宜加龙胆草、柴胡、黄芩、川芎、当归、半夏、天竺黄、钩藤、姜汁炒天南星、薏仁主之。

如气喘口噤，大便不通，身热，背反折硬，宜加姜蚕、龙胆草、黄芩、蛻螂、酒炒大黄、防风、川芎、滑石、薄荷、当归主之。

如腹曲不伸，呻吟，面青，口噤，咽痛，此病在少阴。宜加熟地黄、川楝子、小茴香、肉桂、艾叶、薏苡仁、当归、酒炒黄连、阿胶、桔梗、全蝎主之。无热症，去黄连、薏苡仁、阿胶三味。

如见厥阴症，同乎少阴治，但前方黄连换黄芩，小茴香换吴茱萸主之。

凡小儿但见眉心并额上渐黄，腹鸣，或大、小便少，唇干，及时时弄舌，多啼者，脐风将作也。此太阳阳明气不交通，心火易浮，关元易冷，宜急先服方。

人参三五分　炙草五分　茯苓一钱五分　附子五分　广香二分藿香梗叶七分　厚朴（姜汁炒）四分　栀子仁（姜炒黑）五分　生姜一片　黑豆　淡豆豉共一分　僵蚕（蜜水炒）七分　葱白三分

煎服。觉啼急者，腹疼甚也，加炒白芍五分。如咳嗽、喷嚏、嚏、食乳而呛者，此足太阴阳明兼手太阴肺大肠病也。

人参三五分，身热者，用沙参一钱　茯苓一钱　附子三分　炙草五分　升麻四分　桂枝五分，春夏易防风五分　杏仁四粒，去皮尖，研

桔梗五分　桑白皮（蜜炙）五分　陈皮五分，去白，姜汁炒　当归一钱

　　煎服。有痰加半夏醋炒七分。脐风已作，加姜炒僵蚕一钱。如小儿脐风，声如鸦声，或声不出者，人皆谓为风痰，或作火论，此大非也，此乃少阴肾脉为脾中寒湿所制，不能至舌本达喉咙，肺肾子母隔绝之危症。急救元气，扶阳为主。再加寒凉片麝等物，立死矣。如见此症者用：

　　人参五分、七分至一钱　白术（土炒）二钱　白芍（酒炒）六分
茯苓一钱五分　附片五分至八分　生姜一片　麦冬（去心，炒）一钱
石菖蒲五分　五味十二粒　艾叶（炒）三分　元肉

　　浓煎，频频灌之，亦可生也。此方能救脐风危症。果真口噤，加酒炒姜蚕五分。

　　生附　子尖　生南星　生半夏　广木香　川楝子　小茴香
僵蚕　白芍　白芷　全蝎　乳香　丁香　肉蔻　滑石

　　姜汁调，炒热，对脐。

龙虎锭

　　此方出仙传，治瘟疫。如大头瘟、瓜瓤瘟、虾蟆瘟，寒热下泻赤黑汁，绞肠沙、霍乱、气厥暴死、喉痹、小儿脐风、惊痫、癫狂诸般怪病，神效。

　　朱砂一两，雄黄一两，龙、虎骨一两，麝香一钱，百草霜二钱，川椒一钱，艾叶虎一两，五月五日收贮，铜镜鼻二钱，火煅醋淬，如无，以古钱煅代之。共末，以面糊作锭，重一钱二三分，磨搽五心并鼻孔额头，服用童便和酒磨服。

　　旧云出自仙传，屡用神效。医者、病家务按方信用，不可忽视，疑信俄延，致误婴孩也。

附刻普济救苦万应灵膏

　　广山七一两　蜈蚣二十条　麻黄一两　桂枝一两　川乌一两

乳香一两　没药一两　三棱一两　莪术一两　羌活一两　大黄一两

全虫一两　姜虫一两　血蝎一两　文蛤一两　然铜一两　归尾一两

桃仁一两　红花一两　甲珠一两　鳖甲一两　竹七一两　苍术一两

苦参一两　碎补一两　秦艽一两　牛膝一两　草乌一两　巴豆一两

草麻子一两

　　以上共药三十位，均各一两，共为细末。每一锅用桐油二斤，菜油一斤，用药末五两，温和天气每一锅用黄丹十六两，冷天用黄丹十五两，热天用黄丹十七两，先用油丹一齐下锅，熬至滴水成珠后，下药末。此系福堂家传，屡用屡验。凡一切恶疮，以及跌扑损伤，贴之无不应手而愈。是以不敢自私，愿公诸世，爰刻于《弄丸心法》之篇末。

　　　　　　　　板存古卧龙桥街牟新顺斋刻字铺刻印

校注后记

　　杨凤庭（约1711—1785），字瑞虞，号西山，清代四川新都县人，乾隆间名儒。学识广博，尤擅医术，为人治病，应手取效，活人甚众。一生著述甚丰，尝著《易经解》《道德经注》《脉理入门》《失血大法》《医门切要》《修真秘旨》《杨西山先生医集》《弄丸心法》等行世。另有《女科枢》《分门辨证》及《脾胃总论》等，未见刊行。

　　杨氏乃盛清之名医，不仅医学理论功底深厚，而且医疗技术尤为高超，这充分体现于其代表作《弄丸心法》中。该书《凡例》中说："是书为杨氏真书，非沽名钓誉之文。因其神应，后人见而秘之，故延二百余年而始刻也。"谅非溢美之词。诚然，该书在临床的诸多方面展示了作者与众不同的观点和十分珍贵的心得，是一部指导价值很高的中医临床专著。可惜的是，自该书问世以来并未引起人们的足够重视，时至今日对杨氏生平、医学思想及其成就的研究，问津者寥寥，不能不说是医界之憾事。

　　在此次对该书进行整理校注的同时，还对杨氏研究的缺憾做了一番粗略的探讨。

一、作者生平

　　有关杨凤庭的生平，其主要的考证依据为清道光张奉书的《新都县志》。其中说道："杨凤庭，字瑞虞，号西山。幼负奇姿，读书过目不忘，六岁就塾，瑞谨如成人。爱玩周子《太极图说》，于阴阳化生万物之旨，一一如凤悟。乾隆丙辰举于乡，丁巳会试不第，奋志研稽，并究天文地理，医卜星相，奇门遁甲诸书，为之穷源溯委，以晰其阃奥。精岐黄术，与人治病，应手辄愈。黄庭桂任川督时，极相推重，拟列荐剡，力辞乃止。晚年习静喜谈玄，著有《易经解》、《道德经注》、医学诸书。卜地青城山中，年七十余卒。"

由于"乾隆丙辰"乃1736年，因此此段文字中能够确定其生平的关键是自"六岁就塾"到"乾隆丙辰举于乡"之间的岁月，即清朝年间学子从6岁进入私塾到参加乡试中举至少要花费的时间。

明清时期获得秀才的年纪一般都在20岁以上。顾炎武《书吴潘二子事》云："当国变后，年皆二十以上，并弃其诸生，以诗文自豪。"

当然私塾的学制没有定规，不能否认有的学童天资颖悟，早早就通过了院试。如左宗棠14岁中秀才、李鸿章中秀才时17岁，天资超群的梁启超更是在11岁便中秀才。不过这些人寥若晨星，一般中秀才的年龄都在20岁以上。那么这段时间是怎么度过的呢？

一般而言，学童进入私塾大致要经过四个阶段。一是启蒙教育，即识字教育，至少需要一年；二是读书教育，至少需要三年；三是开讲、开笔作文教育，至少需要五年；四是八股文完篇、练习揣摩、参加童试阶段，至少需要八年。加起来一共十七年。

依此推断，加上杨氏入学前的六年，他考中秀才至少应该约23岁了。进学期间，没有学制，只要通过科考，就能够参加三年一次的乡试。假使他一次乡试就中乙榜，那也要26岁了。据此上推，那么他的生年大约是1711年；据此下推，假设"七十余岁"是指75岁的话，那么他的卒年应该是1785年。

因此，杨凤庭的生卒年代大约是 1711 年至 1785 年，享年 75 岁。

二、版本流传考证

杨凤庭于清乾隆二十四年（1759）撰成《弄丸心法》后并未刊行，而被其门人弟子奉为至宝而私密之。一百余年之后，于清宣统三年（1911）由其再传弟子张兴龙捐资雕版，此书方才公之于众。因此，张兴龙刻本乃《弄丸心法》的初刻本。

就《弄丸心法》国内现存的版本情况，根据《中医图书联合目录》所著录的内容来看，共有 4 类版本。

第一类是清宣统三年辛亥（1911）成都张兴龙校刻本牟顺斋刻字铺藏板（简称辛亥本）。此本国内数量最多，分藏于北京、长春、成都、杭州、合肥、济南、兰州、上海、石家庄、天津、郑州等地 22 家图书馆。

第二类是清宣统一年己酉（1909）成都张兴龙校刻本（简称己酉本）。此本仅藏于吉林省图书馆。

第三类是清宣统茹古书局刻本（简称茹古书局本）。此本仅藏于中华医学会上海分会图书馆。

第四类是民国间抄本，抄自清宣统三年辛亥（1911）成都张兴龙校刻本，版本意义不大。

经调研，选取了北京、长春、杭州、合肥、济南、上海、天津等地共 15 家图书馆，对前三类刻本进行了详尽的考察。

辛亥本 版框 26cm×18cm；栏线为上下单边，左右文武边；无界格；行款为 10 行 21 字；版心为大黑口，上黑鱼尾；口题有书名卷数及页码。扉页中间题书名"弄丸心法"，其右上题"杨西山先生著"；其左下题"新都福堂张兴龙传"。扉页后有长方形牌记，其款识为"宣统辛亥镌于成都"，左下题有直排双行小字"板存古卧龙桥街牟新顺斋刻字铺印刷"。

己酉本 从其版框形制来看，与辛亥本并无二致，而且扉页后牌记的题款明确标识为"宣统辛亥镌于成都"，故《中医图书联合目录》所著录的"己酉本"是不存在的。

茹古书局本 其版框形制与辛亥本如出一辙，不同的是封面书名下有后人所题"八卷八册光绪刊"数字，然扉页后牌记的题款也明确标识为"宣统辛亥镌于成都"，至于《中医图书联合目录》所著录的"清宣统茹古书局刻本"的来历，可能缘于扉页左下之"领都茹古书堂"藏书章，所谓张冠李戴之又一例也。故《中医图书联合目录》所著录的"茹古书局本"也是不存在的。

综上所述，《弄丸心法》一书仅有杨西山之再传弟子张兴龙于1911年之初刻本，之后未曾重刻。因缺少版本借鉴，故无须对校，然杨西山一生诸多的著作谅可援以他校。现依据《中国医籍大辞典》所录杨西山所著而刊行于世者罗列于下：

1. 《脉理入门》

一卷。清杨凤庭（字瑞虞，号西山）著。成书于清乾隆二十四年（1759）。书载脉诀、诊脉论、五脏六腑论、五脏六腑歌、正脉十六部论、脉神、一元之气图等二十二篇。末附失血大法。现存稿本。藏于山东中医药大学图书馆。

2. 《修真秘旨》

二册。清杨凤庭（字瑞虞，号西山）著。成书于清乾隆二十四年（1759）。上册包括"修真秘旨"与"三丰闻道"，前者主论形神并重、形神兼练的养生之道，详述精、气、神三者之调摄法，如炼精之生精、藏精、运精三法，炼气之调气、伏气、接气三法，炼神之宁神、见神、浴神三法；后者辑录明代张三丰修炼内丹歌诀十八首。下册为"脏腑相通"，简述脏腑之生理病理及相互关系。现存清抄本，藏于中国中医研究院图书馆。

3.《杨西山先生医集》

清杨凤庭（字瑞虞，号西山）撰。约成书于清乾隆二十二年（1757）。作者有感于当时"医学之不明，庸医之日众"，而将平生所得的学术精要和一些高明医家的见解，集录成册。全书为医论形式，内容涉及中医基础理论、诊断、治法、方药及医案等，颇不乏著者的独到见解，可供后人参考。现存抄本，藏于中国科学院图书馆。

以上三书皆为海内孤本，难以收集。几经努力，未能如愿，殊感遗憾。若冀全功，当俟后贤。

三、学术思想与诊治经验

纵览《弄丸心法》全书，无处不体现其随机应变的主旨，这恐怕是杨氏最为突出的学术特色。

杨氏往往能够用最简洁的语言来阐述纷繁复杂的医学观点和诊治方法，使人轻易就能把握诊治的"神机"，深感由博返约，执简驭繁之便。而且他还教导后人要善于应对千变万化的临床变化，抓住时机，灵活用药。《易传·系辞》中说："易简，而天下之理得矣；天下之理得，而成位乎其中矣。"简单易行，往往就是生命力的象征。所以此书写成后一直为其弟子奉为圭臬。

故熊辅周于《弄丸心法·序》中云："而及门弟子，类若各具一体以竞雄。故于先生之书，彼得一节焉，或扃之以为秘珍；此得一节焉，或藏之以为鸿宝。"可见该书写成后并未立即刊行，而被其门人弟子奉为至宝而私密之。一百余年之后，于清宣统三年（1911）由其再传弟子张福堂捐资雕版，方才公之于众。

中医学绵延数千年，期间命世奇杰之经典杰作更仆难数。但是一百余年间，门人弟子一直不惜抱残守缺，也要将杨氏该书奉若至宝，秘不示人，并且力行于临床，"各具一体以竞雄"。由此可见，该书在他们心目中的崇高地位，也从一个侧面反映了该书所具有的较高的临床意义。

1. 诊法首重脉诊　力荐"七诊大法"

杨凤庭《弄丸心法》一书洋洋洒洒近 18 万言，其核心部分在于第一卷。张福堂于"凡例"中说："是书全部之妙，尽在首卷二论之中，使人开卷视之，一目了然，然后好用功进取也。"

首卷二论皆为孙思邈的医论，杨氏借真人之口申明内心思想。他认为医学的真谛在于一个"神"字，"夫医学不在多歧，但精探其要，可得一以御万矣。夫一者，神也。人之生死平病，皆惟神是系。"（卷一《孙知微医学论》）而真正能够反映人体内在这个"神"的唯有四诊。"神首征于色脉，次发于声音行度。"（《同上》）然而两卷之内前三诊内容寥寥，而十之八九皆脉诊的内容。由此可见，四诊之中其又首推脉诊。

"盖脉者，人之神，生气之灵，随气之鼓动，而著见其机，游于经隧，而鼓舞气血者也。其源根于先天精气，充养接续于后天谷气，故精气盈则脉有根，谷气盛则脉有力，精气绝则脉脱，谷气衰则脉微。只从一点动机上分别出阴阳虚实，五行盛衰，此脉之所以至微而神妙者也。"（卷二《孙真人脉论》）

正是由于脉能够体现人体先、后天的精气，从而反映人之神，所以杨氏阐述诊法紧扣脉法这一核心。

至于脉法如何才能展现人体之神，他认为诊脉贵在知脉神。

脉神的内涵是相当丰富的，"大抵必通一气、阴阳、三才、四时、五行、六部、七诊、八要、九候，而后总而会取一神，得神则一切可忘矣"（《同上》）。

脉神具有如此丰富的内涵，然而医生把脉之时，须臾之间岂容纷纭之思绪，故要求医生体脉察神尤需具备化繁为易的能力，也就是说要在短时间内将涵盖脉神的一气、阴阳、三才、四时、五行、六部、七诊、八要、九候的诸多内容概括出一个简捷的答案。

"先贤谓脉中有力为神，脉中无力为无神。其所谓力，亦非坚强来指下，乃冲和健顺之谓也。"（《同上》）

当然，临床辨脉仅知脉神是不够的，历代医家脉象的分类各有不同。杨氏在列举了李时珍的27部脉、李士材的28部脉、张景岳的16部脉之后，提出了自己的29部脉象分类法，可谓执简驭繁，又不失粗疏。然而更为精到之处的是他提出了"七诊大法"，为医家诊脉指出了明确可行的手法。

所谓"七诊大法"，即三诊法和四推法。三诊法是指切脉的浮、中、沉三种指法。

"三指均布，并轻取之，以验浮分，这便是浮，则为腑，以候诸阳，则阳气盛衰，外邪隐见，即可定见。次三指匀匀渐渐按去，以验沉分，看通体各部孰有孰无，右三部俱有，便脏气无偏绝，这便是沉则在脏，以看脏中真气，孰存孰亡。然后不轻不重，从沉分举到中，静候自然，以验三部连贯与否，不论大小诸象，但能连贯，稍带和缓，即是有胃，则生；若荒乱无序，每至必别，便是胃气已绝，真脏脉见。此三诊者，所谓浮为天，沉为地，中为人也。"（《同上》）

四推法是指切脉时三指向上下左右四面推寻的指法。

"然后三指平布，从尺向寸推看，是谓推而上之。设如以手逆脉而推，若推之上则上，是谓阳气能通；若下而不上，则邪必内陷，或中有积聚，清阳已不足矣；若到不能至寸，便为阳绝。然后三指自寸至尺，推而下之。若随推而下，便为阴精有根，外邪易解。然后三指均平，自沉里挨筋之间，渐渐轻提其手，倚在高骨之边，是谓推而外之。若愈推愈显，便知外邪猖炽；若内而不外，全属里邪。然后从高骨之边，渐推渐重，以至两筋之际，是谓推而内之。若随推即内，里气尚通，二便九窍自无秘结；若或外而不内，表邪正炽，里气已不通矣。"（《同上》）

杨氏的七诊大法从立体的层面进行诊脉，较为全面而深刻地反映了疾病的本质，所以他也不无自豪地说："能如此七诊，便自然特见其独也。生死明决，病之真情不能逃遁也。"（《同上》）

2. 伤寒师法孙氏　治法有所发挥

古往今来，凡临床有所建树者，多以研究张仲景之伤寒作为根基之学。杨氏也未越藩篱。纵览整部《弄丸心法》，对《伤寒论》他并未逐条逐方地加以阐释，而是在深刻钻研，全面领会的基础上提纲挈领地阐述他的心得体会。

（1）推崇"三方为纲"　用药有所发挥

杨氏是十分推崇孙思邈的医学思想的，对张仲景《伤寒论》的认识也不例外。孙思邈继承王叔和的观点，将"风伤卫，寒伤营，风寒两伤营卫"作为太阳病的纲领，并将桂枝汤、麻黄汤和大青龙汤作为通治伤寒的主方。这"三方为纲"的观点影响了后世的方以智、喻嘉言等人，同样也影响了杨凤庭。杨氏对太阳病的分类基本上沿用了孙思邈的方法。

"其邪由皮毛而入腠里，居于脉外之卫分，病名伤风。重者洒洒恶寒，翕翕发热，鼻鸣，干呕，脉浮缓而有汗，有恶风即发热者，有恶寒不发热者，久而身壮热者为风伤卫。仲景用桂枝汤解肌，或加防风。"（卷五《厥阴风木在泉之岁主病主治》）

"太阳分三症。上太阳者，中风是也，即前论治也。

中太阳者，伤寒是也。其症头痛身痛，呕逆，拘急，脉浮紧而无汗，为寒伤营。仲景用麻黄汤以发汗。

下太阳者，或中风症见伤寒脉，脉浮紧而有汗；或伤寒症见中风脉，脉浮缓而无汗，更加烦躁是也。为风寒两伤营卫也，仲景以大青龙汤两解。"（卷五《太阳寒水在泉之岁主病主治》）

然而在治疗上融入了自己独特的见解。如他十分强调人体在感受外邪时正气的亏虚，因此在用药的时候无不体现扶正祛邪的理念，这可以说是杨氏治疗伤寒病的一大鲜明的特色。

如桂枝汤证，杨氏指出，当人体虚劳条件下两感风寒，"人患此病，举世不能有治，即治全活者亦甚少；欲攻外邪，愈损正气，而虚祛以死；欲补正气，反助外邪，而燥热以死；岂俗谓内外两受风寒暑湿乎？"（卷五《厥阴风木在泉之岁主病主治》）

如此棘手的情况，张仲景《伤寒论》未曾提及，后世李东垣、朱丹溪也言之未详。正因为此，后世医家往往束手兴叹。杨氏采用区分营卫，散兼温清的方法加以治疗。"初起一二日，寒邪在表，以发散汤主之。继则脉沉数在里，以清解汤主之。"（《同上》）如果寒邪在表，以发汗解表为主，再以肉桂易桂枝，温阳补虚，兼和营卫。若寒邪伤营，则发散解表之外，再以麦冬、知母之属育阴清解。如此则既顾及虚劳之本衰，又能针对风寒之轻重而区别治疗，可谓多方照顾，处置周密。杨氏对张仲景《伤寒论》的发挥于此可见一斑。

(2) 发病强调内伤　治法重在救阴

杨氏秉承仲景扶正祛邪的治法理念并加以发挥，认为伤寒多是由于内伤而致。"今人浇薄，内伤亦多，间有外感，多系虚邪及不正之气。"（《同上》）因此治疗上就必须重点突出补虚环节。"真正伤寒，热病最少，亦不待强邪，正气早已困惫，故治病全在一个内伤底子，分别加减用药。"（《同上》）

然而内伤正虚的范围很大，如何把握重心，执简驭繁呢？杨氏认为伤寒患者的内伤主要有三个方面的因素。"内伤底子有三般，一气虚，一血虚，一饮食。"（《同上》）

根据这三个方面的体质状态，杨氏将治疗的重点放在补虚的基点上，分别以补气、补血和理气的方药结合驱邪的方药来加减运用。他说："气虚以四君汤加减作底，血虚以四物汤加减作底，饮食以平胃、二陈汤加减作底。"（《同上》）

在补气、补血和理气三者之中，杨氏又以补阴血为重。他认为："伤寒治法，虽阴阳两重，而其实大意以救阴为主。"（卷五《太阳寒水在泉之岁主病主治》）这是因为伤寒病之所以传经深入，就是因为邪热"煎熬津液"所致，所以仲景有急下存阴之举。

在具体的方药运用上，杨氏强调运用六味地黄汤大补阴液，对伤寒危重之证往往能取得满意的疗效。他说："余于伤寒危症，每见大渴，舌干，发汗不出，热久枯槁，烦躁等症，每用六味汤，连连与之，无不应手。"（《同上》）

由此可见，杨氏治疗伤寒通常带有其偏重理虚的痕迹。这对于年老体弱或素有内伤者而言，寒邪循经内侵，正气御邪无力而变生顽危之证者，尤其具有可靠的疗效保证。

3. 失血初重肝脾　然后补阴健中

杨氏治疗血证可谓名噪一时，曾著《失血大法》一书，颇得治疗血证之真秘。

唐宗海《血证论·自序》说："时里中人甚诩乡先辈杨西山先生所著《失血大法》，得血证不传之秘，门下抄存，私为鸿宝。"可见杨氏治疗血证确实声闻遐迩，嘉惠后学。

纵览《弄丸心法》全书，杨氏阐述治疗血证的心得令人深感精彩。

首先他反复多次指出引起血证的关键就在于肝脾二脏，"失血一症，大抵由于肝不藏血，脾不统血。肝不藏血，则阴虚生火；脾不统血，又阳虚生痰。"（卷七《失血证立方》）

因此治疗血证就必须着重从调治肝脾入手，特别是疾病初期，邪轻病浅之时，治疗尤要突出肝脾。"余之治法，凡失血初起先责重肝脾。"（《同上》）这是因为肝不藏血，则阴虚而肝火炽盛，横逆而犯脾，脾虚生痰而失统，血益泛滥失控。"盖阴虚而肝火易生，木胜而脾气受克。"（《同上》）对于此时的痰火，杨氏认为决不能采用清火降痰的方法。这是因为：

"盖血逆气乱，或咳或呕血，从肺冲喉而出，肺络开张，肺如蜂窠中虚，血从络出，一遇寒凉，气孔随闭，未尽余血，不能归经，瘀留肺窍，被火薰蒸，化为白血红痰，动阻清气，遂生咳嗽，究竟血症随节而发，寒热咳嗽并生，劳热成矣。"（《同上》）

"若呕吐血、咯血，未有不从胃口而出咽门，此时胃口如翻，胃气大伤，一受苦寒大凉之药，胃中阳和之气大损，随致吞酸嗳气，饮食不思，胸中磨闷。"（《同上》）

综上所述，无论血液是从肺咳而来，还是从胃吐而出，只要一遇苦寒大凉之品，都会导致阳气受遏闭阻，或瘀血闭窍，阻碍气机；或胃纳不振，清阳不升。最终都会导致虚劳而丧生。"故失血未必成劳，而成劳者，皆庸医以寒苦泻火，闭肺之所致也。"（《同上》）

杨氏认为正确的治疗方法当以益肝补脾，调气降逆为法。"惟安固藏气，使气归元，若有浮越怒激逆上之气，和而降之。如童便浸香附，童便磨郁金，及枇杷叶、苏子、竹茹、茯苓、甘草之类，先调其气，气降则火降，而血治矣。"（《同上》）

杨氏基于上述的治法理念，对于血证初起"气上脉急，阴虚生热，宜以甘缓之，以酸苦收之降之。"（《同上》）临床上习用甲己化土汤。

"先用甲己化土汤，白芍药为甲木五钱，炙甘草为己土二钱。白芍能敛阴而泻肝火，酸以入肝，苦以下逆也。甘草泻心，即泻火之原，而兼缓肝之急，补土之虚。二味相济则脉缓中宽，气和血定，而后无木强土败之患，亦脉不至变弦数、细数之危矣。"（《同上》）

当然，仅用两味药物想要应对纷繁复杂的血证是远远不够的，还必须随证加减，以体现"弄丸"主旨。其曰："然加药之法，则气逆者调之，血热寒之，血寒温之，血滞行之，血逆降之，血脱固之，血虚补之，气脱收之，脏虚填之，上之下之，扶之抑之，无法不在其中。机变原自无穷，并非胶柱鼓瑟，先机预防，立乎无弊。"（《同上》）

然而，甲己化土汤仅能应付失血轻证，杨氏认为临床上常见的往往是缠绵日久的失血重证，此时由于"阴阳两虚，脾胃并败，辄见痰多嗽深，气促身瘦，寒热兼作，饮食减少"。（《同上》）杨氏在此所说的"阴阳两虚"，主要是指下元阴损及阳，而致下寒上热，龙雷之火亢盛。"失血固属阴虚，亦多病久。下元虚甚生寒，反致龙雷之火妄发，此则下寒上热，阴阳并虚矣。"（《同上》）龙雷之火乃属阴火，严忌寒折，唯有滋阴潜降，引火归原。所谓"脾胃并败"，乃指肝盛横逆，脾胃受乘，日久失运，既不能上输水谷精微于心肺，又不能摄血运行于脉中。

针对如此病机，杨氏在遣方用药上往往喜欢运用六味地黄汤合建中汤来补阴建中。"但用六味地黄汤，熟地必两许，加肉桂一钱，生白芍三钱，炙甘草一钱与服，此六味合建中。不惟引伏龙雷，而亦能治肝守中，脾胃兼顾，而无败胃之患。"（《同上》）

4. 虚劳重在心肾脾肝　治疗把握时机灵变

杨氏医治内伤杂病，除擅治血证之外，治疗虚劳也是他一大绝技。汤勋在其《弄丸心法·叙言》中借其先祖之口大加赞赏。其曰："余先祖紫垣亦素精岐黄，尝言西山之脉诀、杂论、杂症、妇科、儿科，固属尽美而尽善。至于虚劳、失血，尤独具只眼，以金针度人也。"

虚劳一病，乃正气损伤所致的虚弱症和具传染性表现为虚弱证候的疾病。前者称为虚损，后者称为劳瘵或传尸。大多由于各种原因所致脏腑阴阳气血严重亏损，久虚不复，渐进而成。

杨氏所治虚劳多为前者。他说："凡古所谓虚损者，皆以渐致。或因久劳精神血气，耗用无节；或以多病积累成虚。而形气筋骨，肌肉七窍，先见衰败，形微乃觉危困，即病亦延数年，形败神昏，气尽乃死。"

虚劳的病因病机往往归结于久劳或者多病而导致脏腑功能、气血精神的衰败。对此杨氏将其病理过程归为从上损下和从下损上两大趋势性状态。

　　"有从上损下者，有从下损上者。其从上损者，一损于肺，皮聚而毛落。二损于心，血脉衰少，不能荣于营卫。三损于胃，饮食不充肌肤。从上而损至于胃，病已甚矣，而终必下极于肝肾也。其从下损者，一损于肾，骨痿不能起于床。二损于肝，筋缓不能自收持。三损于脾，饮食不充肌肉，四肢懈侉。下损而至于脾，病已甚矣，而终必上极于心肺也。"（卷七《失血症立方》）

　　从上损下之证往往耗伤心气；从下损上之证通常损伤肾精。"总其由上损生于想，想则阳浮而气耗。下损生于欲，欲则阴弛而精脱。故治上下之损，总当求要于心肾。"（《同上》）心肾受损，水火不济，则龙雷之火亢盛。治疗上杨氏喜用天王补心丹和金匮肾气丸。"此乃水中求火，乃得火源；火中求水，乃得水主。阴阳互根，天地之妙化也。而上下之损，既相沿而递及，则心肾之方，亦先后而交进。得此二方，从源而治，可以挽天命而救危败矣。"（《同上》）

　　然而心肾相交的枢纽在于脾土的运化，能使水谷精气上输而下达，则心肺有所滋养，肝肾则不断补充，虚劳之患，何理之有。因而杨氏尤其强调补益脾胃的环节。"然水火之交媒在于土，脾主中宫，阴土能引火而下伏。胃为中宫，阳土能载水而上升，此先师于首用建中之意。"（《同上》）

　　由此可见在虚劳病的发展过程中脾胃扮演着重要的枢纽作用。但是杨氏还十分重视奇经八脉中冲、任、督三脉的作用。"余尝谓今之虚劳……然犹未悟病在奇经胞络也。"（卷七《虚劳论》）

　　他认为：冲脉之中的阳气就是龙火，正常情况下潜伏于血海。"至于任为诸阴之主，专主胞胎。督为诸阳之纲，总统河车。水火升降，此三脉者，皆少阴肾之枢府，如水南北条之大源。"（《同上》）

因而耗散精、气、血的任何因素都能导致肾阴亏损，水不涵木，风火相扇，龙火炽盛。"近时男女未当天癸行年，而欲情早动，情想所迫，以致火缘妄起，水未盈而火则盛，则肝木之燥，肾脏之中，已有习习风生之状，何也？水不盈，则藏精之地如空洞，而心胆之火以时影射之，则海中龙火潜跃，阳木生风，而又脏如空洞，则无形之火习习时鼓矣。"（《同上》）

因而虚劳的关键受损部位除心肾脾土之外，还在于厥阴和少阳之风邪，由厥阴和少阳殃及脾土和肺金。"厥阴中动，必贼脾土。少阳之逆，往往凌肺金而为横。"（《同上》）

据此，杨氏还非常重视肝之风邪。"补水固不易之法，而定风尤安水之要。水之所以涣散者，风荡之也，不竭靖其风，水不可得而静也。风之原在龙火不安，风之作在肝木不靖。伏龙火者以水而兼火，定肝木者以达而兼滋。"在用药上也有着具体体现，如秦艽扶羸汤、秦艽鳖甲散，黄芪鳖甲散中的秦艽、柴胡就是为散肝中风热而设。

然而治疗虚劳并不是只需掌握清心益肾，补土散风即可，有时病情千变万化，时机的把握也稍纵即逝，对此杨氏深有体会。

"余调治劳热之法，以补水为本，而其势炽盛者，亦宜凉折之，法宜施于早，若迟则形衰土败，断不可用。龙雷之火，古以从治，从治之法，亦宜审量，而暂借以引纳，若不量其阴枯如焚，而投桂附，则又助以油薪耳。"（《同上》）

因此虚劳病的治疗，最重要和最困难的在于把握时机灵活运用。对此，杨氏心领神会。

如长期失血而致劳损，咳嗽不已，寒热日作。此时的咳嗽乃肺中精气枯竭而致，清肺温肺皆无益；此时的恶寒，乃肺胃之阳虚于上，卫外无力，故温热无功；此时的发热，乃脾肾之阴虚于下，营内无守，故寒凉无效。

此时既然"其精气、阴阳既两虚，必两救而并行之。"杨氏认为，当"唯用补中益气汤，以甘温升举而扶肺胃之阳，使清阳通天；用六味地黄汤，以甘凉降润，而济脾肾之阴，使浊阴归地；两方交进，朝暮兼服以交养之，以臻于和"。（卷七《失血症立方》）

然而所谓"朝暮兼服"也不是一成不变的，又当灵活对待。如上午恶寒，下午发热，这是因为阳虚于阳分而恶寒，阴虚于阴分而发热，故上午服补中益气汤，下午服六味地黄汤；如果午后略寒，随即发热，下午三点过后热退，入夜又发热，至天明汗出乃退，这是阳陷于阴而争热，阴泛于阳而汗出，又当"暮服补中汤，于阴中升出下汗之阳；朝服六味地黄汤，于阳中敛其上越之阴；而法用得其宜，阴阳顺而寒热除，咳嗽亦渐止矣"。（《同上》）

总之把握原则，用药圆通，是贯穿《弄丸心法》的主旨，虚劳之治也概不能外。

总 书 目

I

针灸推拿

诊　　法

本　草